"十四五"职业教育国家规划教材

"十四五"卫生高等职业教育专科校院合作"双元"规划教材

供护理、助产及相关专业用

护理心理学

第 2 版

主　编

蓝琼丽　张自珍　武绛玲

副主编

李明芳　王　译　顾红霞

编　　委（按姓名汉语拼音排序）

曹建琴（哈尔滨医科大学大庆校区）　　栾雅淞（山东中医药高等专科学校）
从　勇（广东茂名健康职业学院）　　　彭海霞（湖南环境生物职业技术学院）
顾红霞（南阳医学高等专科学校）　　　王　译（临汾职业技术学院附属医院）
蓝琼丽（广西科技大学医学部）　　　　武绛玲（黄冈职业技术学院）
雷　雨（湖南环境生物职业技术学院）　张金莲（广东茂名健康职业学院）
李鸿展（广西医科大学护理学院）　　　张自珍（湖南环境生物职业技术学院）
李明芳（重庆三峡医药高等专科学校）　周　洁（广西科技大学医学部）

北京大学医学出版社

HULI XINLIXUE

图书在版编目（CIP）数据

护理心理学 / 蓝琼丽，张自珍，武绛玲主编 . — 2 版 . — 北京：北京大学医学出版社，2024.8（2025.9 重印）

ISBN 978-7-5659-3138-3

Ⅰ. ①护⋯ Ⅱ. ①蓝⋯ ②张⋯ ③武⋯ Ⅲ. ①护理学 – 医学心理学 – 高等职业教育 – 教材 Ⅳ. ① R471

中国国家版本馆 CIP 数据核字（2024）第 081569 号

护理心理学（第 2 版）

主　　编：蓝琼丽　张自珍　武绛玲
出版发行：北京大学医学出版社
地　　址：（100191）北京市海淀区学院路 38 号　北京大学医学部院内
电　　话：发行部 010-82802230；图书邮购 010-82802495
网　　址：http://www.pumpress.com.cn
E - m a i l：booksale@bjmu.edu.cn
印　　刷：北京溢漾印刷有限公司
经　　销：新华书店
责任编辑：王孟通　　　责任校对：靳新强　　　责任印制：李　啸
开　　本：850 mm×1168 mm　1/16　印张：14.25　字数：406 千字
版　　次：2019 年 10 月第 1 版　2024 年 8 月第 2 版　2025 年 9 月第 4 次印刷
书　　号：ISBN 978-7-5659-3138-3
定　　价：35.00 元

版权所有，违者必究
（凡属质量问题请与本社发行部联系退换）

第 2 轮修订说明

党和国家高度重视职业教育发展,《国家职业教育改革实施方案》《职业院校教材管理办法》《高等学校课程思政建设指导纲要》《习近平新时代中国特色社会主义思想进课程教材指南》《关于推动现代职业教育高质量发展的意见》《全国护理事业发展规划（2021—2025年）》等重要文件陆续发布，对卫生健康职业教育、高职专科护理人才培养及教材建设提出了更高的要求。

本套高职专科护理专业教材第 1 轮于 2018 年启动，北京大学医学出版社组织全国具有代表性的骨干院校共同建设。在教育部、国家卫生健康委员会相关机构和职业教育教学指导委员会的指导下，共编写出版教材 28 种，其中入选教育部"十三五"职业教育国家规划教材 11 种（教职成厅函〔2020〕20 号文）、"十四五"职业教育国家规划教材 15 种（教职成厅函〔2023〕19 号文）。

高质量的教材是实施教育改革、提升人才培养质量的重要支撑。为全面贯彻党的教育方针，深入贯彻党的二十大精神，落实立德树人的根本任务，更好地支持新时代卫生健康职业教育事业发展、服务于我国高职专科护理专业人才培养，北京大学医学出版社启动了高职专科护理专业教材第 2 轮修订编写工作。本轮教材共包含 27 种。全套教材均为北京大学医学出版社"十四五"规划教材。

第 2 轮教材修订编写工作"以学生为中心"，对标教育部高职专科护理专业教学标准、护士执业资格考试大纲，以技术技能教育为根本，满足 3 个需要（学科需要、教学需要、行业需要），注重基本理论、基本知识和基本技能，内容以"必需、够用"为度，遵循学生认知规律，注重教学适用性，优化编写体例，深化产教融合，优化数字融合，强化思政融合，围绕"岗课赛证"综合育人机制建设，力争打造一套既满足多数院校教学实际，又适度引领教学，培根铸魂、启智增慧，适应新时代要求的精品高职专科护理专业教材。

本轮教材的修订编写得到了多方面的大力支持，参编院校教学管理部门提出了宝贵建议，职教专家精心指导、把关，临床护理学专家认真编写、审稿。他们为锤炼精品教材、服务教学改革、提高人才培养质量做出了贡献，在此一并表示感谢！

最后，希望广大师生多提宝贵意见，反馈使用信息，以使教材内容日臻完善。让我们共同为新时代高职专科护理教育发展和人才培养做出贡献！

前 言

教材是培根铸魂、启智增慧的重要载体，高质量的教材是实施教育改革、提升人才培养质量的重要支撑。为深入贯彻党的二十大精神，更好地支持新时代卫生健康职业教育事业发展，服务于我国高职专科护理专业人才培养，根据北京大学医学出版社"十四五"高职专科护理专业规划教材（第2轮）建设与教学研讨会议精神，我们对第1版《护理心理学》进行了修订，编写了第2版《护理心理学》。

本次对教材的修订强调"以学生为中心"，以专业教学标准及人才培养目标为导向，以职业技能教育为根本，满足学科需要、教学需要、行业需要，力求体现高职教育特色。教材的编写以现代医学观和整体护理思想为指导，注意遵循学生的认知规律，注重教学适用性，深化产教融合、优化数字融合、强化思政融合，紧扣最新的国家护士执业资格考试大纲，并在此基础上进行适当扩展；在具体内容的编写中，注重基本理论、基本知识和基本技能的培养，以"必需、够用"为度，更多的是体现具体的临床案例分析和心理护理方法的应用，增强教材的实用性。每章后附有用于巩固知识和思维拓展训练的自测题，突出启发式教学的思想，激发学生学习的积极性。

全书共分10章，包括绪论、心理学基础知识、心理发展与心理健康、心理应激与心身疾病、心理评估、心理护理、临床心理护理方法、患者心理、临床各类患者的心理护理、护理人员职业心理素质及培养。通过本教材的学习，使学生掌握必要的心理学基础知识和心理学基本技能，在未来临床护理工作中能应用这些知识和技能帮助其他人（包括患者）开展心理保健，为其他人（包括患者）解决心理和心身相关问题提出建设性的建议。本教材按36学时编写，其中理论课30学时，实践课6学时，在教学过程中，各学校可根据实际情况，对本书内容和学时的分配进行适当的调整。

本教材主要适用于专科层次的护理和助产专业学生，也可作为其他医学专业开设心理学相关课程时选用的辅助教材，还可作为临床护理工作者参阅的资料。

本教材的编写人员均为各院校护理心理学教学第一线的教师，他们的基础理论知识扎实，教学实践经验丰富，尽心尽力将自己知识和经验凝结为文字，为编写本教材做出了很大的努力。所有文稿经过副主编初审、主编初审、互审等几轮审核，全体编写人员都认真负责，尽力确保教材质量。虽然如此，教材中还是难免有疏漏和不足之处，我们诚挚地希望使用本教材的老师和同学们提出宝贵意见，我们将虚心接受，再接再厉，为护理心理学的发展做出更大的贡献。

在此，对所有的参编者和编者身后的支持者们表示衷心感谢！同时，感谢北京大学医学出版社提供的机会和各方面的支持！

主　编

目 录

第一章　绪论 ... 1

第一节　护理心理学概述 ... 1
一、护理心理学的概念 ... 1
二、护理心理学的研究对象和任务 ... 2
三、护理心理学的研究方法 ... 3

第二节　医学模式转变与护理心理学 ... 5
一、医学模式的转变 ... 5
二、现代医学模式的主要观点 ... 7
三、医学模式转变与护理心理学 ... 8

第三节　护理心理学简史及发展趋势 ... 8
一、护理心理学简史 ... 8
二、护理心理学研究现状与发展趋势 ... 10

第二章　心理学基础知识 ... 14

第一节　心理现象和心理实质 ... 14
一、心理现象 ... 14
二、心理实质 ... 15

第二节　心理过程 ... 16
一、认知过程 ... 16
二、情绪情感过程 ... 26
三、意志过程 ... 28

第三节　人格 ... 30
一、人格概述 ... 30
二、人格倾向性 ... 31
三、人格心理特征 ... 33
四、自我意识 ... 38

第三章　心理发展与心理健康 ... 42

第一节　心理发展概述 ... 42
一、心理发展的概念 ... 42
二、影响心理发展的因素 ... 43

第二节　心理健康概述 ... 45
一、心理健康与心理卫生概述 ... 45
二、心理健康的研究与标准 ... 46

第三节　不同年龄阶段的心理健康 ··· 48
一、孕期心理健康 ·· 48
二、婴幼儿期和学龄前期幼儿心理健康 ·· 49
三、童年期心理健康 ·· 51
四、青少年期心理健康 ·· 52
五、青年期心理健康 ·· 53
六、中年期心理健康 ·· 54
七、老年期心理健康 ·· 55

第四章　心理应激与心身疾病 ··· 59
第一节　心理应激 ··· 59
一、应激与心理应激 ·· 59
二、心理应激过程 ·· 61
三、心理应激对健康的影响 ·· 66
四、心理应激的应对 ·· 66
第二节　心身疾病 ··· 69
一、心身疾病概述 ·· 70
二、心身疾病的防治原则 ·· 72
三、常见的心身疾病 ·· 72

第五章　心理评估 ··· 80
第一节　心理评估概述 ··· 80
一、心理评估的概念和作用 ·· 80
二、心理评估在护理工作中的作用 ·· 80
三、心理评估的原则和注意事项 ·· 81
第二节　临床心理评估的基本方法 ··· 82
一、行为观察法 ·· 82
二、临床访谈法 ·· 83
三、心理测验法 ·· 85
第三节　护理工作常用的心理测验 ··· 86
一、智力测验 ·· 86
二、人格测验 ·· 88
三、评定量表 ·· 92

第六章　心理护理 ··· 98
第一节　心理护理概述 ··· 98
一、心理护理的概念 ·· 98
二、心理护理在整体护理中的地位和作用 ·· 101
三、心理护理的目标和原则 ·· 102
四、心理护理的主要实施形式 ·· 103
第二节　心理护理程序 ··· 104
一、心理护理评估 ·· 104

二、心理护理诊断 ······ 105
三、心理护理计划 ······ 109
四、心理护理实施 ······ 111
五、心理护理评价 ······ 112

第七章 临床心理护理方法 ······ **116**

第一节 心理咨询与心理治疗 ······ 116
一、心理咨询 ······ 116
二、心理治疗 ······ 120
三、心理咨询与心理治疗的关系 ······ 121

第二节 护理工作中常用的心理干预方法 ······ 121
一、支持性心理治疗 ······ 121
二、行为疗法 ······ 123
三、认知疗法 ······ 128
四、人本主义疗法 ······ 130
五、其他疗法 ······ 131

第八章 患者心理 ······ **137**

第一节 患者心理概述 ······ 137
一、患者角色概述 ······ 137
二、患者的权利和义务 ······ 138
三、患者角色的适应问题 ······ 139
四、患者的心理需要 ······ 141
五、患者的一般心理特征 ······ 142

第二节 患者心理危机及干预 ······ 144
一、心理危机概述 ······ 144
二、患者心理危机干预 ······ 146
三、危机中护理人员的角色和作用 ······ 147
四、心理危机干预需注意的问题 ······ 147

第九章 临床各类患者的心理护理 ······ **150**

第一节 不同年龄阶段患者的心理护理 ······ 150
一、儿童患者的心理护理 ······ 150
二、青年患者的心理护理 ······ 152
三、中年患者的心理护理 ······ 153
四、老年患者的心理护理 ······ 154

第二节 慢性病患者的心理特点及心理护理 ······ 156
一、慢性病患者的心理特点 ······ 156
二、慢性病患者的心理护理 ······ 157

第三节 手术患者的心理特点及心理护理 ······ 158
一、手术患者的心理特点 ······ 158
二、手术患者的心理护理 ······ 160

第四节 妇产科患者的心理特点及心理护理 ································· 162
　　一、妇科患者的心理特点及心理护理 ································· 162
　　二、孕产妇的心理特点及心理护理 ··································· 165
第五节 急危重症患者的心理特点及心理护理 ····························· 168
　　一、急危重症患者的心理特点 ······································· 168
　　二、急危重症患者的心理护理 ······································· 169
第六节 癌症患者的心理特点及心理护理 ································· 170
　　一、癌症患者的心理特点 ··· 171
　　二、癌症患者的心理护理 ··· 172
第七节 传染病患者的心理特点及心理护理 ······························· 175
　　一、传染病患者的心理特点 ··· 176
　　二、传染病患者的心理护理 ··· 176
第八节 疼痛患者的心理护理 ··· 177
　　一、疼痛概述 ··· 177
　　二、疼痛患者的心理护理 ··· 179
第九节 临终患者的心理特点及心理护理 ································· 180
　　一、临终患者的心理特点 ··· 181
　　二、临终患者的心理护理 ··· 182

第十章 护理人员职业心理素质及培养 ································· 189

第一节 护理人员的职业心理素质 ······································· 189
　　一、护理人员的职业角色 ··· 189
　　二、护理人员应具备的职业心理素质 ································· 190
　　三、护理人员职业心理素质的培养 ··································· 191
第二节 护理人员的心理健康 ··· 193
　　一、护理人员的工作特点与心理特征 ································· 193
　　二、影响护理人员心理健康的因素 ··································· 194
　　三、护理人员心理健康的维护 ······································· 196

附表 ··· 200

附表一　90项症状自评量表（SCL-90） ································· 200
附表二　焦虑自评量表（SAS） ··· 204
附表三　抑郁自评量表（SDS） ··· 205
附表四　生活事件量表 ··· 206
附表五　A型行为类型评定量表 ··· 209
附表六　护士用住院患者观察量表 ······································· 212

参考文献 ··· 214

中英文专业词汇索引 ··· 215

第一章 绪 论

学习目标

1. 说出护理心理学的概念、研究对象。
2. 解释医学模式的转变。
3. 分析现代医学模式的主要观点,并能将这些主要观点运用于护理工作。
4. 描述护理心理学的研究方法和任务。
5. 简述护理心理学发展历史和趋势。
6. 树立整体护理理念,以良好的职业心态为患者提供全方位的服务。

案例 1-1

患者,男,28岁,因发热、口腔和鼻黏膜出血急送医院,诊断为"急性粒细胞白血病"。患者无法接受这一残酷的现实,几天里吃不下、睡不好,恐惧、焦虑,非常难受,觉得自己快要活不下去了……。经过一段时间的痛苦挣扎,在家人和医护人员的开导下,他渐渐趋于平静,并树立了与疾病抗争的信念。此后在漫长的与死神抗争的过程中,他先后5次接受手术治疗,曾连续发热4个月,但在家人的陪伴和医护人员的支持下,他始终不放弃希望,积极配合治疗。如今15年过去,他重返工作岗位11年,连续5年全年出满勤。

问题与思考:
1. 该患者从得知患病到重返工作岗位经历了哪些心理变化?
2. 护士可以通过哪些方法了解患者的心理变化?
3. 请结合现代医学模式的主要观点分析患者的变化。

第一节 护理心理学概述

随着当代医学模式由生物医学模式向生物-心理-社会医学模式的转变,人们对健康和疾病的认识和观念也在不断更新。现代护理学适应医学模式转变的需要,护理模式从以疾病为中心的功能制护理转变为以人的健康为中心的系统化整体护理,对临床护理工作提出了更新、更高的要求。护理心理学作为一门新兴的学科,扩大和丰富了护理学科的内涵,成为心理学在临床应用方面的重要分支之一,对提高医疗护理质量、推动医学的进步和发展起到了重要的作用。

一、护理心理学的概念

对于护理心理学(nursing psychology)目前尚未形成公认的定义,综合国内许多学者的认识,可以将护理心理学定义为:研究护理人员和护理对象的心理活动特点和活动规律,解决临床护理实践中的心理行为问题,以实现最佳护理的一门学科。护理心理学是护理学和心理学相结合而形成的一门交叉学科,它既是心理学的一个分支,也是护理学的重要组成部分。护理心理学既需要心理学的理论阐明护理过程中护理人员与患者个体间的相互作用，揭示其心理活动的规律；也需要广泛吸收医学、护理学等学科的研究成果。护理心理学是现代医学、护理学迅速发展的产物，是心理学应用研究向护理领域渗透的结果。

二、护理心理学的研究对象和任务

（一）护理心理学的研究对象

护理心理学作为一门新兴学科，其研究对象包括护理情境中的护理对象和护理人员。其中护理对象包括患者、亚健康状态的人和健康人。护理是个体之间相互作用的过程，因此，护理心理学不仅研究护理对象和护理人员静态的心理现象，而且研究两者在护理情境中动态的心理活动及其变化规律。

（二）护理心理学的研究任务

护理心理学的研究任务是要把心理学的理论和技术应用于临床护理实践中，指导护理人员准确地把握患者的心理活动特点和规律，并开展有针对性的、有效的心理护理工作。为实现这一任务，护理心理学必须全面深入地研究以下内容：

1. 研究心理社会因素与躯体的健康和疾病的关系　心理社会因素与躯体病变存在着内在联系。诸多的心理社会因素，如社会的政治、经济、文化及生活中的各种应激事件等是许多疾病（如冠状动脉粥样硬化性心脏病（冠心病）、高血压、溃疡病）的致病和诱发因素，对于疾病的发生、发展、治疗、预后以及患者和其家属的生活质量会产生不同程度的影响。同时，个体的病理生理改变又会影响其心理状态，很多疾病都会对患者的心理活动产生不良影响，而那些严重的疾病，如恶性肿瘤、精神病则常常导致患者产生严重的心理障碍。因此，如果护理人员能认识和掌握心理社会因素与躯体健康相互影响的规律，在临床护理实践中就能较好地把握患者心理行为问题的根源，对患者进行整体护理，促使患者早日康复。

2. 研究护理对象的心理活动规律和心理护理方法　深入研究护理对象的心理活动特点和规律，并依据其心理需要，采取恰当的措施，实施最佳的心理护理是护理心理学的一项重要研究任务。不同年龄和性别的人由于成熟状态和社会经历不同，所充当的社会角色不同，患病后的心理反应也会有差异；患者的社会背景、经济状况和文化程度等也会影响他们的心理活动；不同疾病患者，他们的心理变化差异也很大。因此，护理人员不仅要了解一般患者的心理活动，还要了解不同疾病、不同病期、不同科室疾病患者的心理特点。同时，还需要研究心理护理与躯体护理的关系，从护理程序的角度去研究心理护理的实施过程和方法，以便针对不同患者的心理特征采取相应的心理护理措施，这样才能使系统化整体护理取得更好的效果。

3. 研究心理评估和心理干预的理论和技术　心理护理最重要的步骤是对患者存在的心理问题进行评估，并有针对性地进行干预，以达到解决问题或缓解症状的目的。国内外已发展了许多心理评估技术，用于定量评估患者的智力、人格、临床症状、治疗效果等。很多心理干预技术，如心理治疗、心理咨询已成为解决患者心理问题的重要方法，并且作为一门独立和专门的技术应用于临床各科的护理工作中。因此，掌握这些技术能有效地帮助护理人员了解患者在认知、情绪、人格、行为等方面存在的心理问题，有效进行心理干预和评估心理护理的效果，还可以为护理科研提供一些有用的客观评价工具。

4. 研究心理健康教育的维护和促进　随着现代护理学的发展，护理专业的服务范围由医院扩大到社区，服务对象由患者扩大到健康人，工作性质由对疾病的护理和治疗扩大到治疗与预防并重。因此，对患者和患者家属以及其他具有潜在问题的健康人进行健康教育已成为系统化整体护理的一项重要任务，其中包括心理健康教育的内容。护理人员对健康人进行适当的心理健康教育，能帮助他们预防某些心理问题的出现，或使其一旦出现心理问题便能及时地寻求帮助；适当的心理健康教育也能帮助人们对某些疾病产生正确的认识，消除由于错误认识而产生的恐惧情绪。

5. 研究护理人员心理素质的培养　在护理的动态过程中，护理人员的心理素质对护理过程和护理效果有着重要的影响。良好稳定的心理素质是做好护理工作的前提和保证。面对一个疾病缠身或情绪低落的患者，护理人员只有具备开放、接纳、同情、包容等良好的心理品质，才能有效地开展心理护理工作。在护理工作中也存在着很多不可预料或不可控制的事件和刺激，持续高水平的应激对护理人员的心身健康和工作质量有显著影响，因而现代护理工作对护理人员的心理素质提出较高的要求。研究护理人员应具备的良好心理素质以及如何培养这些心理素质、如何进行有效的心理调适等也是护理心理学的一项重要研究任务。

三、护理心理学的研究方法

护理心理学研究的是护理领域中各种复杂的心理现象，主要运用心理学及医学的研究方法，结合护理专业的特点进行。常用的方法有观察法、调查法、实验法、个案法和心理测验法等。

1. 观察法（observational method）　是通过对研究对象的行为活动的观察与分析，研究各种环境因素影响人的心理行为的规律的一种方法。此法是科学研究史上最原始、应用最广泛的方法，几乎从事任何研究都离不开观察法。运用于护理领域则指护理人员通过对护理对象的动作、表情、言语等外显行为的观察，来了解其心理活动。该法的优点是简便易行，可得到基本的、真实的资料；缺点是观察的质量很大程度上依赖于观察者的能力，常带有主观性和偶然性。

（1）主观观察法与客观观察法：主观观察法是个人对自己的心理活动进行观察和分析研究，传统上称为内省法（introspective method）。这种方法有较大的局限性，因为只有当事人自己的体验，往往不利于对研究结果的验证、推广和交流。客观观察法是研究者对个体或群体的行为进行观察和分析研究。这种方法要求严格按客观真实记录，以正确地反映实际情况，并对观察获得的资料进行科学的分析，以解释心理活动变化的本质。

（2）自然观察法与控制观察法：自然观察法是在自然情境中对被观察者的行为进行直接观察、记录和分析，从而解释某种行为变化的规律。其优点是不改变被观察者的自然生活条件，所获取的资料比较真实。控制观察法又称实验观察法，指在预先设置的某种情境和条件下进行直接或间接观察的方法，这样能较快地、集中地取得观察资料，但由于人为设置的情境可能会对被观察者产生影响，因此不易反映真实情况。

（3）临床观察法：是通过医学临床的观察记录来获取资料进行分析研究。临床观察法在护理心理学研究中非常重要，它可以用于探讨行为变异时患者心理现象的病理生理机制，深入研究患者的超限内心冲突与心理创伤所造成的心理障碍、心身疾病及精神疾病等。

2. 调查法（survey method）　是通过访谈或问卷等形式，系统、直接地从某一群体的样本中收集资料，并通过对资料的统计分析来认识心理行为现象及其规律的方法。

（1）访谈法：是由调查者按照调查设计要求与被调查者进行晤谈或访问，记录访问时被调查者的各种回答内容。访谈法是一种以口语为中介、晤谈双方面对面交往和互动的过程。调查者与被调查者之间的相互作用、相互影响贯穿资料收集过程的始终。因此，此法调查回答率高，调查资料的质量较好，调查对象的适用范围广。但这种方法由于受双方心理互动的影响，往往难以做到完全客观而出现一些访问偏差。另一个不足是匿名性差，容易出现心理阻抗，直接影响被调查者回答问题的态度和答题的真实性。

座谈也是调查访问的一种手段。通过座谈可以从较大范围获取有关资料，以供分析研究。如慢性疾病康复期的心理行为问题，可以通过定期与家属座谈进行分析研究。

（2）问卷法：指调查者事先设计好调查表或问卷发放给调查对象，由其自行阅读操作要求并填写问卷，然后再由调查者回收并对其内容进行整理和分析的方法。问卷调查的质量取决于研究者事先对问题的性质、内容、目的和要求的明确程度，也与问卷设计技巧和被调查者的合作程度有关。问卷法具有节省时间、信息量大、匿名性好、可避免人为因素影响等优点。但是问卷的回收率有时难以保证，被调查者的文化水平、对问题的理解程度常常影响问卷法的适用范围。有时由于调查者对被调查者的填答环境无法控制，错答、误答、漏答现象也会影响资料的质量。采用集中指导式填答可避免上述缺点，但也应注意缺乏匿名性和群体压力带来的负面影响。

3. 实验法（experimental method） 是一种经过精心的设计，严格控制条件，通过操作某些因素，来研究变量之间的相关关系或因果关系的方法。采用的实验技术包括心理物理实验技术、信号检测技术、现代心理实验技术等。实验的方式主要有：

（1）实验室实验：在实验室的条件下，借助于各种仪器设备，严格控制无关变量而进行。这不仅便于观察某一操作变量引发的行为反应，而且可通过仪器精确记录所致的生理变化。实验室还可以实现程序自动化控制的各种模拟环境，借此研究特殊环境中心理活动的变化和相应的生理变化的规律。

（2）现场实验：是在工作、学习或各种生活情境中，尽量使现场条件单一化，适当地对研究对象的某些变量进行操作，观察其有关的反应变量，以分析研究其中规律的实验方式。现场实地的研究可避免由于过度改变习常的环境条件对被试的心理活动造成影响，但很难像实验室那样严格控制无关变量的影响，因变量的结果往往是多因素引发的。因此，现场实验应采用多因素的实验设计，实验期限较长，一般成本较大。

（3）临床实验：临床实验属于现场实验的特殊形式，对护理心理学研究更为重要。例如，神经心理学通过临床的脑部实验（在脑手术允许下）取得了大量的宝贵资料，其中美国神经心理学家 R.W.Sperry 关于割裂脑患者的研究为大脑优势半球说做了重大修正；心身医学的许多资料也是通过临床实验法取得，许多心身疾病的诊断和分型，以及心身相互作用的研究也来自临床实验。近年来，临床检查技术的迅速发展，如电子计算机在临床诊断中的应用，为护理心理学的临床实验研究提供了许多便利的条件，为科学的深入发展开拓了广阔的前景。

4. 个案法（case method） 是以某个人或者某一团体（家庭、工作单位等）为研究对象的一种方法。事实上，个案法并非某一具体的研究方法，只是强调把个案作为研究的对象，在实施过程中往往需要采用观察、访谈、测量和实验等手段。一般由训练有素的研究者实施，依据被试者的历史记录、晤谈资料、测验或者实验所得到的观察结果，构成一个系统的个人传记。这种深入的、发展的描述性研究非常适用于心理问题的干预、心身疾病或心理障碍的疗效分析，进行心理行为疗法的前后自身比较研究等。个案法也可用于某些研究的早期探索阶段，详细的个案研究资料可为进一步开展大规模研究提供依据。个案法对于一些特殊案例的深入、详尽、全面研究，对揭示某些具有实质意义的心理发展和行为改变问题具有十分重要的意义，例如对"狼孩""猪孩""无痛感儿"的个案研究。

5. 心理测验法（psychological test method） 指以心理测验作为个体心理反应、行为特征等变量的定量评估手段，据其测验结果揭示研究对象的心理活动规律。此法需采用标准化、有良好信度和效度的测量量表，如人格量表、智力量表、行为量表、症状量表。心理测验的量表种类繁多，必须严格按照心理测试规范实施，才能得到正确的结论。心理测验作为一种有效的定量手段在临床护理工作中使用得很普遍（具体内容详见第五章"心理评估"）。

考点提示

护理心理学研究方法。

第二节 医学模式转变与护理心理学

一、医学模式的转变

（一）医学模式的概念

医学模式（medical model）是人们对健康和疾病总体的认识和本质的概括，体现了一定时期内医学发展的指导思想，是一种哲学观在医学上的反映，包括疾病观、健康观、诊疗观等。医学模式影响医学工作的思维及行为方式，使其带有一定倾向性的、习惯化了的风格和特征，从而也影响医学工作的结果。

（二）医学模式的转变

在整个医学发展史中，医学研究的对象，即人类的健康和疾病问题、生命的本质问题没有多大的变化，但对这些问题的认识却随着生产力发展水平、科学技术水平不同和哲学思想的衍变而发生改变，特别是随着人类对健康需求的不断变化与提高，医学模式也在不断地发展与完善。医学模式的发展主要经历了以下几个阶段：

1. 神灵医学模式 从古希腊和中国古代来看，由于生产力水平极为低下，科学技术思想尚未确立，人们对健康与疾病的认识是超自然的，相信"万物有灵"，认为人类的生命和健康是由神灵主宰，疾病和灾祸是天谴神罚。因此，当时治疗疾病的方法是祈求神灵或巫医、巫术。这种把人的健康归因于"神"的保佑的健康观和把疾病归因于"妖魔作怪"的疾病观，在科学不发达的时代，可通过暗示作用给人们的心理带来安宁。在我国一些偏远地区和某些文化群体中还可见到这种模式的遗迹。

2. 自然哲学医学模式 于公元前3000年前后开始出现，这种哲学融入医学的模式在西方论著和我国中医文化中有许多成果。在西方，希波克拉底（Hippocrates）指出了"治病先治疗人""医生有三件法宝，第一是语言，第二是药物，第三是手术刀"的治疗观。在我国，最具有代表性的是阴阳五行学说，它是中国古代相互唯物主义的自然观。"阴阳五行"的病理学说认为：人体健康必须保持体内阴阳二者的平衡，二者失衡则导致人体疾病的产生。与这一医学理论相一致，在医学实践活动中，强调一种辩证的、整体的、综合的治疗观。著名的《黄帝内经》就是系统运用了阴阳五行学说，阐明了因时、因地、因人制宜的统一的朴素整体观。这些观点至今仍有一定的指导意义，但由于受当时生产力水平和科学技术水平的限制，人们对生命本质的认识及关于健康和疾病的观点都具有较大的局限性。

3. 生物医学模式 中世纪，自然科学冲破了宗教黑暗统治后迅速发展起来，各个领域都取得了巨大的成就。在生物医学发展的数百年里，历代医学家广泛地采用生物学、物理学、化学等学科的先进理论和技术，对人体进行深入的研究。16世纪中叶维萨里（Vesalius）创立的现代解剖学、17世纪初哈维（Harvey）提出的血液循环理论、魏尔啸（Virchow）创立的细胞病理学等奠定了现代医学的基石。人们对自己身体的认识水平不断提高，从整体到系统、器官，直至现在的亚细胞和分子水平。在这几百年里，生物医学模式对现代西方医学的发展和人类健康事业产生了巨大的推动作用，特别是在针对急慢性传染病和寄生虫病的防治方面，使其发病率、病死率大幅度下降；在临床医学方面，借助细胞病理学手段对一些器质性疾病进行定性诊断,无菌操作、麻醉剂和抗菌药物的联合应用,减轻了手术痛苦,有效地防止了伤口感染,提高了治愈率。

但是,由于长期受心身二元论和自然科学发展时期的分析还原论的影响,经典的西方医学习惯于将人看成是生物的人,在临床上重视躯体的因素而不重视心理和社会的因素;在科学研究中较多地着眼于躯体的生物活动过程,很少注意行为和心理过程,忽视后者对健康的作用。

这一模式立足于生物科学的基础,把人看作一个生物机体,认为人身上的每种疾病都必须而且可以在器官、组织、细胞或生物大分子上找到可测量的形态、结构和生物指标的特定变化,都可以确定出生物的或理化的原因,并由此找到治疗的手段。这种思维模式对某些功能性或心因性疾病无法给出正确解释,无法得到满意的治疗效果,更不能全面阐明人类健康和疾病的全部本质。

4. 生物-心理-社会医学模式　随着社会生产力和文明程度的提高,生物因素引起的疾病,如传染病逐渐被控制,人类疾病谱和死因谱发生了显著的变化。据有关研究,目前造成人类死亡的前10种原因中,约有半数直接或间接与生活方式有关。同时,现代生活节奏的不断加快,对人的适应能力(包括心理的健全和情绪的平衡等)提出了更高的要求。另外,随着人类物质文明的发展,人们对自身生命质量水平的要求也在不断提高,疾病的治疗也不能单凭药物和手术。这时生物医学模式已不足以阐明人类健康和疾病的全部本质,明显不适应现代医学的发展,于是,新的生物-心理-社会医学模式应运而生。美国学者恩格尔1977年在《科学》杂志上发表的《需要新的医学模式——对生物医学的挑战》一文,对这一新医学模式作了开创性的分析和说明。与生物医学模式不同,生物-心理-社会医学模式是建立在系统论和整体观之上的医学模式,它要求医学把人看成是一个多层次的、完整的连续体,也就是在健康和疾病问题上,既要考虑生物的,也要考虑心理的、行为的以及社会的各种因素的综合作用。

随着科学技术的进步、医学思维模式的更新,尤其是循证医学(evidence-based medicine,EMB)的发展,促使人们对疾病的发生、发展规律有了更加深入的认识。自从世界卫生组织(World Health Organization,WHO)在1990年提出生活方式疾病概念起,就把生物-心理-社会医学模式进一步推进到了整体医学模式。整体医学模式认为,健康是整体素质健康,是生命存在和生存质量的统一,即身体素质、心理素质、社会素质、道德素质、审美素质等多种素质的完美结合。整体医学模式与整体护理相呼应,有利于临床医疗和临床护理工作的规范、协调、统一。

知识链接

生物-心理-社会医学模式的时代动因

生物-心理-社会医学模式出现的时代动因可以概括为以下几个方面:一是疾病谱和死因顺位结构的变化。当前危害人们健康的疾病已从传染性疾病转移到心脑血管疾病、恶性肿瘤和意外死亡等,这些疾病主要是生物、心理、社会等多因素综合作用的结果。二是不良生活方式成为影响人类健康的重要因素,而吸烟、酗酒、滥用药物、过量饮食和肥胖、运动不足、对社会压力的不良反应等不良生活方式大多是心理、社会因素造成的。三是社会因素对健康和疾病的作用增强。科技更新、生活节奏加快、竞争激烈、择业困难等,给人们心理造成很大压力,对其社会适应包括保持心理健康提出了更高的要求。四是人类需求层次和认识水平的提高。随着经济社会的发展和生活水平的提高,人们不再满足于躯体健康,还重视心理健康,希望得到保持心理平衡的指导,获得心理上的舒适和健全，达到延年益寿和生活质量的全面提高。同时，经过探索，人们对心理、社会因素造成躯体疾病的中介机制有了较深入的认识，心理调节对维持身心健康的作用日益受到重视，于是，生物-心理-社会医学模式顺应时代发展而出现，成为了当代医学发展的指导思想。

二、现代医学模式的主要观点

从生物医学模式向生物-心理-社会医学模式的转变，要求人们从生物、心理及社会3个维度看待健康和疾病问题，在分析病因、诊断、治疗和预防时都应首先考虑心理社会因素的影响。WHO对健康也下了这样的定义：健康不仅仅是没有疾病，而且是身体上、心理上和社会适应上的完好状态或完全安宁（complete wellbeing）。因此，对于健康与疾病的问题，我国医学心理学工作者根据多年的工作实践和科学研究，引进最新自然科学的思想和概念，建立了整套理论体系，概括起来，有以下几个基本观点：

1. 人是完整的整体观　人是一个完整的大系统，通过神经系统使个体保持全身各系统、器官、组织和细胞功能活动的完整统一。在病理情况下，一个器官的病变必然会影响到其他器官或系统，甚至会影响到全身。因此，在健康与疾病的问题上如果只重视某个器官或系统，忽视作为一个整体的人或患者，或者把各个器官、系统割裂开来看待，忽视它们之间的整体联系，都是医学指导思想上的错误，在实践上也会延误患者的治疗，难以取得满意的效果。

2. 心身统一的观点　一个完整的个体应包括心身两个部分，两者互相联系。对外界环境的刺激，心身是作为一个整体来产生反应的。心理反应随着生理功能的变化而变化，不仅是生理活动会影响心理功能，同样，心理活动也影响着生理功能。心理和生理相互影响，相互制约。作为一个整体的人，其精神和躯体是不能分割的。因此，在考虑个体的健康和疾病时，应同时注意身心两个方面的影响。

3. 社会对个体影响的观点　医学心理学认为一个完整的个体，不仅是一个生物人，而且还是一个社会人。他不仅受到周围自然环境的影响，还受到特定社会环境的影响。因此，在考虑个体的健康与疾病时，不仅要注意其所处的自然环境的影响，还要注意社会环境，如文化背景、教育水平、职业及社会地位和经济状况等多种因素的影响。

4. 认知与自我评价的观点　社会因素能否影响健康而导致疾病，不完全取决于社会因素的性质和意义，更重要的是个体对外界刺激的认知与评价。社会因素必须通过心理的中介机制才能引起心身方面的反应，这些社会因素也必须转化成心理刺激之后才能对健康或疾病发生影响。

5. 主动适应与调节的观点　人作为一个整体对经常变化着的社会环境、自然环境和个体内环境随时进行主动适应和调节，保持与外界的动态平衡，以维护健康、抵御疾病。在这种调整适应过程中，人并非只能被动地适应其变化，而是可以通过认知和行为操作做出一些主动的适应性努力，或者改变社会环境或自然环境，或者调整自己的认知，以适应变化了的环境。

上述5个观点贯穿在医学心理学各个领域，指导医学心理学各个方面的工作和研究。它说明每一个人都生活在特定的社会环境之中，要使一个人自身各个系统器官的生理功能和瞬息万变的外界保持着高度的适应，必须通过一系列的心理活动来实现。个体的生理、心理与外界社会三者之间如果保持着相对的动态平衡，就意味着健康；如果三者之间任何一方面出了问题，破坏了平衡，就意味着疾病。

考点提示

现代医学模式的含义及其主要观点。

三、医学模式转变与护理心理学

现代护理学适应医学模式转变的需要，相应地从"以病为中心"的功能制护理转变为"以人的健康为中心"的系统化整体护理。护理工作重点的转移，实现了以服务对象为中心，以解决服务对象的健康问题为目标的护理功能；并运用护理程序的科学方法承担起为患者解决问题的责任，充分显示护理专业的社会安全价值和护士的自身价值。护理理论与实践拓展到人的心理、行为、社会等方面，形成了护理心理学的完整理论体系和实践内容，极大地促进了护理学科的发展。在现代医学模式的指导下，护理工作表现出以下特点：①护理是以服务对象的健康为中心的；②护理对象不仅是患者，还包括亚健康状态的人、健康人等，其目的是提高人们的健康水平；③护理工作的着眼点是人的整体；④护理服务的范围由医院扩展到社区和家庭；⑤医护关系是既独立又合作的关系；⑥护理方式是以护理程序为核心的整体护理；⑦护士的角色是多方面的，如护理的提供者、决策者、管理者、教育者、代言人、研究者等。

考点提示

现代护理模式及其主要特点。

第三节　护理心理学简史及发展趋势

一、护理心理学简史

真正科学概念上的心理学，是只有百年历史的年轻学科，作为心理学和护理学两门学科交叉而形成的护理心理学，其历史就更为短暂。但护理心理学的基本学科思想，却可以追溯到远古时代，因此，也可以认为，护理心理学是一门有着几千年历史的古老学科。

（一）护理心理学的起源

早在3000多年前，世界上最古老的文献之一——古印度《吠陀经》里就有身心辩证关系的思想萌芽。随后成书于2000多年前的《阇逻迦集》明确提出"护士必须心灵手巧，有纯洁心身""护士应该注意患者的需要，给患者以关心""护士应具有良好行为，忠于职务，仁慈和善，对患者有感情"等论述，无一不体现古代学者对患者心理状态的密切关注。"西医之父"希波克拉底创立的"体液学说"，主张把人的气质划分为不同类型，并认为医治疾病时应考虑患者的个性特征等因素，也对护理工作应根据患者的个性特征有针对性地实施护理产生了很大的影响。

我国最早的经典医学论著《黄帝内经》，就心理因素对人体健康与疾病相互转化过程中的影响曾做过十分精辟的论述，如"喜怒不节，则伤脏，脏伤则病起""喜伤心、怒伤肝、思伤脾、忧伤肺、恐伤肾"等，这些充分说明几千年前的祖国医学，就已经注重强调情绪对健康的重要影响了。《黄帝内经》从身体和心理方面对人进行了类别划分，按"阴阳五行"将人的气质分为5类25种，要求根据患者的不同性格施以不同的医疗护理。但此时的护理心理学实践，基本上处于比较粗浅的、自发的、朦胧的原始阶段。

（二）护理心理学的形成

最早提出心理护理思想的是护理学先驱南丁格尔（Nightingale）。她曾说过："护理工作的对象，不是冷冰的石块、木头和纸片，而是有热血和生命的人类。"19世纪中叶，她担任英国伦敦"贫民医院"的护理督导工作，强调病房必须空气新鲜，条件舒适，环境清洁、安静等。由于战争，降低感染引起的死亡率成为护理界的首要任务。南丁格尔重视改善护理环境，以此作为提高存活率的有效措施。她将改善患者情绪列为其中的一部分，提出"护士必须区分护理患者与护理疾病之间的差别，着眼于整体的人"，要求护理人员加强与患者的交往，并为患者提供丰富的活动，恢复他们的积极情绪。南丁格尔的观念构成了心理护理的雏形。近代护理心理学在南丁格尔的引导下，开始步入比较自觉的、清晰的、精细的准科学发展阶段。

护理心理学的形成还与近代医学史上的一些重大事件有关。一是健康新概念的提出，即健康"不仅仅是没有疾病和衰弱状态，而且是身体、心理健康、社会适应良好和有道德"。二是随着马斯洛需要层次理论引入护理学，分析患者的需要，满足患者合理的生理和心理需要，成为护理工作的重要目的。三是生物医学模式向生物-心理-社会医学模式转变，护理模式发生的巨大变化，在原来以疾病为中心的护理基础上转变为以患者为中心的护理。四是整体护理模式出现于临床，它是以患者为中心，由责任护士对患者的身心健康实施有计划和有目的的整体护理。整体护理模式明确提出了心理护理的目标，要求护理人员理解心身关系，提高个人心理素养，学会对患者进行劝导、解释、安慰、保证与积极暗示等。这些大大地丰富了护理心理学的理论和实践，促使护理心理学进入了科学化的学科发展阶段。

（三）护理心理学的发展

护理心理学在现代医学模式和先进护理理念的影响下，以前所未有的速度和规模进入了一个繁荣发展的阶段。不同的国度、不同的文化背景下护理心理学发展状况存在一定的差异。近40年来，我国护理心理学的发展也进入了一个新的阶段，主要表现在：

1. 成立了相关学术机构　20世纪80年代初期，全国各省、自治区、直辖市的护理学会先后成立了护理心理相关的学术组织，如"护理心理学学科委员会""心理护理研究会""临床心理护理学组"等。开展护理心理学的学术交流活动，举办"护理心理学讲座""临床心理护理学习班"等，在护士中普及心理学知识，推进临床护士的心理护理实践，引导护士开展护理心理学研究。

1995年11月，中国心理卫生协会护理心理专业委员会成立，由来自全国的从事护理教育、管理、临床等领域工作的30多名护理专家、学者组成。机构设在原卫生部护理中心，由中心负责人兼任专业委员会主任。这标志着我国护理心理学的学科建设从此进入了一个崭新的历史阶段。通过举办各种讲习班、学习班，培养了大批骨干，在全国各地承担起护理心理学的教学、临床、科研工作，为推进我国护理心理学科的发展起着积极的作用。

2. 重视学科教育　20世纪80年代，"护理心理学"作为护理教育的必修课，先后在中专、大专、本科等层次教育中全面展开，并招收了护理心理学方向的硕士研究生，短短几年，就从普及知识的讲座过渡到系统传授专业化理论的专业必修课。特别是随着近年来本科护理教育的发展，护理心理学课程建设得到进一步的重视和加强。教学要求不断明确，教学时数不断增多，教材质量不断提高，师资队伍不断壮大。护理心理学教学在培养护理专业人才的职业心理素质、增强护士的职业技能方面将发挥更加重要的作用。

3. 广泛开展心理护理实践及科研工作　随着系统化整体护理在我国的广泛开展，特别是心身疾病的发病率和死亡率的不断上升，以及心理社会因素对疾病的发生、发展和转归的影响，在临床护理实践中开展心理护理显得越来越重要。在对患者实施心理护理的具体工作的同时，广大临床护理工作者还不断总结工作经验，积极开展心理护理科研活动，所撰写的心理护理论文逐渐从经验描述性向科学统计方面转化，论文质量不断提高，内容更加丰富，对临床心理护理更具有指导性。

二、护理心理学研究现状与发展趋势

（一）国外护理心理学理论研究与实践进展

近年来，随着医学模式的转变和以人的健康为中心的整体护理观念的确立，护理心理学研究不断深入，无论是在理论方面还是在实践方面都取得了许多新的进展。欧美发达国家多将护理心理学方面的教科书冠以"护理用心理学（psychology for nursing/psychology of nursing care）"之名。从近年国内学者出访、国外学者来访以及相关学术期刊和学术交流所得资料来看，国外护理心理学研究呈现如下几个方面的特点：

1. 强调心身统一，心理学融入护理实践　生物-心理-社会医学模式的提出，使护理工作的内容不再是单纯的疾病护理，而是以患者为中心或以人的健康为中心的整体护理。临床心理护理作为整体护理的核心内容，以个性化护理、程序化护理、文化护理或宗教护理等形式，在充分的护患沟通中得以体现。护理学科的迅速发展和护理实践的不断变革，使作为护理学重要组成部分的护理心理学也得到了前所未有的发展。

Martha Rogers 在 1970 年就提出了"人是一个整体"的护理学说，其主要论点为：人的自然属性是不可削减的，人是一个开放的系统，人与其所处的环境是一个综合体。因此，人必须被视作一个多元的整体，包括生理的、心理的、精神的、环境的等，而不能仅仅注重其某一方面。国外心理护理研究主张：把疾病与患者视为一个整体；把"生物学的患者"与"社会、心理学的患者"视为一个整体；把患者与社会及其生存的整个外环境视为一个整体；把患者从入院到出院视为一个连续的整体。

自 20 世纪五六十年代"护理程序"的概念提出后，护理学科发生了革命性发展。在临床护理实践中，以护理程序为核心，对患者生理、心理、社会等方面的资料进行全面评估，进而做出护理诊断，制订并实施将患者心身视为整体的护理计划。"以患者为中心"的整体护理思想，带来了护理实践领域的一系列变化，集中表现在：护理工作转向护士紧紧围绕患者的需求，运用护理程序系统地护理患者，从生理、心理、社会、精神及文化等各方面对患者实施整体护理；护理工作除了执行医嘱和各项护理技术操作之外，更多的是注重对人的研究，进一步认识心理、精神、社会状况和文化对患者病情转归和健康的影响，从而帮助患者最大限度地达到生理与心理、社会的平衡和适应；护士的角色已不仅仅是患者的照顾者，而更多的是担当患者的教育者、咨询者和健康管理者；医生和护士有分工有合作，患者有权参与对其治疗和护理方案的决策；等等。

2. 重视护理人才培养中的心理学教育　为了提高护理专业人才适应人类健康事业蓬勃发展所需要的能力，一些发达国家和地区，在逐步普及高等护理教育的同时，根据现代护理人才的培养目标，对专业教育的课程设置及人才的知识结构进行了大幅度调整，特别强调护士应具有包括心理学在内的丰富的人文学科知识。一些发达国家的护理教育，在课程设置中显著增加了心理学课程的比重。美国四年制本科护理教育的课程计划中，平均每年有近百学时的心理学课程内容，包括普通心理学、发展心理学、生理心理学、社会心理学、变态心理学、临床心理治疗学等，培训中特别强调护患关系及治疗性沟通对患者身心康复的重要性及对护士的沟通技能的训练。日本的护士入学后首先接受"人间的爱"的教育，使他们懂得爱的内涵及如何去爱别人，然后要学习许多人文学科的知识，包括心理学及社会心理学等课程。

3. 应用心理疗法开展临床心理护理　将心理疗法应用于临床心理护理实践，已成为国外护理心理学研究的一个重要特点。国外较常应用于临床心理护理的心理疗法有音乐疗法、松弛训练法、认知行为疗法、森田疗法等。在应用心理疗法进行心理护理的过程中，比较突出地强调实用与效果，不少研究采用心理量表进行对照测验，确保患者获益。

4. 开展量性研究和质性研究　量性研究是通过数字资料来研究现象之间的因果关系，在护理实践中运用量性研究提示患者和护理人员自身的心理特点、心理干预措施和心理护理效果，是国外护理心理学的主要研究方法。质性研究是对某现象进行观察、记录、分析、解释，用文字描述报告结果，用以探索和解释现象的本质。质性研究也越来越广泛地应用于护理心理理论和实践研究中，通过观察、访谈等方式收集患者的资料，以归纳法分析资料，强调研究过程中护理人员的自身体验。这些研究的开展提高了护理心理学的科学性和实践价值，极大地推动了学科发展。

（二）国内护理心理学发展概况

1. 学科建设日趋成熟和完善　自从我国学者刘素珍于1981年在《医学与哲学》杂志上撰文提出"应当建立和研究护理心理学"以来，我国的护理心理学研究逐步深入，其科学性以及在临床护理工作中的重要性得到人们的普遍认识和接受，并引起护理学术界及卫生行政管理部门的高度重视。1996年，在四川成都华西医科大学召开的高等教育护理专业教材编审委员会会议和高等护理教育教材主编、副主编会议上，大多数专家均认为，在医学院校护理专业开设"护理心理学"课程符合护理专业的发展。因此，护理心理学作为一门具有心理学本质属性、应用于护理实践领域的新兴独立学科，随着人类健康事业的发展，在进一步确立学科发展目标、构建独特理论体系、探索临床应用模式的过程中逐渐走向成熟。

2. 心理护理科研活动的广泛深入开展　随着医学模式的转变，临床护理已由单纯的生理护理走向身心整体护理，护理心理学的地位和作用日益显著。广大临床护士开展护理心理学科研活动的积极性日益提高，对心理护理的个案研究、患者心理的系统性研究和前瞻性研究逐渐广泛而深入。心理护理诊断、心理护理评估以及护理人才选拔和培养的研究也得到了进一步重视和加强。

3. 临床常用心理评定量表的广泛应用　近年来，我国已引进国外很多常用评定量表，也编制了一些我国自己的评定量表，为我国心理卫生研究提供了可靠工具，使心理护理临床和理论研究更加快速和简便，研究结论更具有科学性。用客观量化替代主观评价并以此作为制订干预对策的依据，关注干预质量与效果，已成为我国临床心理护理的一个发展方向。

4. 临床心理护理突出个性心理特征　随着对护理心理学理论及心理护理方法的研究不断深入，近年来逐步展开了临床心理护理的个案研究，特别是认识到了突出个性心理特征在心理护理中的重要性。护士的心理护理工作在把握了一般心理护理活动规律后，再根据每个人的个体差异实施有针对性的个别心理护理。因此，护士很好地掌握临床疾病和患者的心理护理技术就显得格外重要。

> **思政园地**
>
> **"提灯女神"精神**
>
> 本次课我们学习了护理心理学简史，了解到最早提出心理护理思想的是护理学先驱南丁格尔。南丁格尔生活在19世纪英国一个富裕的家庭中，她小的时候，父母希望她能具备文学与音乐的素养，从而进入上流社会。但她却不顾家人反对偷偷学习护理知识，成为了一名护士。1854年克里米亚战争爆发，战地医院的环境和医疗条件非常糟糕，死伤无数，受伤士兵的死亡率高达42%。南丁格尔到战场后组织大家改善了医院的环境和伤员的住宿、饮食等问题。对待病人，关怀备至。每当夜幕降临，她就提着一盏小小的

风灯，沿着崎岖的小路，一床一床地巡视伤员，士兵们亲切地称她为"提灯女神"。在护士们的精心护理下，伤员的死亡率从42%下降到2.2%。

南丁格尔提出："护理工作的对象，不是冷冰冰的石块、木头和纸片，而是有热血和生命的人类"。只有对患者充满爱心，将伤病者看成一个完整的人，才能更好地消除病痛，促进人类的健康。这种爱，就是那小小的风灯，是点亮生命的光芒。

【学习感悟】
1. 南丁格尔与护士们是如何做到使伤员死亡率从42%下降到2.2%的？
2. 对"提灯精神"你有何感悟？如何才能成为南丁格尔式的护士？

自 测 题

一、选择题

1. 护理心理学的研究对象是
   A. 患者　　　　　　　B. 护理人员　　　　　C. 家属
   D. 亚健康状态的人　　E. 护理人员与护理对象

2. 患者，男，57岁，2年前诊断为原发性高血压，血压的控制一直不理想，最近一次测量血压值为165/105 mmHg。王医生接诊后，不仅了解患者的病情，还详细询问了患者的家庭情况、日常生活情况、职业特点、性格特点等，并由此制定了一套完整的治疗方案。王医生的做法体现了
   A. 生物医学模式向社会医学模式转变
   B. 生物医学模式向心理医学模式转变
   C. 生物医学模式向生物-心理-社会医学模式转变
   D. 生物医学模式向预防医学模式转变
   E. 生物医学模式向行为医学模式转变

3. 以"患者为中心"的优质护理服务工作模式是
   A. 小组护理　　　　　B. 功能制护理　　　　C. 分层护理
   D. 分级护理　　　　　E. 责任制整体护理

4. "月儿弯弯照九州，有人欢喜有人忧"这句话体现了下列哪个观点
   A. 心身统一　　　　　B. 社会对个体影响　　C. 认知和自我评价作用
   D. 主动适应和调节　　E. 人是一个完整的整体

5. 英国著名化学家法拉第年轻时由于工作紧张，神经功能失调，身体虚弱，久治无效。一位名医给他做了详细检查后没有开药方，只留下一句话："一个小丑进城，胜过一打医生。"法拉第仔细琢磨后经常抽空去看滑稽戏、马戏和喜剧等，并在紧张工作之余到野外和海边度假，增加生活情趣，保持心境愉快，身体变得越来越健康。这说明长期良好的情绪可增强个体对疾病的抵抗能力，体现了下列哪个观点
   A. 心身统一　　　　　B. 社会对个体影响　　C. 认知和自我评价作用
   D. 主动适应和调节　　E. 人是一个完整的整体

6. 患者，男，60岁，因呼吸衰竭住进重症监护病房。现气管切开，靠呼吸机辅助呼吸，欲了解该患者的情绪和行为反应，最佳的方法是

A. 观察法 B. 调查法 C. 访谈法
D. 临床实验法 E. 心理测验

7. 患者，女，66 岁，患糖尿病 15 年，因酮症酸中毒入院治疗。其女儿叙述，因父亲突然去世，母亲"急火攻心"而病倒。患者因丧偶而导致疾病恶化，与下列哪一观点相吻合
A. 心身统一 B. 社会对个体影响 C. 认知和自我评价作用
D. 主动适应和调节 E. 人是一个完整的整体

8. 患者，男，67 岁，患有房颤，2017 年底，突然感到双下肢疼痛麻木且持续不缓解。与多数患者不同，他没有选择去正规医院就诊，反而求神拜佛，并到处寻找偏方。患者的疾病观是属于
A. 神灵医学模式 B. 自然哲学医学模式
C. 生物医学模式 D. 生物 - 心理 - 社会医学模式
E. 整体医学模式

（9～10 题共用题干）

张大爷，70 岁，因患肺癌准备行肺叶切除术。近 1 周来，护士观察到张大爷出现激动、易怒、失眠、注意力不集中现象。手术前的晚上，患者出汗、尿频、辗转反侧难以入睡、血压升高。由于生命体征不稳定，不得不改期手术。

9. 从该患者的病情中反映出什么样的医学观点
A. 健康就是没有躯体疾病
B. 人是生物、心理、社会多因素作用的整体
C. 治疗疾病只需要考虑躯体因素就可以了
D. 躯体生理内环境的平稳只受躯体因素的影响
E. 考察健康与疾病只需要从身体的角度即可

10. 运用量表测量该患者的焦虑程度的研究方法是
A. 观察法 B. 访谈法 C. 测验法
D. 个案法 E. 实验法

二、简答题

1. 什么是护理心理学？
2. 护理心理学的研究任务有哪些？
3. 现代医学模式的转变对护理心理学有何影响？

三、案例分析

患者，男，76 岁，患冠心病 8 年。7 天前听到大儿子因犯事进了拘留所，当即突发心肌梗死入院，经抢救脱离危险，近日病情稳定。今早得知儿子进拘留所是因为误判，今已被释放。老人异常激动，当即晕倒在地，却再没抢救过来。

1. 患者的病情受哪些因素的影响？
2. 此案例反映了什么样的医学观念？

（蓝琼丽）

第二章　心理学基础知识

学习目标

1. 说出感觉、知觉、记忆、思维、意志、情绪情感、能力、气质及人格的概念。
2. 解释心理的现象与实质。
3. 简述感知觉的特征、情绪的分类、性格和气质的分型及马斯洛需要层次理论。
4. 列出科学记忆的方法、意志的品质、性格的结构。
5. 分析艾宾浩斯遗忘规律、气质的意义。
6. 通过对知、情、意等心理过程的了解和自我意识的认识，不断提高自己在生活、学习中对各种心理现象的识别和应用能力。
7. 具备良好的心理素质，有意识地培养自己坚定的意志品质、良好的思维能力、乐观的情绪，不断形成具有家国情怀、职业精神等良好的人格品质。

第一节　心理现象和心理实质

案例 2-1

张芳清晨醒来，看到光亮照进屋子，听到窗外树上的鸟儿正在啾啾地叫个不停。她打开窗户，一阵微风吹来，使她感到凉爽极了。她尽情地吸了几口清新的空气，似乎嗅到了一股花香，便猜想这花香大概是从不远处花园里吹来的。她还记得，花园里有许多花，现在也许已开花儿了。今天休息，她很高兴，便在脑子里盘算着今天如果去花园玩儿，该多么惬意啊！她很喜欢花，已有好多天没有去花园了，应该去一下。忽然她又想起，报社的约稿还没有写完，今天应该交稿了，必须忍耐一下，坚持写完。想到这里，她很快收拾了一下，吃过早饭就开始写稿了。

问题与思考：
1. 在这个小小的生活片断里，描述了张芳的哪些心理活动？
2. 人的心理现象包括哪些内容？
3. 人的心理活动是如何发生的？

心理学是一门古老而又年轻的科学，早期一直属于哲学范畴。1879年，德国学者威廉·冯特在莱比锡大学建立了世界上第一个心理学实验室，标志着科学心理学的开端。

一、心理现象

心理现象（mental phenomenon）是人们十分熟悉的现象，但它又是宇宙间最复杂、最奇妙的现象之一，恩格斯把它誉为"地球上最美的花朵"。心理现象是心理活动的表现形式，一般由心理过程（mental process）和人格（personality）两个方面构成。

心理过程是指在客观事物的作用下，在一定的时间内人脑反映客观现实的过程。心理过程包括认知过程、情绪与情感过程和意志过程，即人们常说的知、情、意。认知过程是人们察觉和认识客观世界的过程，包括：感觉、知觉、记忆、思维和想象等心理活动。情绪和情感过程指人对客观事物是否满足自己的需要而产生的主观态度体验的过程。意志过程是指人们自觉地确定目标，并根据目标支配和调节自身行为，克服困难、坚持不懈，最终实现目标的过程。

人格，也称个性心理（personality），是在遗传基础上，在其社会化过程中形成的具有一定倾向性的行为模式和心理特征。人格结构是多层次、多侧面的，主要包括人格倾向性、人格心理特征和自我意识。人格倾向性是推动人进行活动的动力系统，决定着人对活动对象的选择和趋向，决定着人对事物的态度体验，主要包括需要、动机、兴趣、理想、信念和世界观等。人格心理特征是一个人经常地、稳定地表现出来的心理特点，主要包括能力、气质和性格。自我意识是个体对自己身心状态及自己与客观世界关系的认识。自我意识是人格的核心，它使人们能够对自己的所作所为进行自我分析、自我评价、自我调节和自我控制，是一种自我调节系统。

心理过程和人格构成了人的心理现象，两者不是彼此孤立的，而是相互联系、相互依存、相互统一的。人格是在心理过程中逐步形成和发展起来的，也通过心理过程表现出来；已形成的人格又会制约心理过程的进行，从而对心理过程产生重要影响，使之带有个人的色彩。在探讨心理现象时，可以从心理过程方面探讨心理的共同性，从人格方面探讨心理的差异性，两者结合，才能展现一个人完整的心理世界。

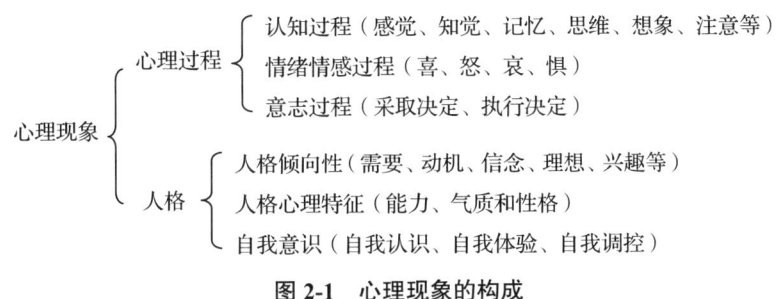

图 2-1　心理现象的构成

考点提示

心理现象的内容。

二、心理实质

（一）心理是脑的功能

心有灵犀、心有余悸、心心相印、心灵手巧、胸有成竹……这些成语在生活中比比皆是，创造汉语言的祖先们也发现了生活中存在的丰富多彩的心理现象，并试图去解释它们，但由于当时人们认识客观世界的能力及深度不足，所以曾片面地认为产生心理现象的器官是心脏，故产生了这些词语。然而通过近现代心理实验研究的发展，人们逐渐纠正了这一认识。

心理是脑的功能，脑是产生心理活动的器官，任何心理活动都产生于脑，即心理活动是脑的高级功能的表现。没有脑的心理是不存在的。正常发育的脑为心理的产生、发展提供了物质基础。

1. 心理的产生依赖于脑的进化　在动物进化历程中，生物有了神经系统，才出现了心理活动。从最初的无脊椎动物、脊椎动物、哺乳动物再进化到灵长类动物，动物的脑越发达，心理活动就越复杂、越高级。解剖学相关研究证明，新生儿的大脑皮质比成人薄，沟回比成人浅，重量也比成人轻，新生儿的脑重量为 390 g，9 个月时可达 660 g，2~3 岁时增加至

900～1000 g，7岁时脑重达1280 g，12岁时与成人的脑接近，一个人正是随着其脑的结构不断发育，心理活动才会逐渐从低级到高级不断完善和发展的。由此可见，心理是脑进化发展的结果。

2. 脑是产生心理的器官　实验证明，人脑不同的部位掌控不同的心理功能，人脑的一定部位受到损伤会引起相应的心理功能损失，如枕叶受到损伤，视觉会失常；顶叶下部与颞叶、枕叶邻近的部位受损，就会出现阅读困难。1861年，法国外科医生布洛卡在给一个大脑左半球额叶受损伤的患者治疗的时候，发现该患者发声器官没有问题，虽然失去了说话的能力，但却保留了听懂别人说话和阅读的能力，后来人们称大脑左半球额叶这一特定部位为"布洛卡区（Broca's area）"，即运动性言语中枢，这一发现更证明了脑是心理产生的物质器官，心理是脑的功能。

知识链接

关于"裂脑人"的研究

第二次世界大战中，美国士兵约翰因头部受伤而成了严重的癫痫病人，医生无可奈何地为他切断了连接大脑半球的胼胝体，结果，他的病不再发作了，但精神却失常了，吃饭时，他一只手把饭碗推开，另一只手又把碗拉回来。美国加州理工学院的生物学教授斯佩里博士研究证明了约翰的大脑两半球隔离开来后，他的思维发生了分裂，左右半球互不通信息，行动不配合。也更有力地说明了没有头脑的思维是不存在的，人的心理活动与脑密切相关。

（二）心理是对客观现实的主观能动的反映

脑只是进行心理活动的器官，若没有客观现实提供原料和素材，脑也无法加工出任何心理活动产品。因此，客观现实是心理的源泉和内容。所谓的客观现实包括自然环境和社会环境。自然环境对大脑的刺激是心理活动的最根本来源，但社会环境，特别是人际交往，对人的心理发展起着决定性的作用。20世纪20年代印度发现的两个狼孩——被狼群抚养长大的人类后代，虽然他们和正常人类一样，拥有健全的人脑，但是，由于他们从小就脱离了人类社会，是在狼群里长大，他们只具有狼的本性，17岁时只相当于正常人群3岁半儿童的心理水平。所以，心理是对客观现实的反映，也是社会的产物，离开了客观现实和人类社会，即使有人的脑，也不能自发地产生人的心理。

另外，心理对客观现实的反映不是机械被动的反映，而是具有主观能动性的反映。个人的文化水平、文化背景、个人经历的差异会使不同的人对待同一事物有着不同的认识和态度。而同一个人在不同时间对待相同的事物可能也有不同的反映，因此心理对客观现实的反映具有主观性。同时，人们不仅仅止步于认识世界，更能够把握客观世界的规律来改造世界，因此心理对客观现实的反映还具有能动性。

第二节　心理过程

一、认知过程

认知过程（cognitive process）是人们察觉和认识客观世界的过程，也就是信息加工的过程，它是心理过程中最重要的和最基本的部分，由感觉、知觉、注意、记忆、思维和想象等认知要素构成。

（一）感觉

1. 感觉的概念　感觉（sensation）是人脑对直接作用于感觉器官的客观事物的个别属性的反映。

现实生活中，客观事物的个别属性分别直接作用于人类的眼、耳、鼻、舌、皮肤等感觉器官，在我们的大脑中就产生了各种感觉，例如：观赏画家梵高作品的鲜艳色彩，听到山间潺潺的流水声，嗅到春野中花朵的芬芳，感到恋人温柔的触摸，尝到酷暑中冰西瓜的爽口味道，这些都是感觉。

感觉是最简单的心理现象，但却十分重要。一切较高级的心理活动都在感觉的基础上产生，感觉是人们认识客观世界的基础，感觉的信息维持着有机体与环境之间的平衡。

2. 感觉的种类　根据刺激的来源，可以将感觉分为外部感觉和内部感觉。

（1）外部感觉：接受机体外部刺激并反映它们的个别属性，包括视觉、听觉、嗅觉、味觉和皮肤感觉。

（2）内部感觉：接受机体内部的刺激，反映身体的位置、运动和内脏器官的状态，包括运动觉、平衡觉和内脏觉。

知识链接

感觉剥夺实验

1954年，加拿大麦克吉尔大学的心理学家贝克和荣赫首先进行了"感觉剥夺"实验：实验中给被试者戴上半透明的护目镜，使其难以产生视觉；用空气调节器发出的单调声音限制其听觉；手臂戴上纸筒套袖和手套，腿脚用夹板固定，限制其触觉。被试单独待在实验室里，试验开始，被试还能安静地睡着；但稍后，被试开始失眠，不耐烦，急切地寻找刺激，他们唱歌、打口哨、自言自语，用两支手套相互敲打，或用它去探索这间小屋，几小时后开始感到恐慌。试验中被试每天可得20美元报酬。但即使这样，也难以让他们在试验室中按实验要求坚持2～3天以上。那些在实验室连续待了三四天的被试者会出现错觉、幻觉、注意力涣散、思维迟钝、紧张、焦虑、恐惧等病理心理现象，经过一段时间的正常生活以后才能得到恢复。该实验说明，来自外界的刺激对维持人的正常生存是十分重要的。

3. 感受性和感觉阈限　感受性（sensitivity）是指感觉器官对适宜刺激的感觉能力。并不是所有刺激都能引起感觉，人们的感觉只能对一定范围内的刺激做出反应。感受性的大小可以用感觉阈限来衡量。感觉阈限（sensory threshold）是指能引起感觉的最小刺激量。感受性与感觉阈限呈反比关系。每种感觉都有两种类型的感受性和感觉阈限，即绝对感受性和绝对感觉阈限，差别感受性和差别感觉阈限。

（1）绝对感受性和绝对感觉阈限：绝对感觉阈限（absolute threshold）是指刚刚能够引起感觉的最小刺激量。刚刚能觉察出最小刺激量的感觉能力称为绝对感受性（absolute sensitivity）。例如，在日常生活中我们很难觉察到落在皮肤上的灰尘，这是因为灰尘很轻，人们感觉不到它的存在。当灰尘达到一定量时人们就能清楚地感觉到灰尘对皮肤产生的压力。

（2）差别感受性和差别感觉阈限：对于两个同类的刺激物，要引起一个感觉变化，刺激必须增加或减少到一定数量，刚刚能引起差别感觉的刺激的最小差异量称为差别感觉阈限（differential threshold）。对两个刺激最小差异量的感觉能力，称为差别感受性（differential sensitivity）。

人们的感觉阈限往往受多种因素的影响，刺激物的不同、刺激时间的久暂、刺激面积的大小、感受器原有的水平以及个体差异等都会影响个体的阈限值。

4. 感觉的特性

（1）感觉的适应：指感觉器官在刺激物的持续作用下而引起的感受性发生变化的现象。适应是人们熟悉的一种感觉现象，例如"入芝兰之室，久而不闻其香，入鲍鱼之肆，久而不闻其臭"这是嗅觉适应。洗澡时，刚接触热水觉得水热，过一段时间就感觉不那么热了，这是皮肤感觉的适应。感觉适应的一般规律是感觉器官在弱刺激持续作用下，感受性会增强，如视觉的暗适应现象；感觉器官在强刺激持续作用下，感受性会减弱，如视觉的明适应现象。适应可以使人们提高对弱刺激的感觉能力，并能防止超强刺激对感受器的伤害，使人更好地适应环境。

（2）感觉的对比：指同一感觉器官接受不同的刺激而使感受性发生变化的现象，包括同时对比和先后对比。①同时对比，即几个刺激物同时作用于同一感觉器官时产生的感觉对比。例如，将同一个灰色小纸片放在黑色的背景上看起来显得亮些，放在白色的背景上则显得暗些（图2-2）。②先后对比，即几个刺激物先后作用于同一感觉器官时产生的感觉对比。例如，刚刚吃过柠檬再吃苹果，觉得苹果很甜；若刚吃过甘蔗再吃同一个苹果，又会觉得这个苹果很酸。

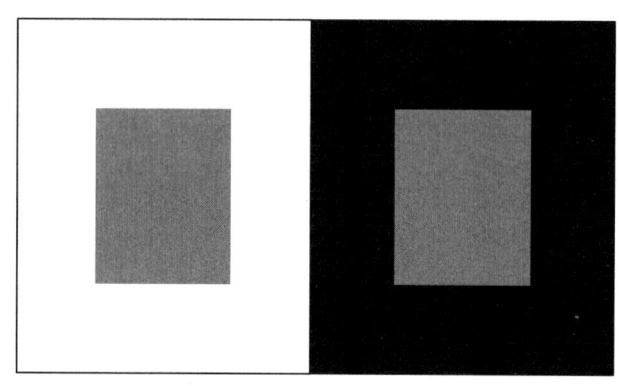

图 2-2　感觉的对比

（3）感觉后像：指刺激物对感觉器官的作用停止后，感觉不立即消失，还能保持一个极短的时间，这种暂时保留下来的感觉印象称为后像。后像是由神经兴奋所留下的痕迹作用所引发的，存在于各种感觉之中。其中，视觉后像表现得最为明显。后像在生活中意义重大，电视、电影就是利用了视觉后像的特性，使一个个间断的画面成为自然、连续的动态景象。人们常说的"余音缭绕"指的就是听觉后像。

（4）联觉：指一种感觉引起另一种感觉的现象。联觉有多种表现，最明显的是色觉与其他感觉的关联，色觉可以引起不同的温度觉。例如，红、橙、黄等颜色使人联想到太阳和火焰而产生温暖的感觉，因而称为暖色；蓝、青、绿等颜色使人联想到蓝天、大海、树木而产生清凉的感觉，被称为冷色。医院在布置病房时使用浅蓝色的窗帘、浅绿色的墙围、白色的床单，使患者在病房中感受到平静、安逸，有利于疾病的治疗和恢复。

（5）感觉的补偿与发展：丧失某种感觉能力的人，可以在生活实践过程中利用其他健全的感觉来弥补。例如，盲人的听觉、触觉、嗅觉都特别灵敏，以此来补偿丧失的视觉功能，但是这种补偿是由长期不懈的练习而获得的。人的感受性不仅能在一定条件下发生暂时性的变化，而且能在个体实践活动中获得提高和发展。如画家的辨色能力，音乐家的识音能力比较强就是长期实践的结果。

(二) 知觉

1. 知觉的概念　知觉（perception）是人脑对直接作用于感觉器官的客观事物整体属性的反

映。知觉是在感觉的基础上产生的，以苹果为例，我们通过感觉认识到苹果的形状、颜色、硬度、味道等属性，在综合这些个别属性的基础上，产生了对"苹果"整体属性的认识就是知觉。

2. 知觉和感觉的关系　感觉和知觉都是客观事物直接作用于感觉器官产生的。感觉是对客观事物个别属性的反映，知觉是多种感觉器官协同活动，是对客观事物整体属性的反映。感觉是知觉的基础，没有感觉对事物个别属性的反映，人们就不可能获得对事物整体的反映。知觉不是感觉成分的简单相加，需要借助个体的知识经验，对感觉信息进行组织和解释，形成更高阶段的认识。

3. 知觉的种类　根据知觉的对象，可以把知觉分为以下3类。

（1）空间知觉：是人对物体形状、大小、深度、方位等空间属性的反映。上下台阶、穿越马路、驾驶汽车等，均需依靠空间知觉的判断。

（2）时间知觉：是人对客观事物的延续性和顺序性的反映。人的时间知觉与当时的情绪、态度、身心状态以及从事的活动性质有关。积极地参与紧张的工作，总感到时间过得很快；久病卧床的患者往往会产生"度日如年"的感觉。

（3）运动知觉：是人对物体的静止、运动及运动速度等运动属性的反映。

4. 知觉的特性

（1）知觉的选择性：在知觉过程中，人们可根据自己的需要选择知觉对象。这种有选择地知觉外界事物的特性称为知觉的选择性。被选择出来的是知觉的对象，其他部分是知觉的背景。人们总是选择自己感兴趣、认为重要的刺激物作为知觉的对象。知觉的对象很清晰，背景则比较模糊。例如医生在查房时，会把患者作为知觉对象，而周围环境便成为知觉的背景。知觉中的对象和背景是相对的，可以变换，双关图很好地说明了这一点（图2-3）。

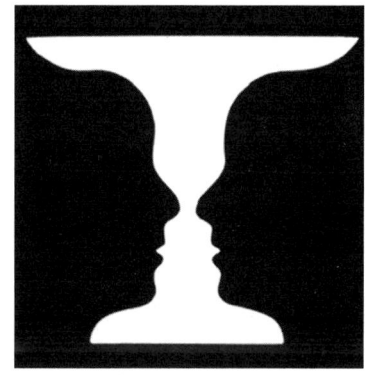

图 2-3　知觉的对象和背景的转化

（2）知觉的整体性：人们在过去知识经验的基础上，把事物的各个部分、各种属性结合起来，知觉成为一个整体的特性即为知觉的整体性，图 2-4 中的一组图形尽管不是用连续的线条勾画的，但人们仍然可以发现其中分别包含的三角形和正方体的关键元素，从而分别产生三角形、正方体的整体知觉。知觉的整体性使人能够根据部分属性迅速识别事物的整体，大幅提高了人的认知效率。

（3）知觉的理解性：指人在知觉某一客观对象时，不仅依赖于当前的信息，还要根据自己过去的知识经验来理解它，并赋予它一定的意义，这就是知觉的理解性。知觉的理解性与人们的知识经验密切相关，同一张 X 线片，医生能从其中发现病灶，而外行人看到的只是一张图片而已。

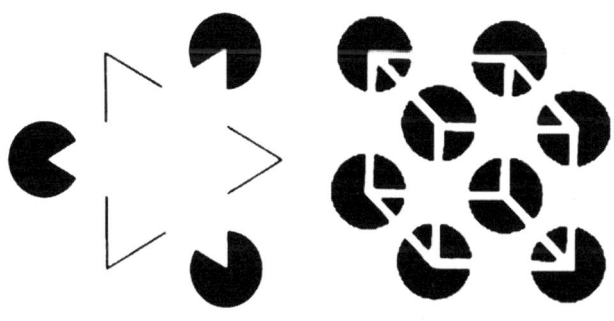

图 2-4　知觉的整体性

（4）知觉的恒常性：当知觉的客观条件在一定范围内变化时，人对物体的知觉映象仍然保持相对不变，这就是知觉的恒常性。例如，纵使夜幕降临，人们并不会觉得在黑夜中看到的花朵也变成了黑色。知觉的恒常性有利于人在不同情况下正确地认识事物，从而适应不断变化的外部世界。

5. 错觉　指在特定条件下对客观事物所产生的某种固有倾向的歪曲知觉。错觉产生的原因，客观上是由于客观环境的变化引起的，主观上往往与过去经验、习惯、定势、情绪等心理或生理因素有关。错觉是一种特殊的感知觉，有时会给社会生活带来麻烦，但人们也可掌握错觉发生的规律，运用错觉为社会服务。

错觉有许多种，如视错觉、形重错觉、时间错觉、运动错觉、对比错觉、似动错觉等（图2-5）。

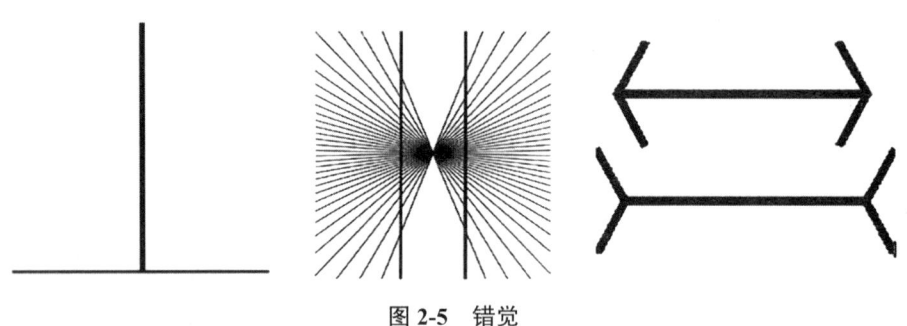

图 2-5　错觉

 考点提示

感知觉的概念和基本特征。

（三）注意

1. 注意的概念　注意（attention）是心理活动对一定对象的指向与集中。指向性和集中性是注意的两个特征。

1）注意的指向性：是指心理活动有选择地指向一定的对象，而同时离开或忽略其他对象。例如，学生在上课时，只关注老师的讲解和活动，而忽略周边环境。

2）注意的集中性：是指心理活动在特定的对象上保持并深入下去。它使人的心理活动离开一切与注意对象无关的事物，而集中到认识对象上来。例如，护士在进行复杂的护理操作时，注意力高度集中在患者身上，与护理操作无关的人和物都在其注意范围之外。

2. 注意的分类　注意可分为无意注意、有意注意和有意后注意 3 种。

（1）无意注意：是指事先没有预定目的、不需要意志努力的注意。例如，我们正在教室内全神贯注地听讲，突然从教室外走进来一个人，这时大家不约而同地把视线转向他，并且不由自主地引起了对他的注意。无意注意的产生取决于刺激物本身的性质，如刺激强度大的、对比鲜明的、突然出现的、变化运动的、新颖刺激的、自己感兴趣的、觉得有价值的刺激物，都易引起无意注意。

（2）有意注意：是指有预定目的、需要付出一定意志努力的注意。例如，上课认真听讲、护士全神贯注地配药，这些都是意志努力的结果，都是有意注意。有意注意是注意的一种积极、主动的形式。

（3）有意后注意：是指有预定目的但不需要意志努力的注意。它是在有意注意的基础上发展起来的，如人们熟练地阅读、打字、开车等活动时的状态就是有意后注意，如果在这些活动中始终都是有意注意，就会造成心理高度紧张和疲倦，因此在熟练活动中的有意后注意就显得尤其重要。

3. 注意的品质　注意的品质主要有注意的广度、稳定性、转移和分配。

（1）注意的广度：也称为注意范围，指在同一时间内能注意到的对象的数量。据研究，成人在0.1秒内一般能注意8～9个黑色圆点或4～6个没有联系的外文字母。通常说的"一目十行"反映的就是注意的范围问题。影响注意广度的因素主要包括两个方面：一是对象的特点，对象越集中，排列越有规律，注意广度也就越大；二是个体经验和心理状态，个体对自己熟悉的事物注意广度大，心情处于紧张状态下注意广度小。

（2）注意的稳定性：注意稳定性是在一定时间内，将注意集中保持在一类事物上的特性。它是保证顺利完成某项活动所必需的。但这并不意味着注意总是指向同一对象，而是指虽然当注意的对象和行动有所变化，但注意的总方向和总任务不变。例如，学生在45分钟的上课时间内，使自己的注意保持在与教学活动有关的对象上；外科医生在连续几个小时的手术中聚精会神地工作。注意的稳定性与人的主体状态和对象的特点有关。从事的活动对自己意义越大，对活动的兴趣越浓，并抱有积极的态度，则注意的稳定性越持久。

与注意稳定相反的状态是注意分散，即分心，指注意不自觉地离开当前所从事的活动和面对的对象，而被一些其他不相关的刺激所吸引。引起分心的因素有：是否有明确的任务；是否进行积极的思维活动；注意的对象是否内容丰富；活动的方式是否多样化；个体的情绪和身体状况、无关刺激持续的时间和强度等。

（3）注意的转移：指根据任务的要求，主动地把注意从一个对象转移到另一个对象上。例如，一个上午的课程要求护理专业学生根据教学内容的变化，从注意内科护理学转到注意护理心理学上来。

注意转移的难易和快慢，主要取决于原来注意的紧张度、前后活动的关系、个人的兴趣和情感强弱、个体的神经类型及已有的习惯等因素。另外，注意的转移与分心不同，注意转移是有目的的、主动的；而注意的分散是无目的的、被动的。

（4）注意的分配：指同时进行两种或两种以上活动的时候，把注意指向不同的对象。例如，学生上课时一边听讲、一边记笔记；歌手自弹自唱，边歌边舞。注意的分配是有条件的。首先，同时进行的两种活动，其中一种必须是熟练的；其次，几种活动之间必须具有紧密的联系；否则，注意的分配就比较困难。

（四）记忆

1. 记忆的概念　记忆（memory）是人脑对过去经验的反映。人们在生活实践中感知过的事物、思考过的问题、体验过的情绪情感以及练习过的动作等，都可以是我们过去的经验，成为我们记忆的内容。

记忆是人的整个心理生活的基本条件，没有记忆，人就不可能有效地从事各种活动，记忆使心理活动成为一个连续的、完整的、发展的过程。记忆是人类智慧的源泉，是心理发展的奠基石。

2. 记忆的分类　记忆可从不同角度进行分类。

（1）按记忆内容可分为形象记忆、逻辑记忆、情绪记忆和动作记忆。

1）形象记忆：是以感知过的事物的具体形象为内容的记忆。例如，对面容、声音、气味等的记忆。医学生在学习解剖课时，到实验室学习人体骨架标本，就是利用事物的具体形象进行记忆。

2）逻辑记忆：是以概念、判断、推理等过程为内容的记忆。学生在学习医用数学、化学中的公式时，很多时候利用逻辑记忆。

3）情绪记忆：是以个体体验过的情绪或情感为内容的记忆。"一朝被蛇咬，十年怕井绳"就是情绪记忆。

4）动作记忆：是以人们做过的动作为内容的记忆。很多的基础护理操作要利用动作记忆。

（2）按记忆时间可分为瞬时记忆、短时记忆和长时记忆。

1）瞬时记忆：当刺激停止作用后，感觉信息有一个非常短暂的停留，叫瞬时记忆。储存时间为 0.25～2 秒。瞬时记忆的信息存储量大，形象非常鲜明。如果这些感觉信息进一步受到注意，则进入短时记忆。

2）短时记忆：是瞬时记忆和长时记忆的中间阶段，短时记忆的保持时间在无复述的情况下只有 5～20 秒，最长也不超过 1 分钟。它的信息容纳量为 7±2 个组块。

3）长时记忆：短时记忆的信息经过反复深入加工，在大脑中长时间保留下来，即为长时记忆。保存时间在 1 分钟以上甚至终生。

 考点提示

记忆的分类。

3. **记忆的过程** 记忆过程包括识记、保持和再现三个基本环节。

（1）识记（memorization）：是识别和记住事物，它是记忆的开始阶段，是再认和回忆的必要前提。在不同情况下，识记事物也有不同形式。

1）根据识记有无目的，可将识记分为无意识记和有意识记：①无意识记是没有预设目的、无需意志努力而形成的识记；②有意识记是带有一定目的，通过意志努力去进行识记，人们掌握系统的科学文化知识主要依靠有意识记。

2）根据识记材料的性质又可分为机械识记和意义识记：①机械识记是依靠机械地重复进行的识记；②意义识记是在理解的基础上进行的识记。学习者运用已有的知识经验，弄清材料的意义，从而把它记住；或者是给原本没有逻辑或规律的材料赋予一定意义或者谐音来进行识记。

（2）保持（retention）：识记过的事物在大脑中积累、加工、储存和巩固的过程。保持是识记和再现的中间环节，也是记忆的中心环节，在记忆过程中有着重要的作用。识记材料的保持是一个动态变化的过程，这种变化既会表现在质的方面，也会表现在量的方面，而记忆保持内容的最大变化就是遗忘。

（3）再现（reappearance）：再现有两种基本形式，即再认和回忆。①再认指经历过的事物再度出现时能够辨认出来；②经历过的事物不在眼前但仍能在头脑中重现叫作回忆。再认比回忆简单、容易。能回忆的一般都能再认，而能再认的不一定都能回忆。

4. **遗忘**

（1）遗忘的概念：遗忘（forgetting）是指识记过的内容不能再认或回忆，或者出现错误的再认或回忆。遗忘可分暂时性遗忘和永久性遗忘两种。识记过的内容未经复习而消失，称为永久性遗忘；识记过的内容暂时不能被提取，但在适宜的条件下还可能恢复，称为暂时性遗忘。遗忘是非常必要的，假如没有遗忘，人们所经历的大小事件全都堆积于头脑之中，那将会给人们带来无尽的烦恼。但是，遗忘也会给人们的学习和工作带来很多不便。因此，要学习遗忘规律，利用遗忘规律来提高记忆效率。

（2）遗忘的规律：①遗忘的速度先快后慢。德国心理学家艾宾浩斯（H. Ebbinghaus）首先对遗忘现象作了系统的研究，得到了著名的艾宾浩斯遗忘曲线（图 2-6）。这条曲线说明，遗忘在学习之后立即开始，而且遗忘进程是不均衡的，最初遗忘得很快，以后逐渐变慢。②遗忘受识记材料的性质与数量的影响。对熟练的动作和形象材料遗忘得慢，而无意义材料比有意义材料遗忘要快得多；在学习程度相等的情况下，识记材料越多，忘得越快，识记材料越少，则遗忘越慢。③遗忘受学习程度的影响。学习程度分为低度学习（识记尚未达到成诵的标准）、中度学习（识记后恰能成诵）和过度学习（识记超过恰能成诵的程度）。在一定程度内，学习程度越高，保持效果越好，当过度学习程度达150%时，保持效果最好。④受识记材料的系列位置的影响。中间材料容易遗忘，开头与结尾的内容容易记忆，这是因为前面识记的内容对后面识记的内容有抑制作用，称前摄抑制；后面识记的内容可影响前面识记内容的记忆效果，称倒摄抑制。⑤识记者的态度会影响记忆和遗忘。研究表明，人们对需要的、感兴趣的事物遗忘得较慢。另外，经过人们的努力、自觉加以组织的材料遗忘得较少。

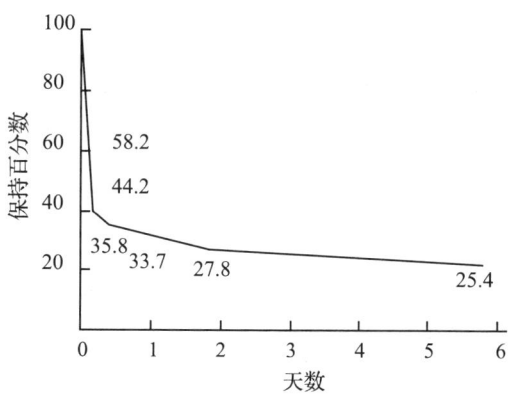

图 2-6　艾宾浩斯遗忘曲线

> **知识链接**
>
> **舌尖现象**
>
> 天天上楼梯，你记得有多少级台阶吗？
> 天天穿脱衣服，你记得有几个纽扣吗？
> 越简单的单词越不确定怎么写？
> 很熟悉的字或公式等，话到嘴边就是无法记起？
> 空有重复、未加注意，就未形成学习的过程，因此并非越熟悉的事物越容易记住。
> 在记忆过程中，人脑像电脑一样，先将各种接收到的外界信息编成形码、声码和意码，然后，再分别把这三种码储存到大脑相应部位中去。当我们需要提取信息时，大脑会将这三种码分别从不同的部位检索出，解码后呈现出原来的面貌。但是若形、声、意码中的某一种码未能检索出或三者检索后无法整合，那么记忆中的事物就会变成残缺不全的印象，总是比原本面貌差那么一点点，这就形成了"舌尖现象"。

5. 科学记忆法　根据遗忘的规律，要想科学、高效地组织记忆和学习，应该注意以下几点：

（1）及时复习：根据艾宾浩斯遗忘曲线，遗忘的进程是先快后慢的，一般在识记后及时复习会有较好的效果。

（2）正确地分配复习时间：根据复习在时间上分配的不同，可分为两种复习方式，即集中复习和分散复习。大量的实验都证明了分散复习的效果比集中复习好得多。另外，不同的识记材料穿插交替复习要比集中较长时间都复习同一种材料的效果要好得多。

（3）反复阅读和试图回忆相结合：研究结果表明，把阅读和试图回忆结合起来，其实际效果远高于反复阅读。

（4）注意排除前后材料的相互影响：注意材料的系列位置效应，对材料的中间部分要加强复习。

（5）利用外部记忆手段：如上课时记笔记，读书时做卡片，编写识记口诀等。巧妙使用外部的记忆手段可以帮助人们更好地记忆。

考点提示

艾宾浩斯遗忘曲线。

（五）思维

1. 思维的概念 思维（thinking）是人脑对客观事物的本质和规律间接的、概括的反映。感知觉是认识的初级阶段，即感性认识阶段，而思维是认知过程的高级阶段，即理性认识阶段。思维是建立在感知觉收集的大量感性素材之上，通过推理、加工、假设检验等来揭示事物的规律和本质。

2. 思维的特征

（1）间接性：思维活动不直接反映作用于感觉器官的事物，而是借助一定的媒介或已有的知识经验对客观事物进行反映。例如，医生通过患者呕吐、腹泻、食欲缺乏等症状推断其可能患有胃部疾病，这是通过诊断经验做媒介间接判断的。

（2）概括性：是指在大量感性材料的基础上，把一类事物的共同的本质特征和规律提取出来，加以概括。例如，护士通过对同种疾病多个患者的护理，概括总结出某种疾病的最佳护理措施等。

3. 思维的分类 思维可以从不同角度进行分类。

（1）根据思维形态可分为动作思维、形象思维和逻辑思维。

1）动作思维：是依赖身体的具体动作进行的思维。例如，输液时发现滴管中的液体滴入不畅时，护士就要一边调整针头角度等，一边思考，从而解决问题。

2）形象思维：是凭借头脑中的具体形象进行的思维。例如，要布置房间之前，思考着桌子放在哪里，书柜放在哪里，在头脑中出现各种物品摆放的效果。

3）逻辑思维：是依靠抽象概念和理论知识解决问题的思维。例如，护士运用逻辑思维对护理对象进行护理评估与诊断，制订护理计划，拟定护理措施与评价方法，就是将医学、护理学、心理学、健康教育学等知识与思考相结合的逻辑思维过程。

（2）根据思维方向可分为聚合思维和发散思维。

1）聚合思维：又称求同思维，是把问题提供的各种信息聚合起来得出一个正确的或最佳的答案。例如，医生根据患者的临床表现、检验结果、体格检查给患者进行诊断就是聚合思维。

2）发散思维：又称求异思维，是根据已有信息，从不同角度和方向出发，寻找多样性答案的一种思维方式。如，给患儿进行物理降温可用多种方法，如头部冷敷、温水擦浴、乙醇擦浴等。

（3）根据创新程度可分为常规思维和创造性思维。

1）常规思维：是指运用已有的知识经验解决问题的程序化思维，较规范且节约时间。例如，护士发现患者高热，立即予以物理降温等。

2）创造性思维：是指在思维过程中产生新颖、独特、具有社会价值的思维。例如，护理事业的创始人南丁格尔为护理学创造了一套较完整的理论和实践体系。创造性思维是在一般思维的基础上发展起来的，是后天培养与训练的结果，是智力水平高度发展的表现。

4. 思维的过程

（1）分析与综合：分析是在大脑里把事物由整体分解为部分。如把植物分解为根、茎、叶、花、果等部分。综合是在头脑里把事物的各个组成部分遵照一定的关系结合起来组成一个整体的过程。如把几个词语组合成句，把几个句子组合成段落，把几个段落组合成为一篇完整的文章。

（2）比较与分类：比较是在分析综合的基础上，在大脑中把事物加以对比，从中找出事物之间异同点的思维过程。分类是在比较的基础上，根据事物的共同点和不同点，把事物划分为不同的种类。

（3）抽象与概括：抽象是在头脑中将各种事物的共同本质属性抽取出来，并舍弃其个别属性的思维过程。如从钢笔、铅笔、毛笔中抽取其共同的本质属性都是书写工具，而将颜色、长短、质地等个别属性去掉而形成对"笔"的概括性认识。概括是在头脑中将抽象出来的事物的本质属性综合起来，形成概念、规律或理论系统的思维过程。

思维过程体现在问题解决的过程中，问题解决是思维活动的动力。

5. 问题解决的思维过程　在护理工作中，需要运用问题解决的思维来处理许多问题，分为以下4个步骤进行：

（1）发现和提出问题：问题解决首先必须发现和提出问题，只有善于发现问题又能抓住问题的核心，才能正确地解决问题。例如，护士对新入院患者进行入院评估就是为了发现问题。

（2）分析问题：即寻找问题的主要矛盾、分析问题的原因和性质，找出问题的关键。例如，在新入院患者的诸多问题中最常见的有不适应新环境等问题，只有全面系统地分析有关资料，才容易发现问题的关键。

（3）提出假设：是解决问题的关键，即提出解决问题的方案、策略，确定解决问题的原则、方法和途径。例如，对新入院患者，护士作出"可能不适应新环境"的假设，针对此假设，护士采取热情接待、自我介绍与环境介绍、同室病友情况的介绍等措施来帮助患者解决这一问题。

（4）检验假设：通过直接的实践（直接检验法）或智力活动（间接检验法）来检验假设是否正确，是解决问题的最后一步。通过检验，如果假设正确，问题便得以解决；如果假设错误，那么需要寻找新的解决方案，重新提出假设。如上述护士采取的措施若使新患者迅速适应医院环境，就证明这些措施是有效的。否则，就需要采取新的措施。

在解决问题的思维过程中，通常会受到很多心理因素的干扰，影响问题解决的效率，常见的影响因素有思维定势、功能固着、迁移、动机强度及情绪状态等。

 考点提示

思维的概念、特征及分类。

（六）想象

1. 想象的概念　想象（imagination）是人脑根据已有表象进行加工改造而形成新形象的过程，它是创造性思维的基础。表象是想象的素材。例如，当我们读到《沁园春·雪》中的诗句"北国风光，千里冰封，万里雪飘"时，可以在脑中想象出银装素裹的雪原画面。

2. 想象的种类　根据有无预定目的，可把想象分为无意想象和有意想象两类。

（1）无意想象：是一种没有目的，不自觉地产生的想象。它是当人们意识减弱的时候，在某种刺激的作用下，不由自主地想象某种事物的过程。例如，当我们抬头仰望天空变幻莫测的浮云时，会不自觉把它们想象成各种植物、动物等形象。梦是无意想象的一种特殊形式。

（2）有意想象：是在一定目的、意图和任务的影响下自觉进行的想象。它包括再造想象、创造想象和幻想。

1）再造想象：是根据言语的描述或图样的示意，在头脑中形成相应形象的过程。例如，警察根据目击者对嫌疑人形象的回忆描述，画出嫌疑人肖像的过程。再造想象在生活中有重要意义，人们借助再造想象，可以更好地接受别人的知识经验、生动形象地交流思想感情。

2）创造想象：是根据一定的目的、任务，在头脑中独立地创造出新形象的过程。例如，编剧在头脑中构思故事情节的过程，画家构思绘画内容与表现形式的过程，都是创造想象。创造想象具有独创性和新颖性等特点，因此创造想象比再造想象更复杂、更困难，它需要对已有的感性材料进行分析、综合、加工、改造，在头脑中进行创造性的构思。

3）幻想：是一种与生活愿望相结合并指向未来的想象，它是创造想象的一种特殊形式。幻想有积极幻想和消极幻想之分。积极幻想指健康、有社会意义的幻想，也称为理想，这种积极的幻想推动着人们去进行科学探索，发现客观规律，为人类造福，例如：古人曾幻想腾云驾雾、展翅飞翔，推动后人创造了各种飞行器。消极幻想指完全脱离现实生活，违背事物发展规律，并且毫无实现可能的幻想，也称空想。例如修炼成仙、长生不老、制造出永动机等，这种幻想会使人误入歧途。

二、情绪情感过程

（一）情绪与情感的概述

1. 情绪与情感的概念　情绪（emotion）和情感（affection）是人对客观事物是否符合自身需要而产生的主观态度体验，是人脑对客观事物与主体需要之间关系的反映。对外部世界的各种现象和事物，人们总会产生喜爱、愉快、愤怒、恐惧等心理反应，并表现相应的不同态度。理解这一定义应注意以下三点：

第一，情绪和情感的产生以需要为中介。当客观事物满足了人的需要时，就会引起高兴、快乐、满意、爱慕等积极肯定的情绪情感；当客观事物不能满足人的需要时，会引起生气、苦闷、不满、憎恨等消极否定的情绪情感；与人的需要没有直接关系的客观事物，既无益也无害，一般不引起情绪和情感。

第二，情绪和情感是对事物态度的主观体验。体验是情绪情感的基本特色，离开了体验，也就没有了情绪情感。人对事物的态度总是以带有特殊色彩的体验的形式表现出来。比如，月亮本身有圆有缺，这并不能说明它会产生欢乐与悲伤的情绪，人们在这种情境下所产生的情绪，是人的一种主观体验。

第三，情绪和情感的产生会伴随着某些外部表现和机体内部的生理变化。人的外显行为称为表情（emotional expression），包括面部表情（facial expression）、姿态表情（gesture expression）和言语表情（language expression）。同时会引起一定的生理变化，如心率、血压、呼吸和血管容积的变化。

2. 情绪和情感的区别与联系　情绪和情感是既有区别又有联系的两个概念。情绪和情感的区别表现在：

（1）从需要的角度看：情绪是与机体的生理性需要相联系的较初级、简单的体验，如当人们满足了饥渴需要时会感到高兴，当人们的生命安全受到威胁时会感到恐惧。而情感是与人的社会性需要相联系的较高级、复杂的体验，如当人们获得成功时会产生成就感。

（2）从发生的角度看：情绪发生较早，在个体发展中，婴儿很早就有情绪，大多带有本能的特点。但情感发生较晚，如人刚生下来时，并没有道德感、成就感和美感等，情感是随着人的社会化过程而逐渐发展起来的。

（3）从反映的角度看：情绪带有情境性、激动性、暂时性的特点，如当我们遇到危险时会极度恐惧，但危险过后恐惧会消失。而情感具有较大的稳定性、深刻性和持久性，如大多数人不论遇到什么挫折，其民族自尊心不会轻易改变。

情绪和情感是彼此依存，相互交融的。一方面，稳定的情感是在情绪的基础上形成的，同时又通过情绪反应得以表达；另一方面，情绪变化往往反映内在的情感，在情绪发生的过程中常常深含着情感。

（二）情绪与情感的分类

1. 基本情绪与复合情绪　从生物进化的角度可把情绪分为基本情绪和复合情绪。基本情绪有快乐、愤怒、恐惧和悲哀4种，在此基础上可以派生出许多复杂的复合情绪。

（1）快乐：是指盼望的目标达到时产生的情绪体验。快乐的程度取决于愿望满足的程度。快乐又可分为满意、愉快、欢乐、狂喜等。

（2）愤怒：是指由于其他人或事妨碍目标、愿望达到而产生的情绪体验。愤怒的程度取决于妨碍作用的大小和对其察觉的程度，同时也受个人的人格特征影响。愤怒可分为不满、愠怒、大怒、狂怒等。

（3）恐惧：是指企图逃避某种危险情景时产生的情绪体验。引起恐惧的重要原因是缺乏处理可怕情景的能力或缺少对付危险情境的手段。恐惧可分为惊讶、害怕、惊骇、恐怖等。

（4）悲哀：是指在失去自己所爱的人和物或自己的愿望破灭时所产生的情绪体验。悲哀的强度取决于失去事物的重要性和价值大小，另外个体意识倾向和人格特征也会影响悲哀的程度。悲哀可分为失望、难过、悲伤、哀痛等。

复合情绪是由基本情绪的不同组合派生出来的。如由愤怒、厌恶和轻蔑组合起来的复合情绪可叫做敌意；由恐惧、内疚、痛苦和愤怒组合起来的复合情绪可叫做焦虑等。

2. 情绪状态　按照情绪发生的速度、强度和持续时间的长短，可以把情绪分为心境、激情和应激3种。

（1）心境：是一种具有感染性的，微弱而持久的情绪状态。心境具有弥漫性，它不是关于某一事物的特定体验，而是作为一种心理背景，每时每刻发生的事件都受这一情绪背景的影响，使之蒙上与这一心境相关的色调。所谓"情哀则景哀，情乐则景乐"指的就是心境。生活的顺逆、工作的成败、个人的健康状况、自然环境的变化都可以成为引起某种心境的原因。心境持续时间有很大差别，少则几天，长则数周、数月或更长。

心境对人的学习、工作和心身健康有很大影响。积极乐观的心境，可以提高人的活动效率，增强信心，对未来充满希望，有益于心身健康；消极悲观的心境，会降低人的活动效率，使人丧失信心和希望，有害于心身健康。

（2）激情：是一种强烈的、爆发性的、短暂的情绪状态。激情的特点是强度大而时间短，这种情绪状态通常是由对个人有重大意义的事件引起。重大的成功之后的狂喜、惨遭失败之后的绝望、亲人突然死亡引起的极度悲愤等，都是激情状态。激情具有积极和消极的两极性。积极的激情可促进个体工作的积极性，例如，天宫一号成功发射时全国人民兴高采烈的爱国主义情感，是激励人上进的强大动力；消极的激情则使人出现"意识狭窄"现象，即认识活动范围缩小，理智分析能力受到抑制，控制能力减弱，进而使人的行为失去控制，采取鲁莽的行为或动作。

（3）应激：是出乎意料的紧急事件所引起的极度紧张的情绪状态。在现实生活中，有时会出现一些突如其来、意想不到的危险情况，人们必须动员自己的全部力量应对危急形势，这时人们所产生的一系列高度紧张的情绪状态就是应激。例如，地震、车祸、火灾等情况，都会使人进入应激状态。应激有积极作用，也有消极作用。

3. 情感的种类　情感是与人的社会性需要相联系的主观体验，人类主要的社会情感有道德感、理智感和美感。

（1）道德感：是根据一定的道德标准评价人的行为、举止、思想、意图时所产生的情感体验。它直接体现了客观事物与主体的道德需要之间的关系。道德感是在人的社会实践中发生和发展的，并受社会生活条件和阶级关系的制约。

（2）理智感：是人在智力活动过程中认识和追求真理的需要是否得到满足而产生的相应情感体验。例如，人们在探索未知的事件时所表现的求知的欲望、认识的兴趣和好奇心；在解决问题过程中出现的迟疑、惊讶等。理智感是在认知过程中产生和发展起来的，同时又对人们的认识和实践起着重要的推动作用。

（3）美感：是按照一定的社会美和自然美的标准评价事物时所产生的情感体验。美感具有强烈的现实性和社会性，不仅物质形态美使人有美的体验，行为美、语言美、心灵美也都使人产生美的感受与体验。美感和其他一切心理现象一样，是客观世界的主观映像。其反映的内容是客观的，是由客观的美所引起的，但在反映过程中，人的主观条件又起制约作用。一个人的生活经验、文化修养、立场观点以及个性特征等，都影响着他对客观美的反映。

 考点提示

情绪情感的分类。

（三）情绪的调节

1. 调整认知方式　生活中，人们的许多困扰情绪并不是由客观事件直接引起，而是由人们对事件的不合理认识和评价所导致。因此我们应当及时调整并纠正认知及信念上的偏差，从积极的角度认知世界，远离不良情绪。

2. 转移注意力　当心情不好时，我们可以把注意力转移到自己感兴趣的事物或活动上，增进积极的情绪体验。

3. 合理宣泄　通过合理的途径及时把不良情绪宣泄掉，情绪宣泄的主要途径有以下3种。

1）倾诉：当内心烦闷时，可以向老师、朋友或亲人倾诉；也可以用写日记、写信的方式倾吐内心的不快、发泄内心的郁闷。

2）哭泣：男儿有泪不轻弹，只因未到伤心处。委屈伤心的时候，不必强忍泪水，尽情地痛哭一场，反倒使人轻松平静下来。

3）适当的运动：心情不好时，做一定量的体育运动有助于释放紧张的情绪，消除烦闷。

情绪宣泄的方法很多，关键是要根据自己的实际情况找到适合自己的方法。情绪宣泄时要适时适度，注意时间、场合和方式方法，既有利于自己又不给别人带来不良影响。

三、意志过程

（一）意志的概念

意志（will）是人们自觉地确立目的，并根据目的的支配、调节行动，通过克服困难和挫折，实现预定目标的心理过程。

人的意志行动具有以下3个特征：

1. 有自觉目的的行动　目的是行动的方向和结果，能够自觉地确立目的是意志行为的首要特征。

2. 与克服困难相联系　确立与实现目的的过程中总会遇到各种各样的困难，因此，战胜和克服困难的过程，也就是意志行动的过程。

3. 以随意运动为基础　随意运动是受主观意识调节的，具有一定目的方向性的运动。有了随意运动，人就可以根据目的去组织、支配和调节行动，从而实现预定的目的。

意志行动的这3个基本特征是互相关联的。目的是意志行动的前提，克服困难是意志行动的核心，随意运动则是意志行动的基础。

（二）意志行动的基本过程

意志行动的基本过程包括准备阶段和执行阶段。

1. 准备阶段　准备阶段包括在思想上权衡行动的动机、确定行动的目标、选择行动的方法并做出行动的决定。

2. 执行阶段　执行阶段是执行所采取的决定。在执行阶段，意志的强弱主要表现在两个方面：一方面坚持预定的目标和计划好的行为程序，另一方面制止那些不利于达到目标的行为。在这个阶段，个体常常要反复修改行动的方案，包括审定自己的目标，检查行动的方法和手段，付诸更大的努力。

（三）意志品质

意志品质是指一个人在实践过程中所形成的比较明确的、稳定的意志特点。主要的意志品质包括自觉性、果断性、坚韧性和自制性。

1. 自觉性　是指人能充分地意识到行动的目的和意义，并能自觉地、独立地、主动地控制和调节自己的行动。这种品质反映着一个人的坚定立场和信仰，贯穿于意志行动的始终，是产生坚强意志的源泉。与自觉性相反的特征是意志的盲目性和独断性。具有盲目性的人缺乏独立精神和创造精神，对自己的行动缺乏信心，盲目地轻信别人的主张，极易屈从于环境的影响。具有独断性的人，表面上似乎是独立地采取决定、执行决定，但实际上却是缺乏自觉性，比如不管自己的愿望、目的是否合理，一味固执己见，拒绝别人的批评、劝告。

2. 果断性　是指人善于适时、合理地采取决断和执行决断的品质。表现为对自己的行为目的、方法及可能的后果都有深刻的认识和清醒的估计，能在矛盾冲突中迅速权衡利弊，并能当机立断。与果断性相反的品质是优柔寡断和草率决定。优柔寡断的主要特征是不善于理清矛盾的思想和情感，在各种动机、目的之间不知所措，迟疑不决，患得患失。草率决定是对任何事物都不假思索，盲目冲动，冒失行事，而不考虑后果的一种莽撞行为，是意志薄弱的表现。

3. 坚韧性　是人在意志行动中坚持决定，以充沛的精力和坚韧的毅力，百折不挠地克服一切困难，实现预定目标的品质。具有坚韧性的人善于抵制不符合行动目的的主客观诱因的干扰，不仅能顺利完成各项工作，而且不计较个人得失，即使对于枯燥无味的工作，也不半途而废，更容易努力做出优异成绩。与坚韧性相反的意志品质是动摇和顽固。动摇是指立志无常、见异思迁、虎头蛇尾，遇到困难时放弃对预定目的的追求。顽固是指只关注自己的意见或论据，当实践证明其行动错误时，仍然固执己见，一意孤行。

4. 自制性　是指人在意志行动中善于控制自己的情绪，约束自己言行的品质。主要表现为：善于督促自己去执行决定，并克服不利因素；善于克服盲目冲动行为和克制自己的困惑或恐惧、厌倦和懒惰等消极情绪。与自制力相反的品质是任性和怯懦。任性的人易受情感左右，自我约束力差，行为常被情绪所支配，做事缺乏理智，意气行事；怯懦的人胆小怕事，临阵退缩。

 考点提示

意志的品质。

第三节 人 格

案例 2-2

拾柴火

曾有人设计"拾柴火"的自然实验，实验对象是保育院的 40 个孩子。实验是在冬天晚上进行的。实验者把湿柴放在附近的棚子里，而把干柴放在较远的山沟里，要求孩子必须在晚上去拾柴生火取暖，自己则隐蔽在一旁观察孩子们的动静。冬天的黑夜是寒冷而可怕的，结果发现有的孩子是兴高采烈地到山沟里去了；有的则边走边发出怨言；有的不敢走远，只是到附近的棚子里去取湿柴。后来实验者对他们讲了有关勇敢者的故事，于是到山沟里取柴的人渐渐多了。经过 3 个月的教育和观察，发现有 20 个孩子发生了较大的变化。

问题与思考：
1. 从孩子们的不同行为表现看出他们的性格特征是怎样的？
2. 孩子们听勇敢者故事后行为有改变说明了什么？

一、人格概述

（一）人格的概念

人格（personality）也称个性。这个词源于拉丁语 Persona，意思是演员戴的面具，古代西方戏剧中，不同的角色戴不同的面具，戴一定面具的人一出场，观众就知道他是一个什么样的人，就如同京剧中的脸谱。因此，面具是剧中人的行为方式和性格特征的象征。心理学借用了这个词，用来说明每个人在人生舞台上各自扮演的角色及其不同于他人的精神面貌。现代心理学一般把人格定义为一个人的整体精神面貌，即一个人在一定社会条件下形成的、具有一定倾向的、比较稳定的心理特征的总和。

（二）人格的特性

1. **独特性** 人格是在遗传、环境、教育等因素的交互作用下形成的。人在不同的遗传、生存及教育环境，形成了各自独特的心理特点。世界上没有两个人格完全相同的人，所谓"人心不同，各如其面"，这就是人格的独特性。

2. **稳定性** 人格具有稳定性。俗话说"江山易改，禀性难移"，这里的"禀性"就是指人格。个体在其成长的过程中逐步形成比较稳定的观念，从而在不同生活情境中都展现出具有倾向性的、一贯的品质。当然，人格的稳定性并不是绝对的，随着生理的成熟和环境的变化，人格也有可能产生或多或少的变化，这是人格可塑性的一面。

3. **整体性** 人格是由多种心理成分构成的，包括需要、动机、价值观、人生观、能力等，但它们并不是孤立存在的，而是密切联系并整合成为一个有机整体。这种整体性表现为人格内在的统一，使人的内心世界、动机和行为之间保持和谐一致，否则就会导致人格分裂。

4. **功能性** 人格决定一个人的生活方式，甚至决定一个人的命运，因而是人生成败的关键之一。人们经常会使用人格特征来解释某人的言行及事件的原因。当面对挫折与失败时，坚强者能发奋拼搏，懦弱者会一蹶不振，面对悲痛，一些人可以将悲痛化为力量，而另一些人则表现为消沉，这些都是人格功能性的表现。

考点提示

人格的特性。

二、人格倾向性

（一）需要

1. 需要的概念　需要（need）是有机体内部的不平衡状态，表现为有机体对内外环境的欲求。

需要是个体活动的基本动力，是个体行为动力的源泉。人的各种活动或行为，都是在需要的推动下进行的。需要越强烈、越迫切，它的推动作用就越大。

2. 需要的种类　人的需要是多种多样的。

（1）按起源可分为生理需要和社会需要。

1）生理需要：也称生物学需要，是指个体生存和维护自己的生命延续及种族繁衍的需求。它包括饮食、运动、休息、睡眠、排泄、性等需要，这些需要主要由机体内部某些生理的不平衡状态所引起，对有机体维持生命、延续后代有重要意义。

2）社会需要：是人类特有的需要，是在生理需要的基础上，在后天社会生活实践中形成发展的高级需要，如劳动的需要、交往的需要、成就的需要、求知的需要。这些需要反映了人类社会的要求，对维系人类社会生活，推动社会进步有重要的作用。

（2）按指向的对象可分为物质需要和精神需要。

1）物质需要：指向社会的物质产品，并以占有这些产品而获得满足，如对工作和劳动条件、衣食住行的需要。

2）精神需要：指向社会的各种精神产品，如对文艺作品的需要，欣赏美的需要。这些需要是以占有某些精神产品而得到满足的。

物质需要与精神需要有着密切的关系。人们在追求美好的物质产品时，同样表现了某种精神的需要；而精神需要的满足又离不开一定的物质产品。

3. 马斯洛需要层次理论　美国人本主义心理学家马斯洛提出了需要的层次理论，他认为人的一切行为都是由需要引发的，人发展的一个最简单原则就是满足各层次的需要。他把人的需要分为5个层次，如图2-7所示，由低层到高层分别是：生理的需要、安全的需要、归属与爱的需要、尊重的需要和自我实现的需要。

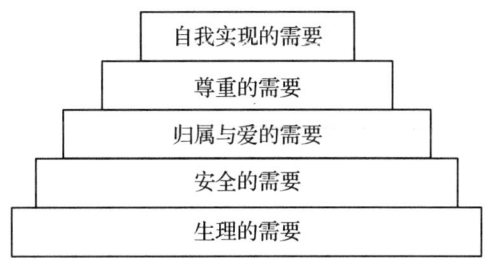

图2-7　马斯洛需要层次

（1）生理的需要：是个体生存和延续发展的必备条件的需要，包括衣、食、住、行。

（2）安全的需要：是指避免个体生命或财物的安全受到威胁的需要。

（3）归属与爱的需要：指与他人建立关系的需要。

（4）尊重的需要：指使自己获得价值，有社会地位的需要。

（5）自我实现的需要：指充分发挥自己的潜能、实现目标理想的需要。

马斯洛认为这5种需要是人的最基本的需要，它们之间的关系是：低层次的需要是高层次需要产生的基础；已满足了的需要退居次要的地位，新出现的需要转而成为最占优势的需要；低层次的需要直接关系个体的生存，应优先满足，当这些需要得不到满足时，个体将出现直接的生命危机，所以，较低层次的需要又叫缺失性需要，高层次需要也叫生长需要，与人的成长紧密联系，其满足有益于健康、长寿和精力的旺盛，促进个体的身心健康；需要层次越高，满足的方式差异性越大。

 考点提示

马斯洛需要层次理论的内容。

（二）动机

1. 动机的概念　动机（motivation）是指引起、维持一个人的活动，并使活动朝着一定目标的内部动力。人的各种各样的活动都是由一定动机引发、推动和维持的。人可能意识到自己的动机，也可能意识不到自己的动机，但没有这种内部动力，人就不会有各种各样的活动。

动机的产生取决于两个条件：主体需要和客观诱因。

（1）主体需要：是动机产生的内在条件。动机是在需要的基础上产生的，离开需要的动机是不存在的。

（2）客观诱因：是动机产生的外在条件。所谓诱因是指能够激起有机体的定向行为，并能满足某种需要的刺激。诱因可分为正诱因和负诱因。正诱因是使个体趋向、接受从而满足某种需要的刺激；负诱因是使个体逃离、摆脱从而满足某种需要的刺激。

2. 动机的功能

（1）激活功能：动机具有发动行为的作用，能推动个体产生某种活动，使个体由静止状态转向活动状态。如为了消除饥饿而觅食，为了获得优秀成绩而勤奋努力，为了取得他人赞扬而勤奋工作，为了摆脱孤独而结交朋友等。动机影响力的大小，是由动机的性质和强度决定的。

（2）指向功能：动机不仅能激发行为，而且能引导行为指向一定的对象或目标。如在学习动机的支配下，人们可能去图书馆或教室；在休息动机的支配下，人们可能去电影院、公园或娱乐场所；在成就动机的驱使下，人们会主动选择具有挑战性的任务。可见，动机不同，个体活动的方向和所追求的目标也是不同的。

（3）维持功能：动机的维持功能表现为行为的坚持性。当动机激发个体的某种活动后，这种活动能否坚持下去，同样要受动机的调节和支配。当活动指向个体所追求的目标时，这种活动就会在相应动机的维持下继续下去；相反，当活动背离了个体所追求的目标时，进行这种活动的积极性就会降低，或者完全停止下来。

3. 动机的分类　动机可以从不同的角度进行分类。

（1）根据动机的性质，可把动机分为生物性动机和社会性动机。生物性动机以生物性需要为基础。例如，饥饿动机、干渴动机、睡眠动机、排泄动机等，生物性动机推动人们去活动以满足某种生物性需要；社会性动机以社会性需要为基础。人有劳动的需要、交往的需要、成就的需要等，因而产生了相应的劳动动机、交往动机、成就动机等。

（2）根据动机的来源，可分为外在动机和内在动机。外在动机是指人在外界的要求与外力的作用下所产生的行为动机。例如，儿童为得到父母或老师的奖赏而学习或为避免惩罚而遵守纪律。内在动机是指由个体内在需要引起的动机，例如，护理专业学生因为对护理学的浓厚兴趣而自觉主动地学习。

（3）根据动机在活动中所起作用的大小，可以把动机分为主导动机和辅助动机。人的行为实际上是由不同重要性的动机构成的动机系统决定的，在复杂的活动中往往存在多种动机，所起的作用也各不相同。在活动中起主要的支配作用的，称为主导动机，主导动机可以抑制那些与其目标不一致的动机，对个体的行为起决定性作用；起次要的辅助作用的，强度相对较弱、处于相对次要地位的动机称为辅助动机。

4. 动机冲突　人们在现实生活中有多种需要，于是就会形成多种动机，如果多种动机同时存在，但又不能同时满足，就会使人难以取舍，引起矛盾的心理状态，这就形成了动机冲突。其基本类型有：

（1）双趋冲突：两个同时出现的目标对个体具有相同的吸引力，引起同样强度的动机，由于受条件限制只能选择其一，此时个体难于取舍的矛盾心理，称为双趋冲突，例如"鱼和熊掌不可兼得"。

（2）双避冲突：指两种对个体都具有威胁性的目标同时出现，使个体对这两个目标均产生逃避动机，但由于条件和环境的限制，只能选择其中的一个目标，才能避免另外一个，这种选择时的心理冲突称为双避冲突。"进退维谷"便是一种双避冲突情境。

（3）趋避冲突：是指某一事物对个体具有利与弊的双重意义，使人产生接近和回避两种矛盾的心理，所谓"良药苦口"就是这种冲突的表现。

（4）多重趋避冲突：在实际生活中，人们面对着两个或两个以上的目标，而每个目标又分别具有吸引和排斥两方面的作用。人们无法简单地选择一个目标，而回避或拒绝另一个目标，必须进行多重的选择。由此引起的冲突叫作多重趋避冲突。

心理冲突若不能获得解决，便会造成挫折、心理应激和心理障碍，长久未能解决的心理冲突对健康会造成直接的影响。

 考点提示

动机冲突的类型。

三、人格心理特征

（一）能力

1. 能力的概念　能力（ability）是指个体成功地完成某种活动所必需的心理条件。能力包含两种含义：一种是已经表现出来的实际能力，如会弹钢琴、会说英语；另一种是潜在的能力，也就是尚未表现出来，但通过学习、训练后可能发展起来的能力。

能力与活动是密切相关的。一方面，能力在活动中发展起来并在活动中表现出来。例如，一位护士长的管理能力，是在长期的护理管理活动中锻炼出来的，也只有在进行护理管理活动时才能施展其管理能力。另一方面，从事任何活动都必须具备一定的能力作为条件和保障。例如，细致的观察、准确的记忆、敏捷的思维是医生诊断过程中必不可少的能力。离开活动，人的能力不仅无法形成与发展，而且也失去它存在的意义。

要成功地完成某项复杂的活动，只具备一种能力是不够的，通常需要多种能力相配合。多种能力的有机结合称为才能。例如，一个作家要有细腻的观察能力、丰富的想象能力和准确的语言表达能力，这些能力的有机结合就构成了作家的才能。才能的高度发展称为天才，它是多种能力最完备的结合，使人能够创造性地完成某种或多种活动。天才并非天生的，它是在良好的先天素质基础上，经过后天环境、教育的影响，加上个人的主观努力才发展起来的。

2. 能力的分类

（1）按能力的结构可把能力分为一般能力和特殊能力：一般能力是指个体从事一切活动都需要具备的能力，如观察能力、记忆力、感知力、想象力。特殊能力是指个体完成某项专业和特殊职业活动时需具备的能力。例如，从事音乐活动离不开节奏感、旋律感等能力。一般能力和特殊能力相互联系，构成辩证统一的有机整体。一方面，特殊能力的发展以一般能力的发展为前提，某种一般能力在某种活动领域得到特别的发展，就可能成为特殊能力的组成部分。另一方面，在特殊能力得到发展的同时，也促进了一般能力的发展。

（2）按能力所涉及的领域可分为认知能力、操作能力和社会交往能力：认知能力是人脑对信息进行加工、储存与提取的能力。操作能力指操纵肢体完成具体活动的能力。社交能力是在人际交往活动中的沟通协调能力，对加强人际交往和促进沟通起到至关重要的作用。

（3）按创造程度可把能力分为模仿能力和创造能力：模仿能力是通过观察他人的行为和活动，并做出相同或相似反映的能力。创造能力是利用已有的信息，产生出新颖、独特的思想或产物的能力，创造性思维是创造力的核心。

模仿力和创造力之间存在紧密的联系，一般人们是先模仿再创造，所以模仿力是创造力形成的前提和基础。

3. 能力发展的一般趋势与个别差异

（1）能力发展的一般趋势：在人的一生中，能力发展的趋势大致如下：①在12岁以前智力呈直线发展，即智力的发展与年龄的增长几乎是同步的，此后，随着年龄的增长智力发展趋于缓慢；②在20岁左右智力发展达到顶峰，以后保持水平状态直到35岁；③36岁以后智力开始缓慢下降，到60岁以后智力迅速衰退。

（2）能力的个别差异：人与人之间在能力上存在着明显的个别差异，这种差异主要表现在能力的结构差异、能力的水平差异和能力表现早晚的差异3个方面。

1）能力的结构差异：能力有各种各样的成分，这些成分可以按不同的方式组合起来，由此构成了能力结构上的差异。例如，在智力中，有的人观察能力强，有的人记忆能力强，有的人想象能力强。正是由于能力结构上存在差异，因而人们在能力方面表现出各有所长、各有所短。

2）能力的水平差异：能力在发展水平方面，也存在着明显的个别差异，有的人能力强，有的人能力弱。研究表明，全球人口智力呈中间大、两头小的常态分布。

3）能力表现早晚的差异：有些人的能力表现较早，年轻时就显露出卓越的才能，即"少年早慧"。例如，我国文学家白居易5岁能作诗。与少年早慧相反，有的人能力表现较晚，即"大器晚成"。例如，我国现代著名画家齐白石，50岁后才成为画家。可见能力不分先后，成就获得有早有晚。

知识链接

流体智力和晶体智力

根据人类智力发展趋势，还可以将智力分为流体智力和晶体智力。流体智力较少地依赖于文化和知识的内容，取决于先天的禀赋，是在信息加工和问题解决过程中所表现出的能力。例如抽象概括能力、逻辑推理能力等。这种智力的发展与年龄有密切关系，流体智力一般在20岁左右达到顶峰，30岁以后开始衰退。晶体智力与社会实践密切相关，取决于后天的学习，是获得语言、数学等知识的能力。这种智力在人的一生中是持续发展的，只是到25岁后，发展的速度渐趋平缓。晶体智力的形成和发展依赖于流体智力，在其他条件都相同的条件下，一个拥有较强的流体智力的人将更容易发展出较强的晶体智力。

(二)气质

1. **气质的概念** 气质(temperament)是一个人心理活动和行为方面的典型的、稳定的动力特征。所谓动力特征,主要指心理过程的强度(例如情绪表现的强弱、意志努力的程度等)、心理过程的速度和稳定性(例如知觉的速度、思维的灵活程度、注意集中时间的长短等)以及心理活动的指向性(有的人倾向于外部事物,有的人倾向于内心世界)等方面在行为上的表现。

2. **气质学说** 关于气质的生理基础,从古至今形成了多种学说。有人认为与体型有关,也有人认为与血型有关。古希腊著名医学家希波克拉底按人的四种体液(血液、黏液、黄胆汁和黑胆汁)的多寡来区分和命名气质,提出多血质、黏液质、胆汁质和抑郁质四种类型。这种提法虽缺乏科学根据,但这种关于气质的四分法比较接近实际生活,因此,这四种气质类型的名称被沿用至今。

苏联生理学家巴甫洛夫通过对高级神经系统的研究,提出了神经类型学说,对气质形成的生理机制做了较为科学的解释。他发现神经系统具有强度、平衡性和灵活性3种基本特征。强度是指神经细胞进行强烈或持久工作的能力,有强弱之分;平衡性是指兴奋过程的力量和抑制过程的力量是否相当,有平衡和不平衡之分,不平衡又有兴奋或抑制占优势之分。灵活性是指对刺激反应速度和兴奋过程与抑制过程互相转化的速度,有灵活与不灵活之分。由于3种不同特性的结合,可以把高级的神经活动划分为4种基本类型。这4种高级神经活动类型与传统划分的胆汁质、多血质、黏液质和抑郁质4种气质类型相互对应(表2-1)。

表 2-1 高级神经活动类型与气质类型

神经过程的基本特征			神经类型	气质类型
强度	平衡性	灵活性		
强	不平衡		不可遏止型	胆汁质
强	平衡	灵活	活泼型	多血质
强	平衡	不灵活	安静型	黏液质
弱			弱型	抑郁质

3. **气质类型** 4种传统气质类型的典型特征描述如下:

(1)胆汁质:反应速度快,具有较高的反应性和主动性。情绪易激动、急躁,但态度直率、精力旺盛,争强好胜、勇敢果断。工作积极性高,但缺乏耐心,容易冲动鲁莽,当困难太大而需要持续努力时,容易意志消沉。可塑性差,但兴趣较稳定。胆汁质的人被喻为是"夏天里的一把火",《水浒传》中的李逵就是这种气质类型的典型代表。

(2)多血质:行动有很高的反应性,会对一切有吸引力的东西做出兴致勃勃的反应,具有较高的主动性。行动敏捷,灵活机智,富有朝气,喜与人交往,有高度的可塑性,适应性强。情感易发生,表情生动,言语具有表达力和感染力。在活动中表现出精力充沛,充满朝气。但在平凡而持久的工作中,热情易消退,注意力易于转移,兴趣易转换。多血质的人被喻为是"春天里一阵风",《红楼梦》中的王熙凤是此气质类型的典型人物代表。

(3)黏液质:反应性低,情感不易发生,也不易外露。态度持重,交际适度,善于自控,安静稳定、不易激动。能有条理地、冷静地、持久地工作,但可塑性差,表现为不够灵活,容易循规蹈矩,缺乏创新精神。对外界的影响很少做出明确的反应。这种气质类型的人就像"冬天里的一场雪",冰冷耐寒,缺乏生气。《西游记》里的沙僧就是这种气质类型的代表。

（4）抑郁质：具有较高的感受性和较低的敏捷性。多愁善感，敏感多疑、善于觉察他人不易觉察的细节，情绪容易发生，情感体验深刻而持久。在困难面前常优柔寡断，遭受挫折以后常常心神不安。但往往富于想象，比较聪明，对力所能及的任务表现出较大的坚韧精神。这种气质类型被喻为"秋风中的一片落叶"，《红楼梦》中的林黛玉就是这种气质类型。

值得注意的是，在现实生活中并不是每一个人都能被归入某一气质类型。除了少数人具有典型特征外，大多数人都属于中间型或混合型。他们较多地具有某一类型的特点，同时又兼有其他类型的一些特点。

4. 气质的意义

（1）气质本身并无好坏之分：气质主要表现为心理活动的动力和方式，而不涉及其方向和内容。因此就一个人活动的社会价值来说，气质无好坏之分。具有任何一种气质的人都可培养和发展成为社会所需要的有用之才。如我国的杰出诗人李白和杜甫分属于不同的气质，并不影响他们在诗歌方面都取得伟大的成就。气质也不决定性格的发展方向，任何气质都有其积极面和消极面。例如，胆汁质的人可以具有热情开朗、刚强、动作迅速有力、生气勃勃、工作效率高等良好品质，但也容易形成暴躁、任性、蛮横、粗野等不良品质。

（2）气质是职业选择的依据之一：气质对于职业选择和工作分配等都具有一定意义。如果选择合适自己气质的职业，会感到工作得心应手，对工作有浓厚的兴趣，进而提高工作效率；如果不考虑气质类型对工作的适宜性，将会增加心理负担，给人带来烦恼，也会影响工作效率。

（3）气质与人的心身健康有关系：任何一种气质特征都有有利于或者不利于身心健康的一面。情绪不稳定、易伤感、过分性急、冲动等气质特征都不利于心理健康。当然，气质作为人格的一个方面还要受内外条件的影响和制约，并非决定一切。认识气质，就是要尽力发挥每种气质的积极面，克制其消极面，做气质的主人。

 考点提示

气质的类型。

（三）性格

1. 性格的概念　性格（character）是个体对客观现实稳定的态度以及与之相适应的习惯化的行为方式。性格是在后天社会环境中逐渐形成的，是人格中最重要的心理特征，它反映了一个人的本质属性和道德风貌，所以性格有好坏之分。

关于性格的定义解释如下：

第一，性格表现在一个人对现实的态度和他的行为方式中。在人对现实的态度问题上，为人们称道的良好性格有许多方面，比如热爱生活、有上进心、对感情忠诚、助人为乐，等等。而人对现实的态度表现在人的行为方式之中，恩格斯曾简明而完整地说明性格的含义："人物的性格不仅表现在他做什么，而且表现在他怎样做。""做什么"反映了人对现实的态度，表明一个人追求什么，拒绝什么；"怎样做"反映了人的行为方式，表明一个人如何去追求他所要得到的东西，如何去拒绝他所要避免的东西。一般来说，人对现实稳定的态度和人的习惯化的行为方式是统一的。人对现实稳定的态度决定着他的行为方式，而人的习惯化的行为方式又体现了他对现实的态度。正是人对现实的态度和与之相应的行为方式的独特结合，构成了一个人的独特性格。

第二，性格是一个人稳定的心理特征。性格是在长期生活实践中形成的，一经形成便比较稳定，因此，人的偶然表现不能代表他的性格特征，例如，一个人经常表现得很勇敢，偶尔表现出胆怯，不能因此认为他是怯懦者。另外，这种比较稳定的对现实的态度和行为方式贯穿于人的各种行为活动中，在类似的，甚至在不同的情境中都会表现出来。一个诚实正直的人，他在对集体、对他人的态度上会表现出实事求是、公正无私的品德；对自己的缺点也不会隐瞒，敢于严格检视自己；对工作和劳动也会是认真负责的。人的性格是稳定的，但并不是一成不变的，性格在主体与客体的相互作用过程中慢慢地变化着。

第三，性格是具有核心意义的心理特征。人格的差异主要体现在性格的差异。性格具有直接的社会意义，不同性格特征，其社会意义是不同的。如忠诚、坚定、乐于助人的性格特征具有积极的社会意义；而虚伪、奸诈、损人利己具有消极的社会意义。性格的核心意义还表现在它对能力、气质的影响上。性格决定着能力的发展方向，一个品德高尚的人，才能越高对社会的贡献越多；一个心术不正的人，能力越强对社会的危害越大。性格可以改造气质，例如，长期从事精细操作的外科医生应该具有冷静沉着的性格特征，在职业训练过程中有可能淡化或改造容易冲动的气质特征。

2. **性格的特征** 性格差异不仅表现在性格的不同类型上，而且还表现在性格特征的各个方面。一般可分为态度、理智、情绪和意志4个特征。

（1）性格的态度特征：是指一个人性格中表现在对现实态度方面的特征。它是性格结构中最主要的组成部分。表现在3个方面：①表现在对社会、集体、他人的态度的性格特征，有热爱祖国、关心集体、诚实、正直、富于同情心、善于交际、文雅有礼貌等；与之相反的性格特征是漠视集体、狡猾奸诈、阿谀奉承、自私自利、冷酷无情、盛气凌人、虚伪粗暴等。②表现在对工作、学习、劳动的态度的性格特征，有积极、认真负责、勤劳、细致、富于创造等；与之相反的性格特征是消极、敷衍了事、懒惰、粗心、墨守成规等。③表现在对自己的态度的性格特征，有谦虚、自信、自尊、自知、自爱、自强、严于律己等；与之相反的性格特征是骄傲、自卑、自负、自暴自弃、轻浮放纵等。

（2）性格的理智特征：是指在认知过程中表现出来的个别差异，也称性格的认知特征。①感知方面的性格特征：有主动观察型和被动观察型、记录型和解释型、快速型和精确型。②记忆方面的性格特征：有主动记忆型和被动记忆型、直观形象记忆型和逻辑思维型。③思维方面的性格特征：有独立思考型和依赖思考型、分析型和综合型。④想象方面的性格特征：有主动想象型和被动想象型、幻想型和现实型、狭窄想象型和广阔想象型。

（3）性格的情绪特征：是指一个人在情绪活动中表现出来的情绪特征。①表现在情绪强度方面的特征：如有的人情绪反应强烈，难以控制；有的人情绪冷漠，容易控制。②表现在情绪稳定性、持久性方面的特征：如有人情绪反应时间长，有的持续时间短。③表现在主导心境方面的特征：如有的人经常是热情奔放、开朗乐观、情绪饱满、振奋昂扬；有的人则安静、温和；有的人则闷闷不乐、多愁善感、沮丧、抑郁消沉。

（4）性格的意志特征：是指一个人在对自己行为的自觉调节方面的性格特征。如自制力强还是弱，对目标的确立是自觉还是被动，遇到突发状况是镇静果敢还是惊慌犹豫，执行措施时是严谨认真还是马虎潦草。

3. **性格的类型** 是指一类人身上所共有的性格特征的独特结合。由于性格的极端复杂性，目前还没有一种有充分科学根据的、为心理学界所公认的性格分类理论。流行的分类方法有下述两种。

（1）按心理功能优势分类：英国心理学家培因等人根据理智、情绪和意志三种心理功能在性格结构中何者占优势，把人的性格划分为理智型、情绪型和意志型三种性格类型：①理智型性格的人，以理智来衡量一切，并以理智支配自己的行为，理智功能在性格结构中占优势。②情绪型性格的人，情绪体验深刻，受情绪影响，一言一行均披上浓厚的情绪色彩，情绪功能在性格结构中占优势。③意志型性格的人，行动的目标明确，自制力强，勇敢果断，有不断克服困难和挫折的意志，意志功能在性格结构中占优势。

（2）按心理活动的倾向性分类：瑞士心理学家荣格依据"心理倾向"来划分性格类型。兴趣和关注点指向外部客体为外向型，指向主体自身则为内向型。荣格认为，任何人都具有外向和内向这两种特征，但其中一种可能占优势，因而可以确定一个人是内向型还是外向型。①外向型的人，感情外露，自由奔放，当机立断，不拘小节，独立性强，善于交际，勇于进取，容易适应环境的变化，但也有轻率的一面。②内向型的人，感情深沉，处事谨慎，深思熟虑，缺乏决断能力，但一旦下定决心办某件事总能锲而不舍，交际面窄，适应环境不够灵活。

 考点提示

性格的分类。

四、自我意识

（一）自我意识的概念

自我意识（self-consciousness）是个体对自己身心状态及自己与客观世界关系的认识。自我意识是人格的核心，是衡量人格是否成熟的标准，也是人类特有的反映形式，是人的心理区别于动物心理的一大特征。正是这种自我意识，使人们能够对自己的所作所为进行自我分析、自我评价、自我调节和自我控制。

（二）自我意识的结构

从知、情、意三方面分析，自我意识的结构是由自我认知、自我体验和自我调节（或自我控制）3个子系统构成，三者相互联系，相互制约，统一于个体的自我意识之中。

1. **自我认识** 是自我意识的认知部分，包括自我感觉、自我观察、自我分析、自我评价等。主要回答"我是什么样的人"的问题。

2. **自我体验** 自我体验是自我意识的情绪部分，是人对自身情绪状态的体验。可表现为自尊、自爱、自豪、自卑、自信、自怜等情绪状态，主要回答"我对自己是否满意或是否悦纳自己"的问题。

3. **自我调节** 是自我意识的意志部分，是个体的自觉过程，包括自我监控、自我激励、自我控制、自我暗示等形式。主要解决"如何改变现状，使自己成为理想的人"的问题。

（三）自我意识的培养

1. **树立正确的自我观** 树立正确的自我观包括正确认识自我，多角度评价自我并经常反省自我。要正确认识自己所处的地位、身份，以及社会、群体对自己的期望和要求。通过听取他人对自己的评价，积极地将获得的信息进行分析、综合和比较。通过反省、分析自己成功或失败的原因，调整自我评价。

2. **积极悦纳自我** 悦纳自我就是对自己的本来面目持肯定、认可的态度，悦纳自我是发展健康的自我体验的关键和核心，包括接受自己、喜欢自己、保持乐观性情、全面看待自己的优缺点、有远大的追求和理想等。

3. **有效调控自我** 有效调控自我是健全自我意识的根本途径，有效进行自我调控是为了保证自我的健康发展。应该注意培养顽强的意志力、建立合乎自身实际的目标、培养自信心等。

4. **不断超越自我** 健全自我的过程也是一个塑造自我、超越自我的过程。对于护理学生而言，超越自我更是终生努力的目标。在行动上，无论对人对事，均全力以赴，使自己的能力品行得到最大限度的发挥。

思政园地

坚持梦想，永不言弃——徐梦桃

学生通过本章内容的学习了解知、情、意等心理过程和认识自我意识，不断提高自己在生活、学习中对各种心理现象的识别和应用能力，建立良好的心理素质，有意识地培养坚定的意志品质，不断形成具有家国情怀、职业精神等良好的人格品质。感动中国2022年度十大人物之一的徐梦桃，不畏困难，四战冬奥，最终圆梦摘金，她的坚持梦想、永不言弃的精神激励着我们，是我们学习的典范。

2022年北京冬奥会，滑雪运动员徐梦桃站立在滑雪跳台，纵身一跃，以108.61分的成绩问鼎自由式滑雪女子空中技巧冠军。自2014年索契冬奥会夺得银牌后，徐梦桃的目光一直锁定在金牌，训练时徐梦桃受了重伤，但对梦想的执着、对金牌的渴望，让她咬着牙坚持着。在父亲的鼓励下，徐梦桃积极备战北京冬奥，她忍受病痛的折磨、训练的枯燥，以坚持不懈的恒心、日复一日的耐心、追逐梦想的决心，历经14个赛季和70站世界杯比赛，终于在泪眼中圆梦摘金，创造历史。追梦路上，我们必须饱受挫折后不言放弃，重新站起来，面临艰险挑战时依旧勇往直前，如此才能不断攀登巅峰，实现自己的光辉人生。徐梦桃以她的人生经历告诉我们：人生最重要的不是胜利，而是一直能坚持梦想，绝不言弃，一直拼搏奋斗，直到成功。

【学习感悟】

从徐梦桃的经历中你得到什么启示？

自 测 题

一、选择题

1. 关于心理的实质，说法错误的是
   A. 心理是脑的功能
   B. 心理是对客观现实的反映
   C. 心理是对主观世界的反映
   D. 是一种主观能动的反映
   E. 脑是产生心理的器官

2. 护士在病房里开展护理工作时要"眼观六路，耳听八方"，这体现了哪种注意品质
   A. 注意的广度   B. 注意的稳定性   C. 注意的分配
   D. 注意的转移   E. 注意的分散

3. 遗忘的进程是
   A. 先慢后快   B. 先快后慢   C. 有快有慢
   D. 倒U型曲线   E. U型曲线

4. 医院在布置病房时常用浅蓝色窗帘、淡绿色墙壁、白色床单，使患者在病房中感受到干净、安静。这是利用了感觉的哪个特性
   A. 感觉适应   B. 感觉对比   C. 感觉补偿
   D. 联觉作用   E. 感觉后像

5. 初二学生小军，爸妈在外地打工，在没有人督促的情况下，他都能够独立地完成各项作

业，反映了其意志品质的

  A. 独立性   B. 果断性   C. 自觉性

  D. 坚韧性   E. 盲目性

6. 一位外地患者住院，因思念亲人而郁郁寡欢，有时流泪。这表现出患者哪项需要没有得到满足

  A. 生理需要   B. 安全需要   C. 爱与归属需要

  D. 尊重需要   E. 自我实现需要

7. "感时花溅泪，恨别鸟惊心"描述的是一种

  A. 应激   B. 激情   C. 热情

  D. 心境   E. 感情

8. "食之无味，弃之可惜"属于哪一种动机冲突

  A. 双趋冲突   B. 双避冲突   C. 趋避冲突

  D. 双重趋避冲突   E. 多重趋避冲突

9. 小李，遇事急躁容易冲动，缺乏耐性，常常怒不可遏，他的这种气质类型属于

  A. 多血质   B. 胆汁质   C. 黏液质

  D. 抑郁质   E. 冲动型

10. 王刚在自行车道上骑车，突然对面有一辆小汽车迎面逆行驶来，险些撞倒他，幸亏他躲闪及时。事后王刚感到手心出汗，心跳加快，两腿发软。王刚所处的情绪状态是

  A. 应激   B. 激情   C. 抑郁

  D. 兴奋   E. 恐怖

（11～12题共用题干）

王女士，32岁，平日里安静沉默，不喜与人主动交谈，善于察言观色但心思敏感，常因同病房病友的一些小声议论而胡思乱想。今日医生告知为其安排了手术，但护士观察到她总一个人唉声叹气，晚上很晚都辗转难眠，于是护士主动询问得知，由于医生和巡回护士还没有详细告知她关于本次手术的风险和具体事项，感觉非常害怕，担心手术效果。

11. 患者目前出现此种反应是因为（　　）的需要没有被满足

  A. 生理的需求   B. 安全的需求   C. 尊重的需求

  D. 爱与归属的需求   E. 自我实现的需求

12. 该患者的气质类型是

  A. 多血质   B. 胆汁质   C. 黏液质

  D. 抑郁质   E. 乐观质

二、简答题

1. 心理现象包括哪些内容？如何理解心理是脑的功能？
2. 艾宾浩斯遗忘律的内容是什么？对你有何启示？
3. 良好的意志力应该具备哪些特征？
4. 简述情绪与情感的区别有哪些。

三、案例分析

《红楼梦》中的林黛玉，其动作稳定缓慢，观察事物细致入微，敏感多疑，孤独多虑，情感体验深刻且持久。

1. 林黛玉属于哪种气质类型?
2. 这种气质类型有哪些特征不适合做护理工作?
3. 如何把这种气质类型的人训练成为一个优秀的护士?

(顾红霞)

第三章数字资源

第三章 心理发展与心理健康

学习目标

1. 说出心理发展、心理卫生和心理健康的概念。
2. 简述各年龄阶段心理发展的特点及心理健康。
3. 分析影响心理发展的因素。
4. 阐述心理健康的标准。
5. 保持健康心理，维护社会和谐安宁。

第一节 心理发展概述

案例 3-1

被称为"东方神童"的魏永康，2岁识千字，8岁上初中，12岁能拿下物理、化学竞赛一等奖，13岁考上湘潭大学物理系，17岁去中科院硕博连读。可就是这样一位神童，在20岁的时候却被中科院劝退。理由谁也想不到，竟然是：生活无法自理。

这让人瞠目结舌的一幕真实地出现在魏永康的身上。他大概就是高分低能的典型代表。神童的背后竟然是一个穿衣吃饭都要人伺候的巨婴，辉煌之后，魏永康沦为大家的笑柄。

问题与思考：
1. 为什么魏永康不能正常就读中科院？
2. 影响蔡永康心理发展的因素有哪些？如何避免出现类似的状况？

一、心理发展的概念

（一）发展的定义

发展（development）是事物不断前进的过程，由小到大、由简单到复杂、由低级到高级、由旧物质到新物质的运动变化过程。人的发展有两层涵义：一是指人类种族在地球生物种系发生中的有关过程；二是个体从生物学受孕到生理死亡整个时期所经历的变化过程，即一个人从童年、青年、中年、老年到死亡的发展过程，这一过程也称为生命周期（life cycle）。其中包括生物学意义上的成熟和变化过程，个体年龄结构的过渡，以及不同年龄阶段社会经历的变化过程。对于每一个健康发展的个体来说，随着其生物学意义上的成熟，每一阶段也有着不同的心理上的任务和心理特征。

（二）发展的基本观点

长期以来，哲学家、宗教学者、社会学家和科学家对人的发展问题争论不息，直到20世纪70年代以后，毕生发展的观点才被人们普遍接受并重视。

1. **发展是毕生的过程** 人的整个一生都在发展，人从胚胎到死亡始终是一个前进发展的过程。人的发展除了在生物学意义上的发育、成熟以外，其行为的变化过程贯穿整个一生。这是一个在时间、顺序和方向等方面各不相同的种种变化的体系，个体的发展受多种因素的影响，是年龄阶段、历史阶段、社会环境等多种因素共同作用的结果。生命的每一阶段都受前一阶段的影响，同时也影响以后的发展阶段，个体一生的经验都对发展有重要意义。

2. 发展是多维的　发展的形式多样性，发展的方向因行为的种类而异。行为的各个方面或同一方向的各个成分、特性、发展的进程各不相同。没有一条单一的曲线能描绘个体发展的复杂性。例如：在智力领域，有晶体智力与流体智力，两者都随着年龄的增加而增长，但晶体智力到成年后继续增长，不过增长的速度减慢，而流体智力在成年早期就开始衰退了。

3. 发展是获得（成长）和丧失（衰退）的结合　发展是一个有序变化的过程，不是简单地朝着功能增长方向的运动，生命过程中任何时候的发展都是成长和衰退的结合。任何发展都是新的适应能力的获得，同时包含着以往存在的部分能力的丧失。

（三）心理发展的定义

心理发展（mental development）是指个体在整个生命历程中所发生的一系列有规律的心理变化。从本质上来说，心理发展是人对客观现实反映活动的扩大与改善的过程，它主要表现在4个方面：①反映活动从混沌未分化向分化、专门化发展；②反映活动从不随意性、被动性向随意性、主动性发展；③反映认知功能从认识事物的表面现象向认识事物的内部本质发展；④对周围事物的态度从不稳定向稳定发展。但是，并不是所有的变化都可以称为心理发展。例如，当身体因为着凉感冒时，心理从平静状态转变为焦虑、担忧的状态，就不能称为心理发展，只有在个体身上发生的那种有规律的心理变化，才能称为心理发展。心理发展包含两种过程：一种是"渐进论"的观点，即认为从婴儿到成人的心理发展是一个逐渐积累的连续量变过程。另一种是"阶段论"的观点，即认为个体的心理发展不是一个连续量变的过程，而是经历一系列有着质的不同的发展阶段的非连续过程。

考点提示

心理发展的定义。

二、影响心理发展的因素

影响个体心理发展的因素是多方面的，主要包括以下几个方面：

（一）生理因素

生理因素包括个体的先天素质和后天的生理发展。先天素质主要指那些与生俱来的，在机体构造、形态、感官和神经系统等方面的解剖生理特征，这些特征通过遗传而获得。个体出生以后，机体的结构和功能继续生长、发育，经过十七八年的漫长历程，逐渐达到结构的完善和功能的成熟，这一过程就是生理的发展。

1. 生理因素是心理发展的自然基础　先天素质是心理发展的必要物质前提。一个生来大脑就有缺陷的个体，心理就不可能获得正常的发展。就正常儿童而言，每个孩子的感觉器官结构、功能以及高级神经活动类型等又存在差异，这些差异为心理发展提供不同的可能性。如有的孩子天生嗓门大、声音好听，这为其以后从事歌唱事业提供了生理基础。又如人的高级神经系统根据兴奋和抑制过程的强度、平衡性、灵活性，可分为四种类型，即强、平衡而灵活的活泼型，强、平衡而不灵活的安静型，强而不平衡的不可遏止型以及弱型。这些神经活动的不同特点，表现为人的动作、情绪等方面的动态特征，就构成了相应的四种气质类型：多血质、黏液质、胆汁质和抑郁质（见第二章）。

2. 个体的生理发展在一定程度上制约着心理的发展　随着个体生理（特别是神经系统）的不断生长、发育，逐渐成熟，其心理日益由简单到复杂，从低级向高级发展。比如，儿童出生后只具有初级感觉。在儿童出生后的一年里，身体的各器官、系统迅速生长、发育，神经系统的结构和功能逐渐发展、增强，分化抑制形成，能够建立起较精确的条件反射，不仅感觉有迅速的发展，而且出现了知觉。从出生后第五六个月起，可以明显地看到儿童的知觉活动，如能辨认物体，区分成年人的声音和形象等。到了1岁左右，儿童开始形成以词为条件刺激物的第二信号系统——条件反射，不仅能够听懂成年人的简单语言，而且自己也开始学习说话了。儿童第二信号系统的发展为其认识活动，特别是抽象思维活动奠定了基础，在此基础上其心理活动变得日趋复杂起来。

（二）社会环境和教育因素

社会环境和教育对个体心理发展起着非常重要的作用。因为人是"社会的动物"，人的行为是按照社会规范，通过与他人的相互作用来满足人与社会的需要的过程。与其他动物相比，人的社会性非常突出，它体现了人的本质。因此，社会环境和教育因素的影响在个体心理发展过程中具有举足轻重的地位。社会环境和教育因素主要包括家庭教育、学校教育和社会生活环境等方面。

1. 家庭对个体心理发展有着重要的影响　母亲的身体是孩子的第一个环境，在怀孕期间母亲的情绪状态、身体素质都会对胎儿的发育产生影响。有产前抑郁的母亲生下的孩子在体重、发育成熟、免疫力等方面均略低于健康母亲所生的孩子；母亲的产后抑郁会影响她与孩子建立亲密关系，从而使孩子的情感认知和调节功能受损，增加孩子出现各种行为、心理问题的可能性。在孩子成长的过程中，会模仿家人的各种行为，因此，家庭环境是影响个体心理发展的一个极为重要的因素。家庭的社会、经济地位，家庭成员之间的关系，父母的教养态度和方法，孩子在家庭中所处的地位等，对孩子的发展都有很大影响。

2. 学校教育对个体心理发展起主导作用　学校教育是由一定的教育者根据一定的教育目的，对社会环境的影响加以选择，组织一定的教育内容（包括教材、设备等）并采取一定的教育方法对学生施加有目的、有计划、有系统的影响的过程。良好的家庭影响会使孩子形成良好的心理品质，而教养不当则可能导致孩子出现各种各样的心理问题，这些心理素质或优或劣的孩子带着各自家庭的影响走进学校。学校的作用就是把社会规范、道德价值观以及历代所积累下来的知识、技能传授给下一代，同时又是培养学生综合素质的重要场所。因此，学校成为个体心理发展的又一重要影响因素，在个体的发展过程中具有不可替代的作用。

学校教育对个体心理发展是起主导作用的因素，主要表现在：

学校教育可针对学生不同的先天素质，采取措施促进其心理发展。如培养具有优秀素质的学生成为特殊人才；发挥不同气质类型学生的长处；发展优良品质而避免和防止其弱点的扩大；对有生理缺陷的学生，如智力低下、聋哑儿童等采取特殊教育、训练，弥补其缺陷对心理发展的不利影响。

学校教育可选择和利用社会环境中的积极因素来增强对学生进行教育的力量。学校教育还可有意识地针对社会环境中的不利因素，对学生加以正确教育和引导，抵制那些不良影响对学生思想的侵蚀和毒害。

学校教育遵循学生生理、心理发展的规律，并按照社会主义教育的目的、原则、方法对学生进行教育、教学，保证个体心理发展的正确方向和心理水平的不断提高。在这一点上，教育的主导地位往往通过教师的主导作用来实现。

3. 社会生活环境对个体心理发展有重要影响　有人说，社会是一所没有校门的综合性

"大学"。在这所"大学"里，个体受到来自各方面的影响。政治、法律制度、经济发展水平、社会风气、舆论环境、文化艺术、娱乐活动等，都会给个体心理留下一定的影响，这些因素在一定意义上决定个体心理发展的水平、方向和个别差异。比如，在当今科学技术发展的时代，儿童的生活环境大为丰富，他们能接触到前辈人在儿童时期不可能接触的许多事物，因而现代儿童心理发展的水平就会不断提高。再比如，现代社会环境要比过去更开放，人们积极给儿童创造自由成长的环境，主张伸展个性，鼓励多元化思想的发展，这样个体在解决问题时就敢于打破常规充分发展自己的创造性，个体的创造性水平就比过去高得多。

第二节 心理健康概述

案例 3-2

广东某高校一名大学二年级女生沈某，进了大学后，由于颜值高，受到众多男生爱慕、追求，最后沈某决定和李某在一起，结果不到半年他们就草草分手。分手后，沈某一蹶不振，每天以泪洗面，夜不能寐。经历了3个月，沈某经常表达出"我活着没有意义，不如死了算了""男人没有一个好东西""不可能再有人爱上我了"等消极言论。

问题与思考：
1. 对照心理健康的标准，沈某存在哪些方面的问题？
2. 针对沈某的情况，如何从心理方面帮助她？

一、心理健康与心理卫生概述

（一）心理健康与心理卫生的概念

人是心身相关的统一体，人的全面健康包括身体健康、心理健康和社会生存质量的完美状况。世界卫生组织对健康的定义是："不仅仅是没有疾病和虚弱，还包括生理、心理和社会方面的完满状况。"可见，心理健康是人类健康概念中的重要内涵之一。所谓心理健康（mental health），通常是指个体在适应环境的过程中，生理、心理和社会性方面达到协调一致，保持一种良好的心理功能状态。世界卫生组织认为，在心理健康的状态中，每个人都能够认识到自身的潜力，能够适应正常的生活压力，能够有成效地工作，并能够为其居住的社区做出贡献。

心理卫生（mental hygiene）也称精神卫生，泛指运用心理学的知识和专业技术，经由教育性的措施，增进个体的心理健康发展，培养健全人格，增强承受挫折和适应社会环境的能力，避免出现心理障碍，直至达到心理成熟的水平。目前我国心理卫生工作可概括为"三级预防"：一级预防是向整个人群和社区提供心理健康知识，预防和控制精神疾病的发生；二级预防是尽早发现、尽早治疗各种精神疾病，对各种心理问题和精神障碍提供心理和医学干预；三级预防是减轻慢性精神病患者的残疾程度，提高其社会适应能力。因此，心理卫生也具有三级功能：初级功能——防治心理疾病；中级功能——完善心理调节；高级功能——发展健康的个体与社会。

（二）心理卫生运动的历史

心理卫生运动有着漫长的历史过程，中国的《黄帝内经》和西方医学代表希波克拉底的研究中均注意到了心理健康方面的问题。现代心理卫生运动的兴起于美国，发起人是美国的比尔斯（Beers）。比尔斯生于1876年，曾就读于耶鲁大学商科。24岁时，比尔斯因精神失常被送入精神病院。在精神病院的3年中，比尔斯亲身体验到精神病患者的痛苦和所受到的虐待。病愈出院后，他立志为改善精神病患者的境遇而努力。1907年，他写了一本自传体著作，取名为《一颗失而复得之心》(A mind that found itself)。在书中，他揭露了当时精神病院的冷酷和落后，并向世人发出改善精神病患者境遇的强烈呼吁。书中的观点得到心理学大师詹姆斯（James）的赞赏和著名精神病学家迈耶（Meyer）的支持。比尔斯在得到各方面的赞助和鼓励后，于1908年5月成立了世界上第一个心理卫生组织——康涅狄格州心理卫生协会。经过比尔斯和同道们的持续努力，1909年2月，又在纽约成立了美国全国心理卫生委员会。1917年，全国心理卫生委员会创办了《心理卫生》杂志，采用多种形式宣传普及心理卫生知识，使心理卫生运动逐步在美国形成了一股热潮。

在美国心理卫生活动的带动下，许多国家纷纷成立各自的心理卫生组织，各国政府都拨出大量资金资助心理卫生工作的开展。在世界心理卫生运动的影响下，我国的心理卫生运动也逐渐发展起来。1936年，中国心理卫生协会在南京成立，后因抗日战争爆发，心理卫生工作随即中断。直到改革开放，我国心理卫生运动开始兴盛，1985年7月，中国心理卫生协会在山东泰安正式成立。此后，各省市纷纷建立分会，与心理卫生相关的研究成果不断涌现，心理健康问题越来越为人们所关注，心理卫生工作也逐渐渗透到各个领域。

二、心理健康的研究与标准

（一）心理健康研究的角度

任何事物都有对立面，因而对其判断也都是相对的。健康心理的对立面是变态心理，或者说心理异常，是指心理和行为偏离正常而言，但"变态"与"常态"，"异常"与"正常"都是相对的，世界上没有绝对的"标准人格"或"绝对正常"。心理学家研究心理健康与否常常是从以下几个方面进行观察的：

1. **统计学角度** 根据统计学的正态分布曲线，可认为处于总体平均标准范围内者为心理正常，偏离这一范围者就是异常。正常人与心理异常患者之间的差别只是程度上的差异，许多在变态心理学看来是属于异常的现象，在正常人身上也会或多或少地有所表现，这就需要从统计学的角度去考量差异的显著性。

2. **社会文化角度** 人总是在一定的社会文化环境中生活，处于不同的社会文化背景，人们的心理行为有不同的表现。因此，正常与异常的区别可以从个体的心理和行为是否符合其生活环境所提出的要求，是否符合社会行为规范、道德准则等方面来判断。

3. **临床诊断** 以本人或他人是否观察或检测到某些心理疾病的症状和致病因素，来判断人的心理健康状况。健康的人身上是没有异常心理现象和致病因素的，如果某人身上发现了临床症状或病因，就可判别为异常。

4. **主观经验** 以个人的主观经验或感受来判断其心理健康状况。所谓主观经验有两方面的涵义：其一是指当事人自己的主观体验；其二是指研究者或他人根据自己的观察和经验来判断正常或异常。

（二）心理正常与异常的判断原则

从临床心理学角度出发，可以把人的心理活动分为心理正常和心理异常两大类型，心理异常又可称为变态心理。心理正常又可以分为"心理健康"和"心理不健康"，"心理不健康"由轻到重包括一般心理问题、严重心理问题和可疑神经症性心理问题。

心理异常是指一个人由于生理、心理或社会原因而导致的各种异常心理过程、异常人格特征的异常行为方式，是一个人表现为没有能力按照社会认可的适宜方式行动，以致其行为的后果对本人和社会都是不适应的。其表现可以是严重的，也可以是轻微的，人们在日常生活中常用幻听、幻视、变态行为、情绪失控对此加以描述和区分。界定一个人心理异常与否，应遵循三条基本原则：

第一，主观世界与客观世界的统一性原则，即一个人的所思所想、所作所为是否能正确地反映外部世界，有无明显差异。人类心理的实质就是人脑对客观事物的主观反应，如果一个人在没有客观刺激的情况下就出现知觉体验，就是幻觉，如幻视、幻听。例如，我们会观察到有的精神分裂障碍患者自言自语，是因为患者有幻听，听到有人在和他说话，除了他自己没有人能听到，这个声音在现实中并不存在。

第二，心理过程的完整性和协调性原则，即一个人的认知过程、情绪情感过程、意志过程是否完整协调。在心理正常的情况下，人们的知、情、意和行为是协调一致的。

第三，人格相对稳定性原则，即在没有重大的外部环境改变的前提下，人的气质、性格、能力等个性特征是相对稳定的，行为也表现出一贯性。

（三）心理健康的标准

心理健康目前没有一个统一的标准，对于心理健康与否应辩证认识，心理健康具有变动性。从心理现象的自身规律来分析，并综合国内外专家学者的意见，国内比较认同的标准如下：

1. 智力正常　智力是人的观察、记忆、注意、思维等能力的综合，包括在经验中学习或理解的能力、获得和保持知识的能力、迅速而成功地对新情境做出反应的能力、运用推理有效解决问题的能力等。智力正常是心理健康的基本条件，也是评价心理健康的首要标准。

2. 情绪健康　情绪是人对事物的态度的体验，是人的需要得到满足与否的反映。情绪健康是心理健康的一个重要指标。具有健康心理的人，能经常保持乐观、自信的心境，热爱生活，积极向上；同时，善于协调和控制自己的情绪，使自己的情绪保持相对稳定。

3. 正确的自我意识　自我意识是个体对自己的认识和评价，它反映了个人对自己的态度。个人是在与现实环境的相互关系中，在实践活动中来认识自我、确立自我形象的。心理健康者有明确的自我意识，能正确地认识自己和评价自己，做力所能及的事，有自知之明；不会对自己提出苛刻的、非分的期望和要求；能把"理想的我"与"现实的我"有机地统一起来，并能根据自己的认识和评价来控制和调节自己的行为。而且能够自我悦纳，喜欢自己，接受自己，自尊、自强、自制、自爱适度，正视现实，积极进取。

4. 人格完整　人格在心理学上是指个体比较稳定的心理特征的总和。人格完整的主要标志是人格结构的各要素完整统一，有正确的自我意识，以积极进取的信念、人生观作为人格的核心，并以此为中心把自己的需要、愿望、目标和行为统一起来。

5. 人际关系和谐　人际关系是人们在共同活动中，彼此为寻求满足各种需要而建立起来的相互间的心理关系。心理健康的人能用尊重、平等、信任、友爱、宽容、谅解的积极态度与他人相处，既有广泛而稳定的人际关系，又有志同道合的知心朋友。

6. 良好的社会适应力　具有健康心理的人，能有效地处理与周围现实的关系，能对社会现状有比较清晰的认识。观念、动机、行为能够跟上时代的发展，言行符合社会规范和要求，能对自己的行为负责，当自己的愿望与社会的要求相矛盾时，能及时地进行自我调整。

7. 心理行为符合年龄特征和角色特征　不同年龄阶段的人有其独特的心理行为特征。心理健康者应有与多数同龄人相一致的表现，否则可能要考虑是否有心理不健康的问题。另外，其心理行为还应与自身角色、身份相符合。

知识链接

心理不健康的分类

心理不健康状态可包含如下类型：一般心理问题、严重心理问题、神经症性心理问题（可疑神经症）。

一般心理问题是由现实因素激发，持续时间较短，情绪反应能在理智控制之下，社会功能损害不严重，情绪反应尚未泛化的心理不健康状况。

严重心理问题是由相对强烈的现实因素激发，初始情绪反应强烈、持续时间较长、内容充分泛化的心理不健康状态。

如果出现"严重心理问题"后的1年之内，个体在社会功能方面出现严重缺损，那么，应作为可疑神经症或其他精神障碍对待。

第三节 不同年龄阶段的心理健康

案例 3-3

小悦是一名即将上初一的学生，父母口中"懂事"的女孩子。暑假，她每天就是把自己关在房间里，对家长不理不睬。最过分的是，前两天她父母想跟女儿好好沟通一下，谁知没说几句话，女儿就反驳说："我已经是大人了，以后我的事情我自己做主。"还在自己的房间门贴上"请勿打扰"，气得父母无话可说。

问题与思考：
1. 小悦正处于人生发展的什么时期？这个时期的心理发展特点是什么？
2. 这个时期的孩子应如何引导教育？

一般把人的心理发展分为胎儿期、婴儿期、幼儿期、童年期、青少年期、青年期、中年期和老年期等几个时期。个体心理发展的每一时期都有特殊的心理发展问题，处理好每一阶段的特殊问题是个体顺利进入下一人生阶段的关键。因此，应根据个体不同年龄阶段生理、心理的发展特点，开展针对性的心理保健工作，以促进个体的健康成长。

一、孕期心理健康

从怀孕到出生为胎儿期。为了保证胎儿的正常发育与出生，应注意以下几个方面。

（一）孕妇营养与胎儿健康

胎儿期是大脑发育的关键时期，而胎儿的营养完全依赖于母体的供养。因此，孕妇的营养状况直接影响到胎儿的健康。因此，孕妇要保证足够、合理的营养，提供胚胎发育所需的一切蛋白质、脂肪与多种维生素以及钙质、碘质等，确保胎儿大脑和身体的正常发育。

（二）孕妇的情绪与胎儿健康

现代医学研究表明，孕妇情绪波动会影响内分泌，减少脑的供血量，从而影响胎儿的发育。孕妇情绪过度紧张，可使与应激有关的激素水平明显增高，包括肾上腺髓质和皮质激素分泌增多，可能引起胎儿相应的身心发育问题及缺陷，如腭裂、唇裂、发育迟缓、智力低下。情绪不稳定的孕妇发生难产的概率较高，长期忧虑的孕妇，常会引起早产。因此，为了后代的身心健康，孕妇一定要情绪稳定、心情愉快，以积极乐观的态度对待妊娠，遇到令人不愉快的事应冷静对待，多接触美好的事物，如听音乐、观赏花卉，保持良好的心理状态。

（三）孕妇不良行为习惯与胎儿健康

孕妇吸烟、饮酒会影响胎儿心身健康。据美国卫生、教育、福利部报告，吸烟的孕妇产下体重不足婴儿的概率大致是不吸烟孕妇的两倍。孕妇吸烟过多还可导致流产、死胎、早产及胎儿畸形，还可使胎儿宫内窘迫及新生儿窒息率增加。孕妇大量饮酒可造成"胎儿酒精综合征"，婴儿出生时矮小、体重轻，长大后智力低下、动作迟缓；还会出现畸形，如小头症、心脏缺陷、关节骨骼变形、脊髓膜膨出。不少药物，如四环素、某些抗癫痫药、抗精神病药、链霉素、卡那霉素均可影响胎儿发育，造成畸形。孕妇妊娠2~6月受X线辐射也会影响胎儿发育，造成畸形。因此，孕妇应避免烟、酒、药物等各种不良因素的影响，保持良好的行为习惯。

（四）适当胎教与胎儿健康

研究证明，胎儿虽然深居母腹子宫中，但对外界也有所反应，如第6周的胎儿已会活动，第10周的胎儿压觉、触觉感受器已形成，第28周，胎儿听到音响时心跳会加快。可通过"抚摩法"及"听觉训练法"对胎儿实施胎教，为胎儿生长发育创造良好的外部环境。胎教还可唤起孕妇轻松、愉快的情绪，从而影响胎儿的发育。实践证明，经过胎教的胎儿，出生后一般说话较早、注意力集中、反应敏捷、记忆力比一般婴儿强。

> **知识链接**
>
> **胎教**
>
> 胎教一词源于我国古代。最早出现在西周时期，那时胎教的基本含义是孕妇必须遵守的道德、行为规范。古人认为，胎儿在母体中容易被孕妇情绪、言行同化，所以孕妇必须谨守礼仪，给胎儿以良好的影响，名为胎教。《大戴礼保傅》云："古者胎教，王后腹之七月，而就宴室。"又说，"周后妃（即邑姜）任（孕）成王于身，立而不跂（不踮脚尖），坐而不差（身子歪斜），独处而不倨（傲慢），虽怒而不詈（骂），胎教之谓也。"
>
> 《列女传》中记载太任怀周文王时讲究胎教事例，一直被奉为胎教典范，并在此基础上提出了孕期有关行为、摄养、起居各方面之注意事项。如除烦恼、禁房劳、戒生冷、慎寒温、服药饵、宜静养等节养方法，以达到保证孕妇身体健康，预防胎儿发育不良，以及防止堕胎、小产、难产等目的。

二、婴幼儿期和学龄前期幼儿心理健康

婴幼儿期包含婴儿期（0~1岁）和幼儿期（1~3岁），学龄前期指3岁至6、7岁，是个体生命开始的最初时期。此期身心发展极为迅速，从襁褓生活到直立行走，从牙牙学语到学会用语言表达自己的思想，从仅有感知发展到有一定的思维能力，从完全依赖他人到初具独立生活能力。这样突飞猛进的身心变化将对日后个体智力的发育、行为模式的塑造、人格的形成以及心理健康产生深远的影响，因此有其特殊的心理卫生问题。

（一）婴幼儿期心理健康

1. 婴幼儿心理发展特点　婴幼儿脑重量已由刚出生时的370克左右增至1000克左右，相当于成年人的2/3（成年人平均脑重量为1400克左右），大脑皮质发育迅速，语言功能发展迅速。记忆特点以无意识记忆、机械记忆、形象记忆占优势。躯体活动日益增多，运动功能得到进一步发展。

2. 婴幼儿期心理健康

（1）保证丰富的营养：应充分满足婴幼儿对营养的需求，尤其是蛋白质和核酸。提倡母乳

喂养，不仅可增加儿童免疫力和促进智力发展，更重要的是通过哺乳可增加母亲与孩子在视、听、触摸、语言和情感的交流，增进母子亲密关系，有利于健康情绪的发展。

（2）进行感官、动作、言语三大训练：有意识地为孩子提供适量的视、听、触、味、嗅等刺激，让孩子在各项活动中多看、多听、多摸、多尝，促进其感觉能力的发展。婴儿动作发展的顺序是口、头、四肢，最后是躯体，动作训练应按顺序有计划地进行，对4~5个月的婴儿可在俯卧的基础上训练其四肢运动，并利用玩具逗引或由成人帮助学翻身；半岁以后可训练其用手抓握物品；10个月后可训练其站立、走路。婴儿的动作训练不仅有益于大脑发育，也有益于小脑发育，使其动作更协调、更灵巧，促进身心健康发展。言语训练可以从4个月开始，一般情况下，半岁的孩子开始咿呀学语，7~8个月时，逐渐能听懂成人的一些话，并做出相应的反应，1岁左右孩子能说出单个的词，3岁的孩子基本能说出完整的句子。1~3岁是婴幼儿语言迅速发展的时期，随着语言理解能力的提高，语言表达能力也逐渐发展起来。

（3）满足婴儿依恋的心理需要：依恋是婴儿寻求并企图保持与母亲或其他主要抚养者亲密的身体联系的一种倾向，主要表现为啼哭、笑、喊叫、咿呀学语、身体接触和跟随行为，这是一种双向的情感交流过程。父母的拥抱、微笑、爱抚，可缓解婴儿的皮肤饥饿感，使大脑的兴奋和抑制过程趋向协调，情绪稳定、疲劳解除，促进大脑发育和智力提高。依恋需要的满足程度与性质如何可直接影响孩子对周围的信任感、情绪情感、社会行为和性格特征。长期依恋心理不能满足的儿童成年后多出现社会适应不良或反社会行为。

（二）学龄前期心理健康

1. 学龄前期幼儿心理发展特点　3岁到6、7岁儿童处于学龄前期。这时幼儿脑重量已接近1300克，其词汇量和语法结构发生了质变，出现了简单的逻辑思维和判断推理，模仿力极强，并出现了独立的愿望，这个时期孩子的活动主要以游戏为主。

2. 学龄前期心理健康

（1）养成良好生活和行为习惯：3~4岁的孩子开始能做一些力所能及的事情，此时要注意培养良好的生活习惯，如自己起床、穿脱衣服、洗脸刷牙、吃饭喝水；同时要注意纠正幼儿期常见的不良行为，如遗尿、咬指甲、口吃、厌食。正确对待孩子的过失和错误，在教育孩子时，父母口径要一致，以免使孩子无所适从，不愿接受教育。切忌粗暴地训斥、打骂孩子的行为。

（2）丰富其游戏活动：游戏是幼儿的主导活动，也是儿童身心健康发展的重要途径。通过游戏活动，训练他们的各种基本技能，如身体的平衡功能、反应速度、灵活性等，同时也使他们学会与同伴交往，学会遵守规则，培养勇敢、坚强等心理品质。

（3）培养孩子的独立性：3~4岁在心理发展上是其自我中心时期，孩子可表现出独立愿望，往往是这要自己来、那要自己干，显得不太听话，这就是孩子的"第一个反抗期"，是独立性开始发展的表现。所以，家长要因势利导，切不可违背规律制服孩子。一方面，对孩子的独立愿望要肯定，并引导孩子积极去尝试，做得好的及时予以表扬；另一方面，孩子的自我料理能力有限，当孩子不能独立达到自己的目的时，家长要给予适当的帮助，并注意防范一些危险的情境和因素，以免孩子受到伤害。

（4）塑造良好的人格：俗话说"三岁看大，七岁看老"，从个体人格发展来看，3~7岁是人格发展的关键时期，而家庭是孩子成长的最初环境，父母是孩子最早的交往对象。家庭的环境与气氛，父母的言谈举止及教育方式对孩子的情绪、态度、行为有很大影响。家庭教育环境既不能过分溺爱，也不能过分严厉，要为孩子提供一个和睦温暖的生长氛围，才能培养儿童健全的人格品质。

三、童年期心理健康

童年期又称学龄期（6、7岁～11、12岁），儿童的大脑发育已趋成熟，行为自控能力增强。同时，它也是儿童心理发展上的一个重大转折时期，因为这时候儿童的生活要从以游戏为主导转向以学习为主导，要通过学校教学，系统地掌握学习方法和养成良好的学习习惯，学会学习。

（一）儿童心理发展特点

1. **认知能力的发展** 童年期是智力发展最快的时期，儿童的感知敏锐性提高，知觉的目的性、随意性、持续性得到发展；有意注意发展，注意稳定性加强；记忆能力从机械记忆逐渐向理解记忆发展，想象力和模仿力极强；形象思维逐步向抽象逻辑思维过渡；口头语言迅速发展，开始掌握书面语言，词汇量不断增加。这些都促使儿童求知欲增强，对周围的一切事物特别是新鲜事物感兴趣。

2. **情绪情感的发展** 儿童对事物富于热情，情绪直接、容易外露、波动大，情感内容不断丰富，具有社会性，情感的深刻性和稳定性不断提高，开始懂得控制自己的情绪，知道维护集体荣誉、珍惜友谊、遵守道德等。但控制力比较弱，容易冲动。

3. **人格的发展** 童年期是人格形成的重要阶段，儿童已经高度发展的观察和模仿能力使他们对成年人的一举一动都感兴趣，因而成年人的言行、性格特点及教育方式对儿童性格的形成有着重要的影响。个性品质及道德观念逐步形成，但辨别力差，具有很大的可塑性。

（二）童年期心理健康

1. **激发学习动机，培养学习兴趣** 学龄儿童有强烈的求知欲和好奇心，教育者要积极引导学生正确处理各门学科的学习安排，处理好课堂学习和各种团体活动的关系，激发其学习动机，启迪他们的智力，使他们养成良好的学习习惯，为顺利完成整个小学阶段的学习活动打下良好的心理基础。

2. **建立正常的同伴交往** 儿童对友谊的认识是逐渐发展的。6～7岁儿童认为朋友就是一起玩耍的伙伴；9～11岁儿童强调相互同情和相互帮助，认为忠诚是朋友的重要特征，朋友关系应该是比较稳定的。儿童选择朋友的理由包括朋友的积极人格特点（如勇敢、善良或忠诚）及志趣是否相投。一般来说，儿童对其朋友的特征非常了解。儿童先认识同伴与自己的相似性，大约4岁以后的儿童都能非常准确地说出自己与同伴之间的相似性，而认识朋友与自己的相异之处则要在9岁以后才能达到。友谊是安全感或社会支持的重要源泉，在人际交往中可以减轻儿童的情感压力和应对反应。友谊的质量影响儿童的适应和发展。研究表明，在青春前期建立了友谊的儿童在成年后有更多的优势，如积极健康的心理、很强的自我价值感、与配偶亲密牢靠的关系等。

3. **培养集体观念** 学龄儿童大部分时间是在学校、班级里，因此教育者要注意培养儿童的集体观念，令其做到关心集体、尊重他人、团结互助，共同遵守班级行为规范，维护班集体的荣誉。同时在集体活动中，重视儿童各项能力和技能的培养，使其形成坚强的意志和树立正确的社会道德行为准则的观念。

4. **养成良好的品行** 儿童的自我控制与调节能力不够完善，对社会现象辨别能力较差，因此，教育者要帮助他们分析社会上存在的各种现象，通过角色扮演、榜样模仿、小组讨论等方式，正确引导，多表扬、少批评，逐步培养良好的班风和校风，让学生在良好的氛围中养成良好的品行。

5. **建立良好的亲子关系** 进入小学的儿童已经具有了一定的自我意识，成人应该学会倾听孩子的心声，让孩子发表自己的见解。同时成人也要尊重孩子的合理愿望和要求。家庭的重要事情,特别是与孩子有关的事情,一定要与孩子商量,要在家庭内部建立民主平等、相互尊重的亲子关系,让孩子与父母能够平等相处。

四、青少年期心理健康

青少年期是儿童期到青年期的过渡时期,也称青春发育期(11、12~17、18岁)。这是个体生长发育过程中的一个特殊需要阶段,既有儿童期的痕迹,又是成人期的萌芽。由于心理变化最为剧烈,人们常用"极不稳定期"或"狂风暴雨"来概括动荡复杂的青少年期特征。

(一)青少年期心理发展特点

青春期是人类个体生命全程中一个极为特殊的阶段,这个阶段的个体生理发育十分迅速,在2~3年内就能完成身体各方面的生长发育任务并达到成熟水平,但其心理发展的速度则相对缓慢,心理发展水平尚处于从幼稚向成熟发展的过渡时期。这样,青春期个体的身心就处在一种非平衡状态,引起种种心理发展上的矛盾。主要表现在:情绪情感体验敏感而不稳定,反应快而强烈但不够持久;自我意识增强,希望能够独立支配和调节自己的活动和行为,出现心理发展上的"第二断乳期";随着性功能的逐渐成熟,性意识开始觉醒,产生朦胧的对异性的好奇、接近倾向。

(二)青少年期心理健康

1. 顺利度过"第二断乳期" 青少年的"成人感"是其自我意识形成和发展的标志,他们渴望具有与成人一样平等的地位和权利,像成人一样承担一定的社会义务和责任,他们害怕别人把他们看成"小孩子"。因此,家长和教师对他们的评价要做到恰如其分,尊重他们的权利和地位。耐心倾听他们的意见和要求,帮助他们学会客观地、全面地看待别人和自己,学会辩证地分析问题,使他们平稳地度过"第二断乳期",顺利地进入成人社会。

2. 培养情绪调控能力 青少年的情绪发展较快,但变化无常,难于自控,行为也往往带有情绪性色彩。因此,家长和老师应该帮助青少年改变产生消极情绪的错误观念,利用积极的情绪体验进行正面教育,同时教给青少年一些情绪调节技巧,经常保持愉快、乐观、向上的情绪。

3. 协调人际关系 家庭成员之间和睦相处,是形成融洽的亲子关系的关键。随着集体生活的扩展,同学间的交往日益增多。因此,要注意培养青少年的集体荣誉感、责任感,正确处理自己与他人、集体的关系。鼓励青少年多与互助互利的朋友交往,学会互相尊重,乐于与他人分享,建立起和谐的师生关系和同学关系。

4. 引导性心理健康发展 性心理健康是青春期心理健康的重要组成部分。性功能的发育成熟导致性意识的发展,对性的好奇和对性知识的需求,是性发育和性心理发展的必然产物。这时两性间开始出现一种关注和情感上的吸引,有彼此接近的需求和倾向。因此,应该向青少年介绍青春期性生理、性心理知识,消除他们对性、对异性的神秘感。以积极的态度迎接生理上的突变。鼓励男、女生正常地交往,要懂得尊重异性,分清爱情与友谊两者的界限,还要教育他们做到自尊自爱,学会自我保护。创造机会让青少年参加各种社团活动,从而把注意力转移到有兴趣的事情上并得到精神上的满足和快乐。在各种有益的活动中注意增强青少年的自制力,使他们能理智地驾驭自己的情感,当性冲动产生时能很好地加以控制。

 考点提示

青少年心理健康。

五、青年期心理健康

青年期（17、18～40岁）是人生中生命力最旺盛的时期，身体各系统的生理功能完全成熟，身体各方面性能达到最佳状态，心理能力也逐步发展。在这一时期，个体的自我意识得到了迅速发展，自我同一性逐步确立，这就促使个体的人生观、价值观趋于稳固，客观地认识自我也成为可能。因此，自我意识的发展和自我同一性的确立，人生观、价值观的形成，避免心理不适应及其他精神障碍，是成年早期个体的主要发展课题。

（一）青年期心理发展特点

1. 自我意识快速发展　随着智力的迅速发展，知识的增加和视野的扩大，青年开始注意到在自己的内部世界还存在着"本质"的"我"，并开始将注意力集中到发现自我，关心自我的存在上来，他们开始审视、思考着自己的现在，并不断憧憬着自己的未来。

2. 认知力旺盛　青年期是智力发展的高峰期，青年人的观察力、记忆力、理解力、想象力等不断增强，注意力稳定而又可灵活转移，求知欲强，思维敏锐，对新事物极为敏感，容易接受，还富于想象。分析问题、解决问题的能力也得到充分发展，表现出认知力旺盛的特点。

3. 情绪情感丰富、强烈但不稳定　青年人精力充沛，喜欢接受新鲜事物，因而会产生丰富多彩的情绪情感体验。但遇事容易激动，情绪表现出强烈但不稳定、难持久的特征，出现明显的两极性。情感体验进入最丰富的时期，细腻而敏感，情感的内容深刻且带有明显的倾向性。

4. 人格逐渐成熟　青年期是人格形成与成熟的重要时期，随着社会化进程的大大加快，青年人生观、世界观、价值观已初步形成，同时，逐渐形成较为稳定的人格特征。

（二）青年期心理健康

1. 树立正确的自我意识　青年期自我意识的迅猛发展让青年人的成人感、独立感越来越强烈，但"理想的我"与"现实的我"有较大距离。因此，应该引导青年人客观地认识和分析自身的各方面条件和能力，学会把自我放在与社会、集体、他人及自身前后的对比中来认识和评价，主动地进行自我调节、自我控制和自我教育，并鼓励他们积极参与社会实践，扩大知识面，丰富生活经验，不断完善自我意识。

2. 建立和谐的人际关系　由于对内心世界的关注使得青年人有着强烈的自尊心，许多思想情感不轻易向他人吐露，在一个阶段里造成青年人心理上的闭锁性。这种闭锁性导致其与父母、师长及交往熟悉的人之间产生距离，感到缺乏可以倾诉衷肠的知心人。因此，应指导青年人掌握基本的人际交往的原则和必要的沟通技巧，妥善处理与父母、兄妹、朋友、师生、领导、同事以及与异性之间的关系，建立起和谐的人际关系。

3. 培养成与败的心理承受力　人生成与败相伴而行，应教育青年人要具有承受挫折和失败的风险意识和心理准备，注意克服经历贫乏、好胜而缺乏韧性的弱点。引导他们确定好自己的人生目标，脚踏实地，坚持不懈地去努力奋斗。切忌朝三暮四，虎头蛇尾或半途而废。

4. 树立正确的婚恋观　恋爱、婚姻是青年期要解决的一件大事。爱情是婚姻的基础，青年人在恋爱择偶时，应树立正确的婚恋观，要注意学习有关恋爱、婚姻方面的心理学知识，了解男女在婚恋过程中的心理差异，全面分析理想对象在现实生活中出现的可能性，懂得恋爱、婚姻意味着自己对对方的责任，应理智对待。正确权衡恋爱、婚姻对学业、事业和工作的影响，不可感情用事。同时，要在道德和法律允许的范围内恋爱、结婚。

5. 提高社会适应和职业适应的能力　青年期个体开始走向社会，开始对自己、他人、家庭及社会承担责任和义务。因此，应引导青年人根据社会需要和发展趋势，客观分析自己的优势与不足，确定适度的抱负水平，树立正确的择业观、就业观，拓宽职业视野，选择自己喜爱的职业，培养对职业的兴趣，以便取得良好的工作效果和提高工作效率。同时，还须不断扩展知识面。在知识经济社会里，更多的工作需要劳动者有良好的科学文化素养、坚实的专业技术知识和勇于开拓的创新能力。广博的知识可以使青年人在不同职业中有更多的选择余地和更强的适应能力。所以，不断学习新知识，是知识经济时代青年人职业适应的先决条件。

六、中年期心理健康

中年期是指40～60岁的人群。随着人类寿命的延长，中年期的划分会逐渐推后。中年期是人生发展的鼎盛时期，也是人最富有生产力的时期。在这一时期，个体生理、心理均处于比较稳定的状态，而多重的社会角色决定了这一时期个体有别于其他年龄段的心理特点。同时中年期也是人一生中身心负荷最重的时期，因此，中年期的心理健康问题也尤为突出。

（一）中年期心理发展特点

1. 心理发展日趋成熟　中年人生活方式基本定型，随着生活阅历的丰富，积累的知识、经验日益增加，认识问题有了相当的广度、深度，即使遇到复杂事情，他们也会较好地控制自己的情绪、情感和行为反应，并根据自己所处的客观情境来调节自己的情绪和情感。同时，也具有保持群体意义上的平衡能力，群体关系较为融洽。

2. 心理活动能力继续发展并不断提高　中年时期，个体的思维能力达到了较高的水平，善于分析并做出理智的判断，有独立的见解和较强的独立解决问题的能力。能够根据环境、社会的变化自觉调整自己的心态与生活目标。一旦确定目标，很多中年人可以克服困难，坚定不移地创造条件为达到目标而奋斗。因此，中年时期是最容易出成果和取得事业成功的阶段。

3. 心理冲突较为严重　心理活动能力的不断提高使得中年人认为自己应该成就事业，有所建树。但面对身体生理功能的日渐衰退，又使中年人感觉力不从心。于是各种矛盾冲突越来越严重，例如，高度的社会责任感与身心能力不足的矛盾，希望健康与忽视疾病的矛盾，渴望事业有成与家庭拖累的矛盾等。这些矛盾时常会引发种种心理困扰，出现焦虑、失望、烦躁、忧郁等不良情绪。

4. 更年期的心理变化　更年期是生命周期中从中年向老年过渡的阶段，女性在45～55岁，男性在55～60岁。进入更年期，个体会出现一系列生理反应，这些生理反应往往导致心理上的变化，常表现为精神紧张、焦虑、多疑、固执、偏激、易激惹等，特别关心个人及家人的健康，身体稍有不适，便四处求医，生怕得什么大病，对工作或家中的事情特别操心，事无巨细都要一一过问。

（二）中年期心理健康

1. 重新定义成功，调整抱负水平　中年人是社会的中坚，肩负着社会与家庭的重任，具有多重社会角色。中年人对事业成就的期望值高，尽职尽责，长期承受着高强度的心理压力，严重威胁到他们的身心健康。因此，中年人应该对自己的体力与能力有正确的认识和估计，注意劳逸结合，处理日常事务应特别注意量力而行，工作计划应留有余地，切莫把目标定得过高，不要过分苛求自己。

2. 保持和谐的人际关系　步入中年，儿女离家上学或已成家，社会角色的变化，加上学习、工作繁忙，许多原来的人际关系会发生一些变化，需要中年人重新调整。要和同事融洽相处，妥善处理家庭中各成员的关系，多参加有益的社交活动，避免孤独。

3. 学会休闲　现代社会生活节奏快，工作忙碌，很多中年人长期处于紧张状态。因此，中年期尤其是中年后期要注意合理安排休闲时间，睡个懒觉、看电视、郊游、聚会、访友，参加一些职业性活动或社会活动等，既健身健脑，又能结交新知，丰富情感生活。当压力过大时，应当学会适当地宣泄和放松自己，定期参加体育运动，保持身心健康。

4. 重视感情生活的调节　人到中年，感情生活已进入了夫妻相互眷恋的深沉期。若因为工作任务过重，家庭琐事过多而忽视双方的感情交流，就会导致夫妻间的隔阂和疏远。因此，夫妻之间要重视沟通，做好感情生活的调节。要做到相互信任和尊重，彼此理解和体谅，尽量创造丰富多彩的家庭生活，创造和谐的生活环境。

5. 调节性心理，改善婚姻关系　人到中年，男女性生理和心理会有很大差异。中年女性（尤其是40岁以后）面对的是自己性能力衰退和丈夫性欲旺盛的局面。夫妻双方首先要明白这种性能力的差异变化是正常的，是符合自然规律的。要接受彼此生理的变化，满足彼此的需要，增进婚姻满足感。

6. 平稳度过更年期　更年期是生命的必然过程，属于功能性变化，不是器质性病变。所以在更年期来临前要有心理准备，坦然地迎接这一变化，正确对待症状，善于自我宽解，适当调理，使机体功能早日恢复平稳。对于有明显更年期症状者要进行适当的药物治疗与心理疏导，以便顺利平稳地度过更年期。

七、老年期心理健康

根据年龄的划分，一般将60岁以上的年龄段称为老年期。随着我国人口老龄化进程的加快，有关老年人的生理、心理保健已成为人们关注的热点。如何延缓衰老，提高老年群体的心理健康水平，使他们身心愉快地安度晚年，已逐步引起了全社会的重视，成为医学及相关学科研究的重要课题之一。

（一）老年期心理发展特点

1. 感知觉显著减退　感知觉是个体心理发展过程中最早出现的心理功能，也是衰退最早的心理功能，如老年人视力减退，出现"老花眼"，听力也出现下降，在与老年人交流时常常需要大声讲话，对方才听得清楚。

2. 记忆力减退　老年人随着年龄的增大，脑功能趋向衰退，智力水平有所下降，主要表现为近期发生的事易遗忘，但远期记忆保持效果好，对往事的回忆准确而生动。机械记忆能力下降，速记、强记困难，但有意记忆是主导，理解性、逻辑性记忆常不逊色。迷恋往事，保守，重视传统，思维缺乏创造性。

3. 丧失感与孤独感　老年人从繁忙的工作状态转为退休状态，离开了多年的工作岗位和同事，工作及生活环境变了，活动重心变了，生活节奏慢了，经济收入下降了，加上子女长大离家，亲人或同辈的去世，易让老人们产生失落感、孤独感和被遗弃感。

4. 情绪和性格改变　老年人情绪趋于不稳定，表现为易兴奋、激惹、喜欢唠叨，情绪激动后需要较长时间才能恢复。随着年龄的增大，老年人的性格也出现较大变化，表现为沉默少言、多虑、多疑、心烦、怀旧、喜欢独处，也可能由原来的温和、沉稳变得专横、武断，灵活性差，过分地相信自己的经验，以自我为中心，不易接受新鲜事物，常沉湎于往事回忆中，有的甚至变得傲慢、偏见、盲目自尊，听不进别人的劝说。

5. 疑病和病态心理　研究表明，半数以上的老年人有疑病倾向。由于老年人的注意力已从对外界事物的关心转向自身，过分地关注让老年人常常感觉有头晕、头痛、耳鸣、胃肠道功能异常以及失眠等。猜疑心重，对周围人不信任感增强，常计较别人的言谈举止，严重者甚至认为有人害自己，有人要偷拿自己的东西等。

考点提示

老年期心理发展特点。

（二）老年期心理健康

1. **更新观念，减缓心理衰老** 引导老年人认识到一个人从幼到老、从盛到衰的自然过程是必然规律。老年人应该正视这个事实，注意调整自己的心态，适应个体的生理和心理变化。身体的衰老不可避免，心理的衰老却可以减缓。老年人可以利用老年期的清闲培养新的志趣，采取健康向上的生活态度，预防心理衰老和对死亡的恐惧。

2. **调节情绪，保持平常心态** 乐观情绪可以使人体增强免疫力，使身心调节到最佳状态。要开导老年人知足常乐，保持豁达的心胸，不斤斤计较，学会包容、体谅、自我安慰。

3. **培养健康有益的情趣** 老年人应该根据自己的身体条件和兴趣爱好，把生活内容安排得充实些。注意多与同龄人交流心得，扩大交往，改善人际关系，有效地消除孤独感。

4. **适当的劳动和适度锻炼** 生物学家的研究已经证明人的机体是"用进废退"，科学合理的运动和适当的劳动是预防疾病、健康长寿的重要因素。坚持适度体育锻炼，如徒步行走、太极拳、舞蹈等，既能陶冶情操，调节神经功能，又能锻炼身体、增强体质，从而达到增进身心健康的目的。需要注意的是，老年人的运动要做到科学、适量，合理安排，循序渐进，坚持不懈，还要注意安全。

5. **倡导良好的社会风尚** 良好的社会、家庭氛围有利于老年人的身心健康，要提倡敬老、爱老、养老的传统美德。子女虽然不再与老人同住，但仍然是老年人最主要、最有希望的依托。子女要加强与父母的联系，要经常回家探望父母或者电话问候，不仅在物质上，还要在精神上多关心、多照顾老人，多与老人沟通。研究表明，从家庭和亲友中得到支持是进一步改善老年人心理健康状况，提高空巢老人生活质量的关键。

6. **完善社会支持系统** 建立合适的社区服务体系和健全养老保险制度，充分调动国家、集体、个人的积极性，全社会都来关注老年人的生活状态和身心健康。建立社区养老机构，完善其服务功能，满足老年人的归属需要，并通过其服务项目既能让老年人施展才华、发挥余热，又能达到老年人之间相互沟通、娱乐或锻炼的目的。

思政园地

《"健康中国2030"规划纲要·第四章 加强健康教育》

第一节 提高全民健康素养

推进全民健康生活方式行动，强化家庭和高危个体健康生活方式指导及干预，开展健康体重、健康口腔、健康骨骼等专项行动，到2030年基本实现以县（市、区）为单位全覆盖。开发推广促进健康生活的适宜技术和用品。建立健康知识和技能核心信息发布制度，健全覆盖全国的健康素养和生活方式监测体系。建立健全健康促进与教育体系，提高健康教育服务能力，从小抓起，普及健康科学知识。加强精神文明建设，发展健康文化，移风易俗，培育良好的生活习惯。各级各类媒体加大健康科学知识宣传力度，积极建设和规范各类广播电视等健康栏目，利用新媒体拓展健康教育。

第二节 加大学校健康教育力度

将健康教育纳入国民教育体系，把健康教育作为所有教育阶段素质教育的重要内容。以中小学为重点，建立学校健康教育推进机制。构建相关学科教学与教育活动相结合、课堂教育与课外实践相结合、经常性宣传教育与集中式宣传教育相结合的健康教育模式。培养健康教育师资，将健康教育纳入体育教师职前教育和职后培训内容。

【学习感悟】

1. 如何提高全面健康素质？
2. 谈谈你对"健康中国"的理解。

自 测 题

一、选择题

1. 下列不属于心理发展的是
   A. 3岁左右的孩子表现出独立意识，显得不太听话
   B. 青春期的孩子认为自己已经长大成人
   C. 更年期变得烦躁、多疑
   D. 青年人比较关注内在的"我"
   E. 生病时情绪低落、脾气暴躁

2. 开始注重个体心理卫生的最早时期应是
   A. 青少年时期　　　　B. 婴儿期　　　　C. 幼儿期
   D. 胚胎期　　　　　　E. 新生儿期

3. 4个月后，婴儿对母亲、家庭成员或陌生人的微笑是不同的，这种笑的反应属于
   A. 有选择的社会性微笑　　B. 自发性微笑
   C. 无选择性的社会性微笑　D. 条件反射的笑
   E. 无意识的笑

4. 在人格发展的关键期塑造孩子的良好人格十分重要，这个关键期是
   A. 0～1岁　　　　　　B. 1～3岁　　　　C. 2～4岁
   D. 3～7岁　　　　　　E. 6～12岁

5. 关于老年人记忆特点错误的是
   A. 机械记忆下降　　　　B. 有意记忆是主导　　　C. 逻辑记忆好
   D. 理解记忆不逊色　　　E. 远事记忆遗忘，近事记忆效果好

6. 随着年岁增长，老李常感觉头晕、头痛、耳鸣、心悸，但到医院检查却查不出问题，老李就认为是医生没有说实话。老李的这种心理是
   A. 感知觉减退　　　　B. 注意障碍　　　　C. 思维障碍
   D. 记忆错乱　　　　　E. 疑病心理

7. 一位奥运会金牌得主在回答记者提问时，把奥运会比赛说成20%是身体方面的竞技，80%是心理上的挑战。这说明
   A. 体育竞技比赛中，身体方面的竞技无关紧要
   B. 只要心理品质好，体育比赛就能获胜
   C. 一个人的成功与其良好的心理品质和健康的人格密切相关
   D. 身体素质在一个人的学习、工作和生活中作用不是太大
   E. 心理素质好的人容易拿金牌

8. 王某，男，19岁，大一新生。进校后出现各种不适应，对大学生活感到迷茫和失望。入校快一个学期了，都不知道自己学到了什么，也不知道自己所学的专业将来是做什么的，更不知道是不是适合自己。对照心理健康的标准，王某主要是哪方面出了问题
    A. 人际关系不和谐   B. 自我意识不明确   C. 情绪控制差
    D. 意志薄弱   E. 人格不完整

（9～10题共用题干）

张某，男，56岁，退休在家。近1周来，家人观察到张某出现激动、易怒、失眠、注意力不集中现象。特别关心个人及家人的健康，身体稍有不适便四处求医，生怕得什么大病，对家中的事情特别操心，事无巨细都要一一过问。

9. 从该患者表现分析患者处在什么时期
    A. 第一次反抗期   B. 第二次断乳期   C. 青春逆反期
    D. 更年期   E. 老年期

10. 下列措施不利于张某走出困境的是
    A. 重新定义成功，调整抱负水平
    B. 保持和谐的人际关系
    C. 坦然地迎接这一变化，正确对待症状
    D. 批评张某自控力差
    E. 多关心、多联系

（11～12题共用题干）

某男，中学生，脾气不好，遇事容易冲动，常因一些小事发火。虽事后也后悔，可总是"品性难改"，为此感到很苦恼。

11. 该学生的问题从心理上说属于
    A. 情绪控制力差   B. 人格障碍   C. 能力差
    D. 道德品质不好   E. 焦虑障碍

12. 矫正该同学的心理问题，最佳的措施是
    A. 加强锻炼   B. 学会发泄情绪   C. 学会克制
    D. 责任心训练   E. 学习技能训练

二、简答题

1. 国内比较认可的心理健康标准有哪些？
2. 老年期心理发展特点是什么？

三、案例分析

小C，女，21岁，大学二年级学生。出身农民家庭，一向学习努力，中学时成绩一直很好，进入大学后学习仍很用功，但总是担心成绩不好，毕业后不好找工作，因此考试分数并不高，每学期均有不及格的科目。

1. 请问小C主要的心理问题是什么，应如何调节？
2. 如何保持青年期心理健康？

（从　勇）

第四章　心理应激与心身疾病

学习目标

1. 说出心理应激、心身疾病的概念。
2. 分析心理应激对健康的影响及心理应激的应对方法。
3. 描述心理应激的过程。
4. 简述常见心身疾病致病的心理社会因素及心理护理。
5. 形成正确的心理应激观，能利用所学知识应对生活中的应激事件。
6. 以积极的心态面对心理应激，提升应对重大突发公共卫生事件的能力，做党和人民信赖的好护士。

第一节　心理应激

案例4-1

初一学生小丽的妈妈因遭遇重大车祸抢救无效离世。小丽从小与妈妈相依为命，她早已将妈妈视为自己生命的一部分，妈妈的突然离去几乎摧垮了她的世界。起初她怎么也不相信妈妈离去的事实，进屋仍然喊"妈妈"，晚上还给妈妈打洗脚水……，后来她终于明白：妈妈再也回不来了。她每天以泪洗面、失眠、无力、头晕、不愿说话、不愿见人、食欲缺乏，觉得没有妈妈的生活难以维系，内向、敏感的她感到极其无助，曾几次想到自杀，想与妈妈同去……。亲戚朋友来了，同学老师来了，心理援助队来了，经过一段时间的调整，小丽又重返校园。

问题与思考：
1. 试分析小丽的心理应激过程。
2. 从案例中你得到了什么启示？

应激是解释行为和社会因素在健康和疾病中作用的重要机制，是心理护理的重要内容。阐述心理应激概念是为了从心理学角度研究应激，掌握心理应激对机体的影响不但有助于认识心理社会因素在疾病发生发展过程中的作用规律，还在维护个体心理社会因素的动态平衡、降低各种心理社会因素的负面影响等方面有重要意义。

一、应激与心理应激

应激（stress）一词的本意是压力或者负荷，是指个体面临或觉察到环境变化对机体有威胁或挑战时做出的适应性和应对性反应的过程。20世纪初有人将其引入了生理学，用来表示超过一定阈值后破坏机体平衡的一切理化、情感刺激。加拿大生理心理学家塞里（Selye）第一个系统使用应激概念说明机体受到威胁时所发生的调节反应，他用"应激"代表严重威胁机体内稳态的任何刺激，而将引起应激的刺激称为"应激源"。塞里在做实习医生时发现各种不同的患者，如晚期癌症、严重感染、外伤及大出血患者，虽然他们的临床表现各不相同，但也有许多相似的症状和体征，如食欲减退、体重减轻、体力减退、全身不适。塞里通过对患者的观察并进行大量动物实验后于1936年提出了一般适应综合征和应激概念。他认为应激是机体对外界或内部各种刺激所产生的非特异性应答反应的总和，将这种非特异反应称为一般适应综合征（general adaptation syndrome，GAS）。一般适应综合征可划分为三期：①警觉期。是机体为了应对有害环境刺激而唤起体内的整体防御能力。在动物实验中表现为体重降低、肾上腺皮质增大、肾上腺素分泌增加、血压升高、脉搏与呼吸加快、心脑血管血流量增加、血糖升高，等等。如果应激源非常强烈，可以直接引起动物死亡，若机体处于持续的有害刺激，又能度过这一阶段，则会转入下一阶段。②抵抗期。如果有害刺激持续存在，机体通过提高体内各器官功能水平以增强对应激源的抵抗程度。动物实验中表现为体重恢复正常、肾上腺皮质变小、激素水平恒定，对应激源表现出一定的适应。若机体处于有害刺激下时间过长或刺激过于严重，则会丧失所获得的抵抗力而进入下一阶段。③衰竭期。表现为体重再次减轻，淋巴功能紊乱，激素水平再次升高后降低，当个体抵抗应激的能力枯竭时，副交感神经系统异常兴奋，常出现抑郁、疾病甚至死亡。

塞里的应激学说对应激理论研究有重要意义，但塞里的研究仅限于动物实验，对动物的观察也仅限于生理方面的变化，其观察指标局限在器官水平，而忽视了应激的心理成分，因此，塞里的应激概念被称作生理应激。继塞里之后，许多学者对应激的研究不再局限于生理方面，而是更多地关注应激对机体心理功能和健康、疾病的影响。应激作为一个不断发展的概念，虽然学术界的认识尚不统一，但应激是一种多变量概念的认识已被广泛接受。心理应激被看作是以认知因素为核心的由应激源（生活事件）到应激反应的一种多因素作用的过程，即"心理应激过程模型"（图4-1）。根据这一思路将心理应激定义为：个体在察觉到威胁或者挑战时做出的适应或应对性反应过程，其结果可能是适应或适应不良。

对于心理应激概念的理解应强调几点：①心理应激是一个过程，该过程包含了刺激引发，中介因素参与，产生心理、生理反应，导致健康或疾病四大部分，心理应激的结果可以是适应或者适应不良；②心理应激是由刺激引发的，称为应激源，应激源可以是生物的、心理的、社会的、文化的；③中介因素包括个体对刺激的评价、个体应对、个体心理及生理素质特点、社会支持等方面，其中认知评价起到相当重要的作用。

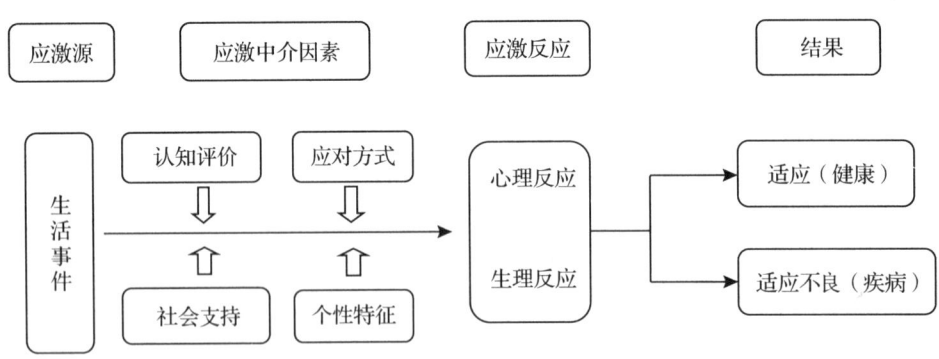

图4-1 心理应激过程模型示意图

 考点提示

一般适应综合征。

二、心理应激过程

按照心理应激过程模型,可将心理应激过程分为应激源、应激中介因素、应激反应三部分。

(一)应激源

应激源(stressors)是指能够引起个体应激的机体内外环境刺激。生活中有大量的刺激因素,这些因素能否成为应激源,关键在于机体与刺激之间的相互作用,即机体是否察觉到威胁。如果机体感到了刺激的威胁,则构成应激性情境,导致身心做出反应,即所谓机体输入应激源;如果个体未察觉到威胁,对此特定的个体而言,一般不构成应激性情境,不产生应激反应,则该刺激就不是应激源。根据应激源的内容和性质将其分为躯体性应激源、心理性应激源、社会性应激源、文化性应激源。

1. 躯体性应激源 指直接作用于躯体而产生应激反应的刺激,包括理化因素、生物学因素,如过高或过低温度、噪声、外伤和疾病。

2. 心理性应激源 指来自人们头脑中的某些紧张性信息,主要包括各种心理冲突和挫折情境,人际关系的紧张、不和睦,焦虑,恐惧和抑郁等多种消极情绪以及不切实际的凶事预感等。在心理性应激源中,挫折和心理冲突是最重要的两种。

3. 社会性应激源 指来自社会、自然环境的刺激因素,是个体生活中最普遍的一类应激源。社会性应激源包括的范围极广,它又可分为两类:一是重大事件,是指各种自然灾害和社会动荡,如战争、动乱、天灾人祸、重大政治经济制度变革;二是生活事件,指正常生活中经常面临的各种问题,如亲人突然亡故,夫妻间感情破裂,工作上的挫折、面临的挑战,是造成应激并可能进而损害个体健康的主要因素。

1967年,美国学者霍尔姆斯(Holmes)和拉厄(Rahe)通过对5000多人进行社会学调查和实验所获得的资料,编制了社会再适应评定量表(Social Readjustment Rating Scale,SRRS),见表4-1。该量表将43项不同类型的生活事件予以量化,并以生活变化单位(life change units,LCU)为计量单位加以评分,用于检测事件对个体的心理刺激强度。量表中不同事件的LCU值依次递减。如丧偶事件的心理刺激强度最高,为100 LCU;轻度违法(11 LCU)为最低分值。应用该量表可以评测不同个体在一段时间内所经历的生活事件累计的LCU值,并可预测来年健康或患病的可能性。如霍尔姆斯研究发现,若在一年内LCU累计小于150者,提示次年基本健康;若在一年内LCU累计在150至300之间者,次年有50%可能性会患病;若在一年内LCU累计大于300者,则次年有86%可能性会患病。进一步研究发现,生活事件可能与疾病的过程和康复有关,对生活事件间接进行分析可以帮助预测疾病的进程。当然,这种分析有一定的片面性,应用到具体个体时还应考虑到个体生理和心理素质的差异性。

表4-1 社会再适应评定量表(SRRS)

变化事件	LCU	变化事件	LCU
1. 配偶死亡	100	7. 结婚	50
2. 离婚	73	8. 被解雇	47
3. 夫妻分居	65	9. 复婚	45
4. 坐牢	63	10. 退休	45
5. 亲密家庭成员死亡	63	11. 家庭成员健康变化	44
6. 个人受伤或患病	53	12. 妊娠	40

续表

变化事件	LCU	变化事件	LCU
13. 性功能障碍	39	28. 生活条件变化	25
14. 增加新的家庭成员（出生、老人迁入）	39	29. 个人习惯的改变（衣着、习俗、交际等）	24
		30. 与上级矛盾	23
15. 业务上的再调整	39	31. 工作时间或条件变化	20
16. 经济状态的变化	38	32. 迁居	20
17. 好友死亡	37	33. 转学	20
18. 改行	36	34. 消遣娱乐的变化	19
19. 夫妻多次吵架	35	35. 宗教活动的变化	19
20. 中等负债	31	36. 社会活动的变化	18
21. 取消赎回抵押品	30	37. 少量负债	17
22. 所负担工作责任方面的变化	29	38. 睡眠习惯变异	16
23. 子女离家	29	39. 生活在一起的家庭人数变化	15
24. 姻亲纠纷	29	40. 饮食习惯变异	15
25. 个人取得显著成就	28	41. 休假	13
26. 配偶参加或停止工作	26	42. 圣诞节	12
27. 入学或毕业	26	43. 微小的违法行为（如违章穿马路等）	11

（资料来源：Holmes T H，Rahe R H. The social readjustment rating scale. J Psychosom Res. 1967，11：213~218）

4. **文化性应激源** 指因语言、文字、生活方式、风俗习惯、宗教信仰乃至民族性格等变化而引起心理应激的刺激或情境。当一个人由一个民族聚居地（一个国家或一种语言环境）迁移至另一个民族聚居地（另一个国家或另一种语言环境）时，就会面临生疏的文化环境的挑战，就有可能产生对新环境的不适应，产生适应和应对的需要和心理应激反应。如迁居异国他乡，文化性应激对个体健康的影响往往持久而深刻。

知识链接

护士临床工作常见应激源

国内外的大量研究表明，护理是一种高应激的职业，护士长期生活在充满"应激源"的环境中，护士临床工作常见的应激源包括：①与临床工作性质有关：患者和患者家属的状况（病容、呻吟等）和临床工作环境（紧张气氛、难闻气味等）。②与工作负荷有关：工作或心理负荷过重。③与临床工作中人际关系有关：临床工作中复杂的人际关系。④与接触濒死和死亡患者有关：不容易建立起工作成就感。⑤与工作-家庭的矛盾有关：两者冲突。⑥与护士自身因素有关：工作时间和临床经验等。适度的应激对护士情绪和动机有积极的影响，但是一旦应激源超过其应对能力，则将损害身心健康，影响护理工作的整体质量。

考点提示

应激源的分类。

（二）应激中介因素

在应激源与应激反应之间，有很多因素起到了调节作用，这些因素被称为中介变量，主要包括认知评价、应对方式、社会支持、个性特征等。

1. 认知评价　是指个体对遇到的应激源的性质、程度和可能的危害情况做出估计，同时也可估计面临应激源时个体可动用的应对资源。对应激源和可利用资源的认知评价直接影响个体的生理、心理反应和应对活动，因而认知评价是应激源是否会造成个体应激反应及应激反应强弱的关键。Lazarus 和 Folkman 将个体对生活事件的认知评价过程分为初级评价和次级评价，初级评价主要是判断应激源与个体有无利害关系，是否会构成危险；一旦个体认为应激源与自身有关，就立即会对事件的性质、属性和自身的应对能力做出估计，此为次级评价。如果次级评价事件是有能力应对的、可以改变的，采用的往往是问题指向应对；如果次级评价为不可改变的，则往往采用情绪指向应对（图 4-2）。

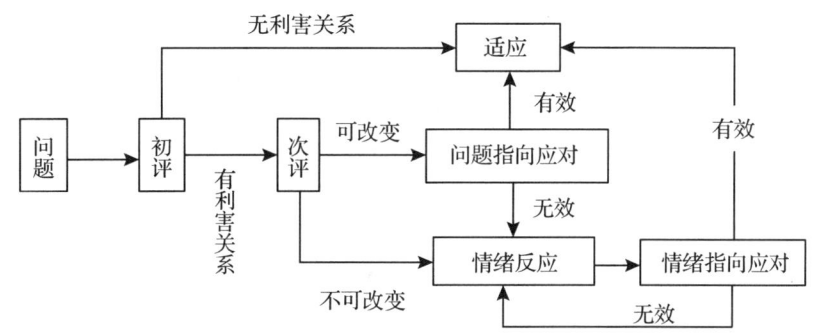

图 4-2　认知评价和应对在应激过程中的作用

2. 应对方式　是指个体对生活事件以及因生活事件而出现的自身不平衡状态所采取的认知和行为措施。应对分为积极应对和消极应对。Billings 和 Moss 提出了应对方式的 3 种类型：①积极的认知应对，指个体希望以一种自信有能力控制应激的乐观态度评价应激事件，以便在心理上有效应对应激；②积极的行为应对，指个体采取明显的行动，希望以行动解决问题；③回避应对，指个体企图回避主动对抗或希望采用间接方式，如过度饮食、大量吸烟缓解与应激有关的情绪紧张。Lazarus 和 Folkman 将应对分为问题指向应对（problem focused coping）和情绪指向应对（emotion focused coping）。问题指向应对是指通过获取如何行动的信息，改变自己的行为或者采取行动，以改善人与环境的关系的努力；情绪指向应对是指调节自己由外界的伤害、威胁引起的不良情绪的努力，也包括采用各种心理防御机制，以此来保持我们的自尊并降低压力。

3. 社会支持　个体与亲属、朋友、同事等社会人以及单位、党团、工会等社团组织所产生的精神上和物质上的联系程度。一般认为，社会支持是应激的一个调节变量，是应激作用过程中个体"可利用的外部资源"，能够有效地缓冲各种外界刺激所致的紧张，对保护健康有积极意义。研究表明，面对相同的压力情境，相比很少获得社会支持的个体，得到家人或朋友较多支持的个体心理承受力更强，身心更健康，所以寻求社会支持被看成是有效的应对行为。

4. 个性特征　在应激作用过程中，个性与认知评价、应对方式、社会支持和应激反应等因素存在广泛联系，个性通过与各因素间的相互作用，最终影响应激反应的性质和程度，并与个体的健康和疾病紧密联系。个性特质在一定程度上决定应对活动的倾向性，即应对风格。有研究表明，当面对无法控制的应激时，A型行为模式的人与B型行为模式的人相比，其应对行为更多地表现出缺乏灵活性和适应不良。个性特征不仅间接影响客观社会支持的形成，也直接影响主观社会支持和社会支持的利用水平。人与人之间的支持是相互作用的过程，一个人在支持别人的同时，也为获得别人对自己的支持打下基础。个性孤僻、不好交往、万事不求人的人是很难得到并充分利用社会支持的。

（三）应激反应

应激反应是指个体因为应激源所致的各种生理、心理、行为方面的变化，常称为应激的心身反应。

1. 生理反应　大量有关应激的实验和观察发现，机体在应激状态下可以出现一系列生理、生化、内分泌和免疫系统的变化，进而影响机体内外环境的平衡。应激的生理反应过程主要有以下途径。

（1）心理-神经中介机制：当机体处于急性应激状态时，应激刺激通过中枢神经介导传递到下丘脑，使交感神经-肾上腺髓质轴被激活，释放大量儿茶酚胺，引起肾上腺素和去甲肾上腺素的大量分泌，致使中枢兴奋性增高，导致心理的、躯体的和内脏的功能改变。表现为心理上的警觉性和敏感性增强；躯体肌张力增强；同时由于交感神经的激活，带来一系列内脏生理变化，如血压升高，血液重新分配，心、脑和骨骼肌血流量增加，皮肤和内脏血流量减少，胃肠功能减弱，糖原分解代谢加速、血糖升高，为机体适应和应对应激源提供充足的准备。但如果应激源刺激过强或持续时间太久，也可造成副交感神经活动相对增强或紊乱，从而出现心率变缓、血压下降、血糖降低，造成眩晕或休克等。

（2）心理-神经-内分泌中介机制：在个体遭遇应激的早期，通过心理-神经中介机制介导，使体力得到迅速补充，这样机体就可以从容应对所面临的问题。但如果应激源刺激过强或持续时间过久，通过心理-神经中介机制的作用不足以应对时，下丘脑与垂体在结构和功能上的密切联系，将机体的神经调节和体液调节整合起来，通过激活下丘脑-腺垂体-肾上腺皮质轴，使下丘脑分泌促肾上腺皮质激素释放因子，促使腺垂体释放促肾上腺皮质激素，进而促进肾上腺皮质激素特别是糖皮质激素的合成与分泌，从而引起一系列的生理变化。包括影响糖代谢使血糖升高；影响蛋白质代谢，促进蛋白质分解，使机体消瘦、骨质疏松；影响脂质代谢，促进脂肪分解等。

（3）心理-神经-免疫机制：一般认为，短暂而不太强烈的应激不影响或略增强免疫功能，但长期较强烈的应激会损害下丘脑，造成糖皮质激素分泌过多，降低巨噬细胞活力，干扰淋巴细胞再循环，引起淋巴组织退化，同时胸腺退化，阻止T淋巴细胞成熟，使人体细胞免疫功能下降。糖皮质激素还能抑制免疫球蛋白的形成，从而影响体液免疫功能，导致机体抵抗力下降。如临床研究发现癌症患者患病可能是因为长期过分压抑愤怒情绪造成免疫功能低下所致。

2. 心理反应

（1）认知反应：适度的应激可以提高个体的唤醒水平，提升认知能力；但如果应激较剧烈或持续时间较长，则会导致个体的唤醒水平超限，造成认知能力下降，表现为注意力涣散、难以集中，记忆力减退，刻板思维、认知狭窄、偏激、钻牛角尖，平时很有理性的人会变得固执、蛮不讲理，或者感觉过敏，思维、语言迟钝或混乱，自知力下降，自我评价降低等现象。

（2）情绪反应：个体在不同应激源的刺激下，产生程度不同的情绪反应，常见的情绪反应有以下几种。

1)焦虑：是最常出现的情绪性应激反应，当个体预感危机来临或预期事物的不良后果时出现紧张、不安、急躁、担忧的情绪状态。适当的焦虑反应可以提高人的觉醒水平，是一种保护反应；而过度和慢性的焦虑则会削弱个体的应对能力并导致自主神经功能紊乱。

2)抑郁：是一种消极、悲观的情绪状态，表现为兴趣下降、活动减退，言语减少，无助感、无望感强烈，自我评价降低，多伴有睡眠和食欲障碍、性欲降低等。抑郁有时会导致自杀，故应严密观察，防止意外发生。

3)恐惧：是面临危险或即将受到伤害时，没有信心和能力战胜威胁所产生的害怕感。通常伴有逃避倾向，即避免进入危险的境界或从威胁性情境中逃走。轻度的恐惧有一定的积极作用，有助于激活警觉期动员途径，使注意力集中而防御风险，但常常缺乏应对的信心，表现为逃跑或回避，严重的恐惧可能造成行为障碍和社会功能的丧失。

4)愤怒：是个体遇到障碍、挫折，目标难以实现，紧张逐渐积累而表现出来的情绪状态。愤怒发挥了激发个体瞬间战斗或逃跑的作用，可在当代生活中，愤怒会影响个体的判断能力和人际关系，所以要学会管理愤怒情绪。愤怒情绪经过适当的疏导，可以减轻或化解；如处理不当，导致攻击行为或丧失理智，或积结于心，都会出现不良后果。患者和家属的愤怒情绪是护患关系紧张的原因之一。

3. 行为反应 当个体经历应激时，常自觉或不自觉在行为上发生改变，以摆脱烦恼，减轻内在不安，恢复内环境的稳定性。积极的行为反应可为个体减轻压力，甚至可以激发个体的能动性，激励个体克服困难，战胜挫折。而消极的行为反应则会使个体出现回避、退缩等行为，妨碍个体的发展。常见的消极行为反应有以下几种。

（1）逃避与回避：在遭遇应激源之后，可以远离应激源——逃避；在未遭遇应激源之前，可以避免与应激源发生接触——回避。两者都是为了摆脱应激源，从而保护自己免受伤害（如闭门不出、离家出走、离校出走）。

（2）退化与依赖：个体在应激源作用下表现出不成熟的应对方式，失去成人式的解决问题的态度和方法，退化至儿童的阶段，如以哭闹、喊叫、就地打滚等孩童式的反应方式应对应激情境，目的是为了获得别人的同情和支持，减轻心理上的压力和痛苦，同时伴有依赖的心理和行为。

（3）敌对与攻击：敌对是个体有攻击的欲望，但却不产生具体行为，表现为不友好、憎恨等；攻击是将愤怒情绪导向人和物，有具体行为，有时甚至出现自伤或伤人行为（如争吵、冲动毁物、伤人、自杀）。

（4）固着和僵化：固着是指反复进行无成效的动作和尝试，比如反复洗手、反复检查门锁等；僵化则是一种以不变应万变、刻板、盲目重复的行为方式。两者常出现于反复经历应激的情况。

（5）无助与自怜：无助表现为消极被动、无所适从和无能为力。通常发生于经过反复应对不能奏效，对应激情境无法控制时，自怜是对自己怜悯、惋惜，多见于独居、对外界环境缺乏兴趣者，当他们遭遇心理应激时常独自哀叹，缺乏安全感和自尊心。

（6）物质滥用：某些个体在经历应激事件后会选择通过饮酒、吸烟或服用某些药物的行为方式来转移痛苦，这些不良的行为方式通过负强化机制逐渐成为个体的习惯。

 考点提示

心理应激反应。

三、心理应激对健康的影响

心理应激与人的健康有密切的联系，它对健康的影响具有双重性。适度的应激可以激发机体的适应能力，增强防御和减少疾病，可促进个体健康；另外，应激可以破坏机体的心理和生理平衡，损害健康，导致疾病。

（一）心理应激对健康的积极影响

1. 适度的心理应激是个体成长和发展的必要条件　早年的心理应激经历可以丰富个体的应对经验，提高在未来生活中的应对和适应能力，更好地耐受各种紧张性刺激因素和致病因素。例如，从小被"过分保护"的孩子，进入社会后，往往会发生各种适应问题，甚至因为长期、剧烈的心理应激而中断学业或患病。

2. 适度的心理应激是维持个体正常功能的必要条件　人离不开外界环境的刺激，适当的刺激和心理应激有助于维持和促进人的生理、心理和社会功能。相关研究表明，经常参加紧张赛事的运动员，其骨骼肌、心肺功能，神经反射功能，大脑分析、判断和决策能力均强于常人。

（二）心理应激对健康的消极影响

强烈或持久的心理应激会损害人的健康。如突发灾难事件就是一种强烈的刺激，它往往会大大超出受累群体的应对能力。遭遇灾难者常常伴有极其痛苦的内心体验，常常有震惊、愤怒、慌乱和无助的情绪表现。强烈或持久的心理应激往往给个体的健康带来如下消极影响。

1. 造成生理痛苦和心理不适　强烈的心理刺激作用于体弱或应对能力差的人，便可发生如下情况：①急性心理应激状态。临床常见的有急性焦虑反应，表现为烦躁、过敏、厌食、腹部不适等；血管迷走反应，表现为虚弱、头晕、出汗等；过度换气综合征，表现为呼吸困难、窒息感、心悸等，甚至出现情绪性休克。②慢性心理应激状态。强度虽小但长期存在的心理应激常使个体出现头晕、疲惫、乏力、心悸、胸闷伴心率加快、血压升高等症状和体征，还可能出现各种神经症表现，情感性精神障碍和精神分裂样表现，并常常被医生忽略而久治不愈。

2. 与其他因素共同作用引发心身疾病或精神疾病　心理应激是心理社会因素损害人的健康的重要途径之一。严重的心理应激引起个体过度的心理和生理反应，造成内环境的紊乱以及各器官、系统的协调失衡，使机体的抗病能力下降，体内受神经系统和内分泌系统支配和调节的器官和系统，在相关因素的共同作用下，发生器质性病变，导致心身疾病的发生。同时，心理应激也是引发各种精神疾病的主要原因之一。当个体有精神疾病家族史，同时存在生理、心理和社会层面的应激易感性特征时，心理应激往往成为其发病的重要诱发因素。

3. 加重已有的精神和躯体疾病　已患有各种疾病的个体，应对应激的能力较低，很容易加重原有的疾病或导致旧病的复发。如病情已得到控制的哮喘儿童在母亲离开后发作；冠心病患者在争执或激烈辩论时发生心肌梗死；高血压患者在工作压力增大时病情加重；癌症患者病情稳定后在应激作用下再次复发。

四、心理应激的应对

心理应激对于每个人来说都是不能完全避免的，个体要学会如何应对和适应应激情境。应对（coping）是个体对抗应激的一种手段，是个体面临应激情境时为减轻事件对自身的影响而做出的认知性和行为性努力。

心理应激的应对主要分为无意识应对和有意识应对两大类。

（一）无意识的心理应对

当个体处于应激状态时，有时会不知不觉地采用一些自我保护的策略来消除紧张、焦虑的情绪，或使自己免受伤害和痛苦，这种自我保护策略称为心理防御机制（mental defensive mechanism）。心理防御机制是指个体在应对心理压力或挫折和适应环境时无意识采用的心理策略。它具有解脱烦恼，减轻内心不安，恢复心理平衡和稳定的作用。一般来说，个体采用心理防御机制时具有三个特征：一是借助心理防御机制可以减弱、回避或克服消极的情绪状态，如心理挫折、紧张；二是大多数心理防御机制涉及对现实的歪曲、掩盖或否认，如对现实挫折情境视而不见，故建立在防御机制上的心理稳定是脆弱的；三是个体在使用心理防御机制时通常自己并未意识到，是在不知不觉中运用的。常见的心理防御机制有以下几种。

1. 升华　指个体把社会所不能接受的动机或需要转变为社会所能接受的动机或需要，以保持内心的宁静和平衡。升华作用常常一方面转移或实现了原有的情感，达到了心理平衡，同时又创造了积极的价值，利己利人。由于升华机制的作用，原来的动机冲突得到了宣泄，不仅消除了因动机冲突而产生的焦虑，而且还使个人获得成功和满足感。升华是最具有积极意义的建设性、创造性防御机制。

2. 幽默　以幽默的语言或行为来应付紧张的情境或表达潜意识的欲望，是一种以奇特、含蓄、双关、讽喻、诙谐等行为为表现形式的良性刺激，常与乐观相联系，以此在不知不觉中化解挫折困境和尴尬场面，并赋予生活以情趣和活力。

3. 合理化　又称文饰作用、理性化，指个体遭遇挫折后，为自己的行为或处境寻找自我认可的理由以摆脱焦虑或痛苦，但有时其理由实际上站不住脚。合理化常见形式为"酸葡萄心理"和"甜柠檬心理"。酸葡萄心理，即把个人渴望得到但又不能获得的东西说成是不好的；而甜柠檬心理是指当得不到甜葡萄而只有酸柠檬时，就说柠檬是甜的。两者均是企图掩盖错误或失败，以保持内心安宁的表现。

4. 否认　否认不是把痛苦事件有选择性地忘记，而是把已发生的不愉快的事件加以否认，认为它根本没有发生过，以此来逃避心理挫折和痛苦感。如亲朋好友的突然去世、自己患了绝症等，个体常常对这些已存在又非常不愿意接受的客观现实强装不知。否认是一种潜意识的、简单而原始的心理防御机制，"眼不见为净""掩耳盗铃"等就是常见的否认表现。人们通过否认，可以缓冲突然来临的打击，暂时缓解焦虑情绪，维持心理平衡，以使心理上对接受痛苦现实有所准备。但若使用过度，则会错过解决问题的时机，导致更大的悲伤。

5. 补偿　当个体由于主客观条件限制和阻碍致使个人目标无法实现时，设法以新的目标代替原有的目标，以现在的成功体验去弥补原有失败的痛苦，称为补偿，即所谓"失之东隅，收之桑榆"。补偿行为在残疾人身上表现得尤为突出。例如，有些残疾人通过惊人的努力而成为世界著名的运动员，有些口吃者经过勤学苦练成为说话流利的演说家。补偿机制可以减轻挫折导致的焦虑，建立自尊，如果过分使用则为病态。

6. 抵消　指以某种象征性的动作、语言和行为抵消已经发生的不愉快的事件，以此来弥补其内心的愧疚，解除焦虑。例如，有人为了缓解丢失钱财的懊恼，就以"破财消灾"的说法进行自我安慰。

7. 压抑　指个体将不为社会道德规范所接受的冲动、欲望、思想、情感等在其尚未觉察时压抑在潜意识层，或把痛苦的记忆予以选择性遗忘，从而免受因紧张、焦虑而形成的心理压力。这些被压抑的内容并非真正消失，往往不知不觉地影响人们的日常心理和行为，而且一有相应的情景，被压抑的东西就会冒出来，给个体造成更大的威胁和危害，如触景生情。压抑机制是所有心理防御机制的基础和最基本的方法。

8. 反向　指对内心的一种难以接受的观念或情感以相反的态度或行为表现出来。在日常生活中，有的人自己明明极为需要某一种东西，却表现为极力反对；有的患者明明非常关心自己的病情，但在别人面前却表现出无所谓的姿态。

9. 幻想　是当个人无力克服前进道路上的障碍时，企图以一种非现实的想象情境来逃避挫折情境，以得到自我满足。白日梦就是典型的幻想作用。儿童的幻想大多是正常现象，正常成人偶尔为之，也可暂时缓解紧张状态，但如果成年人经常采用幻想方式，特别是分不清幻想与现实时，则可能为病态。

10. 投射　是指个体将自己不能容忍的冲动、意念、欲望等转移到外部世界或他人身上，以此来避免内心的不安。"以小人之心，度君子之腹"，就是投射的典型表现。例如一位总是对他人怀有敌意的病人会告诉护士别人都对她不友好。

11. 转移　是指个体因限于理智或社会的制约，将对某一对象的情绪、欲望或态度，在潜意识中转移到另一个可替代的对象上，个体既发泄了相应的心理能量，又不会给自己带来威胁。例如，有的人患重病后，后悔以前没有好好照顾自己的身体，内心谴责自己以前不健康的生活方式，但却把对自己的愤怒转移到医护人员或家属身上，经常无端发脾气。这是在潜意识中把对自己的愤怒转移到外界以消除内心的焦虑。

12. 退化　是指当个体受到挫折无法应对时，放弃习惯化的成熟应对方式，转而使用以往较幼稚的方式应对困难或满足自己的欲望。运用退行机制可以使当事人心安理得地接受他人的同情、关心和照顾，而不必直接面对困难，是一种潜意识的逃避。例如一位产妇分娩后，各项指标正常，身体恢复状况良好，却不愿出院，如有人质疑，她便像小孩子那样哭闹，声称大家都在欺负她。

 考点提示

常见的心理防御机制。

（二）有意识的心理应对

1. 问题指向应对和情绪指向应对

（1）问题指向应对：是针对事件或问题的应对策略，通常指主观能动地改变不利环境。主要的策略有：①解决问题。许多事件对于个体之所以成为应激源，是因为个体缺乏解决问题的能力。当问题得到解决，应激便随之消失。所以学习具体问题的解决策略，提高解决问题的能力，是最直接的应激处理策略。②获得信息。未来处境的不确定性会给个体造成较强的应激，使用寻求信息技能可帮助个体最大限度地降低这种不确定性以及由此引发的应激。特别是获得解决问题的信息，如全面了解应激源、了解解决问题的方法，获得更多的选择等。③寻求社会支持。拥有良好的社会支持通常会带来很多资源和能量，如获得解决问题的资金、工具、方法技术等。研究表明，社会支持与个体社会技能、工作绩效、自我概念和身心健康有着显著正相关，与社会惰性、焦虑、担忧、压抑等有着显著负相关。④直面问题。直面应激源，找到问题的切入点，能动地适应并改造境遇。

（2）情绪指向应对：是指应对那些不可控的应激源产生的影响，改变自己对事件的情绪反应强度的策略。主要包括：①改变认知策略。当不能改变环境时，能做的就是改变自己。换一种方式来考虑处境、角色以及在解释那些出乎意料的结果时所采用的归因方式。通过改变个体对事件或情境的看法，消除或减少应激。②转移注意力。指以建设性活动把注意力从痛苦的思绪中转移，如遇到令人沮丧的事情时，读书、参与体育锻炼等都可以起到转移注意力的作用。③自我暴露或宣泄。当人们经历应激性的生活事件时，或面对一个挑战性的情境时，与他人交流思想和感情，释放情绪，宣泄心中的烦恼和感伤，从而改变情绪状态，缓解个体的应激水平。④行为放松训练。处于应激状态下的个体会紧张、焦虑，通过放松训练、瑜伽、深慢呼吸法、冥想等可以使情绪变得平静，更有利于应对应激。⑤回避问题。避开让个体感觉到痛苦的人或事，回避困难。

2. 一般应对

（1）有氧运动锻炼：每周2~3次规律的有氧运动锻炼可以增强体质和个体应对应激的能力。从生理角度来说，应激产生于中枢神经系统异常的生化过程，而运动被认为是减轻应激对躯体健康损害作用的最有效方法，因为运动可带来明显的生理效应，可增强个体心肺功能，改善肌肉张力和姿势，控制体重，促进肌肉放松，从而缓解应激生理反应并增加机体的生理储备，同时运动还能增加脑血流量，刺激自主神经系统，引发一系列激素释放，这些效应有抗抑郁焦虑的作用。从心理角度来说，运动可改变生活节奏，增强意志力、减轻紧张，缓解应激反应。散步、慢跑、打太极拳、游泳、骑车、各种球类运动等都是较好的运动。

（2）合理科学饮食：处于应激中的个体，能量代谢加快，消耗增加，需要及时得到营养补充，增强机体抵抗应激的能力，防止机体进入衰竭状态。因此，保持恰当饮食与良好的营养状况在应激处理中具有重要作用。注意食物的平衡搭配，鼓励应激者多食含有丰富维生素、矿物质的食物，如蔬菜、粗粮、水果，多饮水及营养饮料，适当补充肉类食物，如鱼、鸡、鸭，限制盐、精制糖、咖啡因、脂肪及高胆固醇食物的摄入。

（3）保证睡眠与休息：帮助应激者养成良好的休息和睡眠习惯，安排足够的休息和睡眠时间，这样才可能使应激者消除疲劳，精神放松，缓解焦虑、恐惧、紧张等负性情绪，有效地度过应激阶段。

（4）掌握时间管理技术：时间紧张、工作忙乱也会导致个体发生应激。应激者常常时间管理混乱，工作效率低下，不能有效地利用时间。因此，应该让应激者掌握有效的时间管理技术。内容包括：帮助应激者建立目标任务表，排列处理任务顺序；按计划有序工作；集中精力工作，不轻易中断活动；遵守计划、及时反馈和自我奖励。

（5）建立社会支持系统：社会支持可以缓冲应激源的作用，减轻应激反应。因此，护士应尽可能地调动患者的家庭成员、朋友、同事等给予患者尽可能多的关心和帮助，帮助住院患者在病友中建立新的支持网络，扩大患者的社会支持资源。同时，建立良好的护患关系，尽可能地对患者共情，给患者提供正确的信息，纠正患者错误的认知，帮助患者尽快适应病房生活，这本身就是一种有效的社会支持。

第二节 心身疾病

案例4-2

患者，45岁，某单位领导，平时不嗜烟酒，生活规律，但性情急躁，易激动，工作雷厉风行，争强好胜，生活中也处处要强，工作、生活风风火火，天天忙忙碌碌，难得清闲。对女儿的要求也非常严格，常常给女儿灌输要争第一的思想。1年前将女儿送到更大的城市读初中，为此工作发生调动，到新单位后，工作不顺，常因下属执行偏差而大发雷霆，与同事合作时也常起争端。1天前因感觉胸闷，心前区隐隐作痛而入院检查，诊断为冠心病。

问题与思考：
1. 该患者的行为模式具有什么特点？
2. 分析患者致病的相关心理社会因素。
3. 针对该患者所患疾病与行为特点，应制订怎样的临床干预策略？

随着现代社会的迅速发展，心理社会层面的应激不断增加，心身疾病的发病率日益增高，几乎涉及全身各个器官和系统，对人类健康造成了严重威胁。心身疾病发病不仅仅有躯体因素的作用，还与患者的情绪、人格特征、经历的应激事件以及行为习惯等密切相关。护士在对这些患者进行心理护理时要充分认知并引导患者改善这些因素，促进患者康复。

一、心身疾病概述

（一）心身疾病的概念

心身疾病（psychosomatic disease）又称心理生理疾病，广义的心身疾病是指心理社会因素在疾病的发生、发展过程中有重要作用的躯体器质性疾病和躯体功能性障碍；狭义的心身疾病则指心理社会因素在疾病的发生、发展过程中有重要作用的躯体器质性疾病，如冠心病、原发性高血压、溃疡病。

人们在社会生活中会遇到各种各样的应激事件，能引起自主神经和内脏功能的一系列变化，而这种变化多数是可逆的、生理性的，故称其为心身反应（psychosomatic reaction）。如果应激事件过于强烈、持续时间太长或个体本身有某种易患素质时，这些变化就可以持续影响机体，并发展为心身疾病。

心身疾病主要有以下特征：①疾病的发生、发展与心理社会因素有关，通过心理中介或生理中介而发病；②有明确的器质性病变或躯体功能性障碍的症状；③心身疾病通常发生在自主神经支配的系统或器官；④遗传和人格特征与心身疾病的发生有一定的关系，不同人格特征的个体对某些心身疾病的易感性不同；⑤同样性质或强度的心理社会因素，对于一般人，只引起正常范围内的生理反应，而对于心身疾病易感者，则引起明显的病理生理反应。

（二）心身疾病的范围

心身疾病分布于全身各系统，其分类方法较多，为便于理解，一般按器官系统分类如下。
1. 神经系统 血管神经性头痛、肌紧张性头痛、睡眠障碍等。
2. 循环系统 原发性高血压、冠心病、心律失常、心脏神经症等。
3. 呼吸系统 支气管哮喘、神经性咳嗽、过度换气综合征、过敏性鼻炎等。
4. 消化系统 胃溃疡、十二指肠溃疡、溃疡性结肠炎、神经性呕吐、神经性厌食等。
5. 内分泌系统 糖尿病、甲状腺功能亢进、肥胖症、更年期综合征等。
6. 皮肤系统 神经性皮炎、瘙痒症、过敏性皮炎、荨麻疹、湿疹、多汗症等。
7. 泌尿生殖系统 遗尿症、阳痿、月经不调、经前期紧张综合征、功能失调性子宫出血等。
8. 肌肉骨骼系统 类风湿性关节炎、全身性肌肉痛、颈臂综合征等。
9. 其他 癌症、术后肠粘连、原发性青光眼、梅尼埃病、口腔炎等。

以上所列各种疾病中，一般认为原发性高血压、冠心病、哮喘、溃疡病和癌症是较为明确的心身疾病。此外，也有人把系统性红斑狼疮、妊娠期高血压也归入心身疾病的范围。

（三）心身疾病的致病因素

研究表明，心身疾病的发病因素并不是单一的，往往是生理、心理行为、社会等多种因素相互作用所导致。

1. 生理因素 一方面，生理因素作为心身疾病的病理基础，其对于机体的损耗，对于心理的影响使之成为促发心身疾病的重要诱因。另一方面，个体的生理始基则对于个体面临刺激时会导致什么样的心身疾病有重要影响，现已发现，高甘油三酯血症是冠心病的生理始基，高尿酸血症是痛风症的生理始基，高蛋白结合碘者则为甲状腺功能亢进的生理始基。

2. 心理行为因素 目前研究表明心理行为因素主要涉及负性情绪、人格特征以及不健康行为的影响，心理行为因素既是疾病的诱发因素，又在疾病的发展转归过程中起到重要的作用。

（1）负性情绪：心理因素对躯体内脏器官的影响是以情绪活动为中介的。积极情绪对个体的生命活动有积极作用，可以发挥机体的潜能，从而更好地适应环境，保持健康；而负性情绪，如愤怒、恐惧、焦虑、忧愁、悲伤、痛苦，虽然也是适应环境的一种反应，但强度过大或时间过久，都会使人的心理活动失去平衡，导致神经系统功能失调，对健康产生不良影响。如果这些消极情绪经常反复出现，引起长期或过度的精神紧张，还可产生神经功能紊乱、内分泌失调、血压持续升高等病变，从而导致某些器官、系统的疾病。

知识链接

负性情绪影响疾病的机制研究

临床观察发现，紧张等不良情绪会导致疾病或使疾病恶化。心脏病患者情绪紧张时可出现心律失常，如阵发性房性心动过速、房性或室性早搏。其机制主要是：不良情绪可导致交感神经兴奋，交感神经末梢释放大量的去甲肾上腺素，同时肾上腺髓质分泌肾上腺素进入血液，儿茶酚胺和皮质类固醇配合动员储存的脂肪，使血中的脂质增加，当这些游离的脂肪酸不能被肌肉活动所消耗，就可能导致动脉硬化。同时，由于儿茶酚胺可促进血液凝固，血小板凝集，从而阻塞小动脉，易患心肌梗死。有人研究发现愤怒、激动、焦虑、恐惧都能使胃液分泌增加和酸度升高，而抑郁、悲伤则可使胃液分泌减少和胃肠蠕动减慢，长期焦虑还可使充血的胃黏膜糜烂，导致溃疡的发生。

（2）易感人格：大量研究证明，不同人格特征对某些心身疾病的易感性具有明显的差异。1959年，美国心血管专家弗里德曼（Friedman）等对冠心病患者进行调查发现，多数患者均具有"A型行为模式"。这种行为模式的主要特征为争强好胜、时间紧迫感、办事急躁、过度敌意、对工作过度地提出保证等。A型行为模式与冠心病、高血压病、脑血管病、消化性溃疡等密切相关，其中导致心血管病的最重要的两个原因是愤怒和敌意。反之，心境平和、做事不慌不忙、随遇而安、工作有主见、不易受外界干扰者属于B型行为模式。B型行为模式者抗压能力较强，演变为亚健康状态的机会较小，发生心脑血管疾病的危险性也较低。C型行为模式者常常克制愤怒、过分忍让、回避矛盾、抑制情绪表达等，相似不幸事件对其可产生更强、更久的抑郁、沮丧、无助等心理，使内环境平衡遭到破坏，干扰免疫系统的功能，导致不能及时清除变异细胞而易罹患癌症。

（3）不健康行为：研究表明，不健康行为也是导致心身疾病的重要原因，如吸烟与冠心病和癌症的发病率、死亡率增高有关。酗酒可以导致肝硬化、脑血管疾病、癌症和精神障碍等。不合理膳食也是影响机体健康的一个重要因素，比如多食引起的肥胖与高血压、糖尿病、胆管疾病均有关系。某些癌症和长期食用霉变或腌制食物有关。吸毒可以导致传染性疾病、精神疾病、肺部疾病等。

3. 社会因素　社会因素是指人们生活和工作的环境、人际关系、社会角色、经济状况、社会制度、文化传统、风俗习惯、社会地位等。生活节奏、经济收入、居住条件、拥挤、噪声、动荡、灾害、矛盾冲突等都可成为给人们带来心理压力的社会因素。大量的研究证明移民、不良环境、工业化、都市化等社会因素明显增加了高血压、冠心病、肺癌、胃肠病、肥胖症等心身疾病的患病率。值得注意的是，社会因素导致患病不仅和社会因素的性质和程度有关，同样也取决于个体对于社会因素的看法、评价以及应对，因为社会因素毕竟要通过中介因素才能影响到个体健康，个体对于社会因素的合理处理也能够减少其对健康的危害。

考点提示

心身疾病的致病因素。

二、心身疾病的防治原则

（一）心身疾病的治疗原则

1. 心、身同治原则　心身疾病的治疗，应从心身两方面着手，既要强调采取有效的生物学手段，如药物治疗、手术治疗来处理躯体器质性病变，又要强调采用有效的心理干预手段，如支持疗法、认知疗法、行为疗法、松弛疗法来调适心理反应。

2. 急则治标，缓则治本　对于躯体症状较急、较重的患者，以对症治疗为主，主要处理躯体症状；对于慢性疾病和躯体症状不明显的患者，以对因治疗为主，主要致力于消除心理社会因素。

考点提示

心身疾病治疗原则。

（二）心身疾病的预防

心身疾病是心理因素和生理因素综合作用的结果，所以心身疾病的预防也要同时兼顾心、身两方面。从心理学角度来看，心理卫生应成为心身疾病预防的重要内容和措施。心身疾病的预防应注意以下几点。

1. 加强心理卫生宣教　向广大群众宣传和普及心理卫生知识，强调保持良好的心态。
2. 培养健全的人格　对社会不同人群及个体发展的不同阶段进行心理保健，矫正不健康的行为，如吸烟、酗酒、暴饮暴食、缺乏运动、A型行为。
3. 减少不良心理刺激　消除各种有害的心理社会刺激因素，及时发现心理危机，如自杀、吸毒，并给予指导和帮助，进行适当的疏导和调整，以降低不良心理刺激的影响。
4. 特殊人群应重点预防　对有遗传倾向者（如糖尿病、肥胖、高血压）应注意做好心理预防措施，防止心身疾病的发生、发展。
5. 加强行为训练和控制　如放松训练、自我监督和自我控制。

三、常见的心身疾病

（一）原发性高血压

原发性高血压是以体循环动脉压升高为主要临床表现的心血管综合征，通常简称为高血压。高血压是最早确立的心身疾病，也是危害全人类健康的主要疾病之一，高血压不仅发病率高、死亡率高、致残率高，而且并发症多，非常容易累及心、脑、肾等重要器官，是脑卒中、冠心病的危险因素之一。

高血压的发病相关因素众多，涉及多个环节，在不同阶段可能表现各异，个体差异较大，其中遗传因素影响明显，同时高钠饮食、超重也是两个较为重要的因素，心理社会因素也是疾病发病的重要因素。

1. 心理社会因素　主要有社会环境因素、情绪因素、不良行为等因素。

（1）社会环境因素：一些研究认为应激时血压波动幅度是高血压形成及演变的因素之一。战争、社会动荡、自然灾害、工作压力、噪声均会影响血压水平。长期生活在噪声环境中，听力敏感性减退者高血压患病率也较高；脑力劳动者高血压患病率超过体力劳动者，从事精神紧张度高的职业者发生高血压的可能性更大。

（2）情绪因素：持续的情绪紧张往往是造成血压持续升高的直接原因。人际关系紧张、家庭经济困难、个人社会地位改变等引发个体产生不良情绪均可引起血压升高。

（3）不良行为：危险的生活方式可增加高血压的患病风险或恶化病程，高盐饮食、肥胖、吸烟、酗酒、缺少运动等不良行为因素均能造成高血压的发生、持续存在和恶化。

2. 患者心理特点　高血压发生后，患者常会出现心情烦躁、易怒、记忆力差、精神不集中等心理变化。对疾病有一定了解的患者往往会担心发生脑溢血、偏瘫等并发症，因此常出现焦虑、紧张、恐惧等不良情绪。有些患者根据自己对高血压的些许了解，认同并坚持某些偏方或言论而出现猜疑、偏执等心理问题。

3. 心理护理要点

（1）疏导患者负性情绪：护理人员应以平等的态度与患者真诚交流，指导其学会面对现实，不回避压力，能正确认知、评价所面临的问题，学会用合理的方式解决、应对问题，达到解除负性情绪，进一步增强疗效的目的。

（2）降低应激源的影响：护理人员通过观察法、访谈法了解患者的病史，主要了解与疾病有关的心理社会因素。通过和患者的沟通，帮助患者缓解心理压力，稳定情绪，通过和患者共同梳理目前所面临的应激源和自身所具备的应对资源和能力，对应激源重新进行评价和应对，减少心理社会因素的负性影响。

（3）指导患者实施自我心理护理：高血压病程漫长，病情反复。护理人员要指导患者进行自我心理护理，学会全身主动放松的方法，改变不良的生活习惯，如减轻体重、限盐、戒烟和控制饮酒，鼓励患者适度参加运动。护理人员要向患者介绍疾病的相关知识，使患者对疾病有正确的认识，做好打"持久战"的准备，提高患者信心。同时护理人员要强调乐观的性格和平和的心态、坚持用药对于控制血压的重要性，提升患者维持心理健康的能力并强化其遵医行为。

（二）冠心病

冠心病的全称为冠状动脉粥样硬化性心脏病，是指冠状动脉粥样硬化使血管变窄、阻塞，从而导致心肌缺血、缺氧而引起的心脏病。它和冠状动脉功能性改变一起合称冠状动脉性心脏病。心肌严重缺血时出现强烈而持久的胸痛，可引发心律失常、心衰、休克等危急状态。冠心病的发病率和死亡率都很高，严重影响着人类健康。大量研究表明，高血压、高血脂、糖尿病、肥胖、家族史为公认的冠心病致病危险因素，心理社会因素是独立危险因素。

1. 心理社会因素

（1）A型行为模式：美国心脏病专家弗里德曼（Friedman）等提出A型行为模式者容易发生冠心病，这类个体具有的特征主要是时间紧迫感和竞争敌意倾向。研究者还认为，随着社会节奏的加快，个体面临的各类竞争愈加激烈，A型行为不是个体存在的某种缺陷，而是为了应对某种特定环境进行特殊的竞争而产生的。A型行为模式者在遇到刺激事件时，容易激动、紧张、不耐烦甚至产生敌意和攻击，导致体内儿茶酚胺和促肾上腺皮质激素过量分泌，使血压产生波动，血液黏稠度增加，血小板黏附力和聚集性增加，血脂增高，促进血栓的加速形成，导致冠状动脉供血不足。对各种职业的人格类型与冠心病相关性调查发现，A型行为模式者冠心病患病率为B型行为模式者的2倍以上。

（2）心理应激：有相关研究报道，心理应激对冠心病产生不良影响。心理应激被认为在促发心脏事件和猝死方面可起关键作用。有研究表明，配偶死亡后的前2年中，冠心病的死亡率显著增加。长期的心理冲突可引起持续的、过度的应激反应，容易导致大脑皮质功能失调，神经内分泌紊乱、血压升高、冠状动脉生理和结构产生变化，而激烈的情绪反应则起到了"扳机"的作用。

（3）不良生活方式：吸烟、缺乏运动、特定的饮食习惯等因素与冠心病密切相关。与不吸烟者相比，吸烟者冠心病的发病率和病死率增高 2~6 倍，且与每日吸烟的支数成正比。肥胖也是动脉粥样硬化的危险因素。肥胖可导致血浆甘油三酯及胆固醇水平升高，并常伴发高血压和糖尿病，近年研究认为，肥胖者常有胰岛素抵抗，导致动脉粥样硬化的发病率明显升高。

2. 患者心理特点　冠心病病程长，临床表现差异性大，在病程的不同阶段主要心理表现也不相同。发病初期主要是恐惧心理，这也是造成病情加重的原因。因为对疾病的不了解，患者的注意力总是集中在机体的不舒适上，导致患者在疾病期间处于焦虑状态中。在治疗过程中患者逐渐认识到了疾病的一些特点，进而会考虑到在今后的生活中个体的独立性丧失，生活自理能力下降等，患者会产生抑郁的心理活动，出现情绪低落、苦闷、失眠、食欲减退等。

3. 心理护理要点

（1）调节生活方式：指导患者养成良好的生活习惯，适当运动，戒烟，不饮酒或少饮酒，限制钠盐摄入量，不暴饮暴食，不吃高脂、高糖和油炸食品，防止过度肥胖，防治糖尿病。

（2）矫正 A 型行为：基于 A 型行为对冠心病的重要影响，护理人员要把矫正患者 A 型行为作为一项重要工作来做，在工作中主动宣讲 A 型行为和冠心病的相关知识，提高患者对 A 型行为危害性的认识，鼓励患者勇敢地面对并做出改变。教会患者控制愤怒和恐惧的认知策略，消除患者过度的紧张和焦虑，力争调整患者心理、生理状态，改善心肌缺血。

（3）缓解患者情绪：要尊重和关爱患者，通过摄入性谈话，耐心倾听患者宣泄内心的矛盾、冲突所引起的痛苦体验，深挖被患者压抑的潜意识的敌意、怨恨、焦虑、紧张和不满情绪的原因，然后给予疏导、心理支持，并指出不合理的信念和认知，缓解患者心理压力，改善情绪状态，达到良好的社会适应。

（三）消化性溃疡

消化性溃疡主要指发生于胃和十二指肠的慢性溃疡，是一组多发病、常见病。十二指肠溃疡比胃溃疡多见，以青壮年发病者居多，男性多见。消化性溃疡也是一类多因素致病性疾病，是遗传、环境及社会心理因素共同作用的结果。研究表明，30%~65% 的溃疡由心理因素导致，尤其是十二指肠溃疡。心理因素被认为是十二指肠溃疡发病和复发的独立危险因素，生活事件、应激、易感人格、情绪障碍和饮食习惯等都是消化性溃疡发病的重要心理社会因素。

1. 心理社会因素

（1）生活事件刺激：流行病学研究发现，由生活事件所导致的心理紧张状态是导致溃疡发病的重要因素。在一些精神高度紧张、责任重的职业中，如空中交通管制员，十二指肠溃疡发病率是其他人群的 2~3 倍。第二次世界大战中，伦敦受到频繁的空袭，军人也处在激烈的战斗环境中，其溃疡病发病率也显著上升。

（2）情绪因素：个体在表达与紧张有关的情绪，如焦虑、愤怒、敌意时，会促使迷走神经兴奋，使胃液分泌增加。有学者曾对一名胃瘘患者进行观察，发现患者情绪激动、焦虑、愤怒时，胃黏膜充血、胃蠕动增强、胃酸持续分泌导致黏膜发生糜烂；患者情绪低落时，胃黏膜缺血、蠕动减少、胃酸分泌不足，消化能力减弱；患者情绪愉快时，血管充盈，胃液分泌正常，胃蠕动也会有所增强。

（3）人格特征：研究发现，有焦虑特质的人和高精神质的人易患消化性溃疡。溃疡患者病前大多有工作认真负责、依赖性强、常常压抑愤怒、情绪不稳定、过分关注自身等人格特征。Piper 等采用艾森克问卷调查发现，消化性溃疡的患者更多具有内向及神经质的特点，表现为孤僻、好静、遇事过分思虑、事无巨细、苛求井井有条、情绪易波动、愤怒并常受压抑。由于大多数研究都属于回顾性调查，因此尚不能确定是否存在独特的溃疡易感人格。后来一些研究者认为，溃疡患者个性中最重要的特征是易焦虑。

> **知识链接**
>
> **心理社会因素致消化性溃疡的发病机制**
>
> 1. 神经内分泌失调　心理社会因素易引起机体神经内分泌失调，影响下丘脑-垂体-肾上腺轴的功能。当机体处于应激状态时，引起下丘脑功能失调刺激肾上腺皮质分泌大量糖皮质激素，使胃酸、胃蛋白酶分泌增多，并抑制黏液分泌，造成胃黏膜糜烂与溃疡。
>
> 2. 胃黏膜保护功能削弱　由于心理社会因素的影响，患者往往会出现一定的应激反应。在应激状态下胃黏膜屏障功能的许多方面减弱。黏液层厚度降低，黏液及黏膜中氨基己糖、磷脂、巯基类物质等含量降低，导致对各种离子的选择通透性降低，对胃腔内有害成分缓冲能力削弱。胃黏膜微循环障碍被认为是应激性溃疡发生最主要的病理生理过程。改善胃黏膜微循环可预防或减轻应激性溃疡的发生。
>
> 3. 胃黏膜损伤因素作用相对增强　"溃疡病性格"患者，尤其是 A 型行为模式患者，常常处于精神高度紧张状态，易致大脑皮层功能减退，皮层下的自主神经中枢紧张性增加，副交感神经张力增高，抑制调节功能紊乱，从而引起胃肠平滑肌和血管痉挛，局部组织缺血，黏膜营养障碍。同时迷走神经过度兴奋，壁细胞分泌多量胃酸，使胃、十二指肠黏膜屏障遭到破坏，导致攻击与防御因子失衡，从而产生溃疡。

2. 患者心理特点　消化性溃疡患者多表现为孤独，缺少人际交往，被动、拘谨、顺从、依赖性强、缺乏创造性、刻板、情绪不稳定、遇事过分思虑、过分关注自己，常处于患得患失的矛盾之中。由于其惯于自我克制，使其情绪得不到宣泄，导致迷走神经兴奋，胃酸和胃蛋白酶原水平明显增高，容易诱发疾病。疾病的主要表现中，疼痛会影响患者的工作和休息，进餐前后患者常表现出紧张、焦虑情绪。患者常会担心病情加重导致胃穿孔，害怕大出血，导致精神紧张，这些又加重了溃疡的严重程度。

3. 心理护理要点
（1）调整生活态度：护理人员要指导患者保持平和的心态，避免精神过度紧张，合理安排工作和生活，尽量减少负性情绪的刺激。

（2）提供心理支持：护理人员要向患者提供疾病的相关信息，对于心理社会因素的作用要重点说明，使患者了解疾病的病因，并使患者认识到心理社会因素对疾病的重要影响，关心患者，鼓励患者表达内心的真实想法，帮助患者客观看待社会，缓解其心理压力。

对于消化性溃疡的患者，要注意生理治疗和心理治疗的有机结合，治疗中首先对胃酸过多应给予抑酸药和抗胃蛋白酶药，其次给予自主神经阻断药，情绪不安定的患者给予精神安定药，有抑郁倾向者给予抗抑郁药。同时结合心理干预和健康生活指导。

（四）糖尿病

糖尿病是一组由多病因引起的以慢性高血糖为特征的代谢性疾病，是由于胰岛素分泌和（或）作用缺陷所引起、伴有代谢紊乱的内分泌代谢性疾病，常并发全身多种病变，严重时出现酮症酸中毒昏迷。糖尿病的病因和发病机制极为复杂，至今未完全阐明。一般认为，糖尿病是遗传因素和环境因素共同作用所致。情绪、生活事件、人格、心理应激、生活方式等不良心理社会因素，都可以促发和加剧糖尿病。

1. 心理社会因素

（1）社会环境因素：糖尿病的发生与应激性生活事件有一定的关联。大量临床研究资料表明，在应激条件下，所有人都显示出糖尿病的某些症状，如血糖、尿糖升高，酮体增多。但在应激解除后，糖尿病患者不能恢复到正常水平，而其他人则能很快恢复。一些糖尿病患者在饮食和药物治疗都不变的情况下，由于生活事件的突然袭击，病情可在一夜之间迅速加剧，甚至出现严重的并发症。

（2）负性情绪：糖尿病的发病和加剧与心理冲突和情绪有关，大量临床资料表明，稳定的情绪可缓解糖尿病患者的病情，而抑郁、紧张、悲伤和愤怒等情绪常导致病情加剧或恶化。

2. 患者心理特点　近年来通过研究和调查发现，严重抑郁、回避痛苦、注意分散、对应激的唤醒水平低、不善于延迟满足等是糖尿病患者的典型行为特征。由于糖尿病患者的饮食要求较高，不得不改变原有的饮食习惯。因此，担心营养摄入不足，或因不能像正常人一样生活而沮丧、压抑。而患者在疾病早期对疾病的认识不足，不愿改变生活习惯，因而造成疾病的加重。在疾病后期，机体多个系统受累，引发并发症，又容易失去治疗信心而自暴自弃，这些均是糖尿病患者的心理特点。

3. 心理护理要点

（1）疏导情绪：护士应与患者多交谈，以取得患者的信任，使患者倾诉自己的忧虑和痛苦，宣泄不良的情绪，再进行疏导和教育，改善患者消极情绪。尽力改变患者对疾病的悲观认识与评价，增强患者战胜疾病的信心。根据病程，指导患者适当地采取"否认机制"，以便赢得必要的时间以顺应和接受严酷的事实。

（2）做好健康教育：由于糖尿病的疾病特点，所以药物、运动、饮食、心理、教育"五驾马车"的综合治疗对于患者非常重要，护理人员要鼓励患者必须长期坚持综合治疗，指导患者和家属了解糖尿病的基本知识，做好糖尿病知识的普及和治疗技能的培训，帮助患者科学地安排生活、饮食和体力活动，避免肥胖和感染的发生。

（五）恶性肿瘤

恶性肿瘤也称癌症，是当前引起人类死亡的主要疾病之一。多数癌症的病因复杂，与理化刺激、慢性感染、遗传、衰老等因素有关，也与不良的生活方式，如不健康饮食、吸烟、酗酒、缺乏运动、肥胖有关。近年来，人们也认识到心理社会因素，如人格、个体面临的生活事件、个体的情绪与癌症的发生、发展有着紧密的关系。

1. 心理社会因素

（1）生活事件：生活事件特别是负性生活事件与癌症发生的关系比较密切，如配偶、父母或孩子的去世或发生情感断绝，当事人内心极度悲哀和孤独，加上不能有效应对，以致长期积压在自己内心，久久不能愈合，这种心理社会因素造成的长期负性情绪，往往会伴随生理反应，使机体免疫功能下降，容易罹患癌症。

（2）人格特征：英国学者史蒂文·格里尔（Steven Greer）等人结合自己的研究提出了癌症易感性行为特征，称为C型行为，主要表现为与人过分合作、原谅一些不该原谅的行为，生活和工作没有主见和目标，不确定性强，对人过分耐心，回避各种冲突，压抑而不表现愤怒等负性情绪，屈从于权威、生活单调等。具有C型行为特征的人，癌症发生率比非C型行为者高3倍以上。

（3）情绪因素：研究发现，心理压力过大不能适时调节，导致抑郁、失望、悲哀、恐惧等情绪是产生肿瘤的重要原因。有人推测，负性情绪对机体的免疫功能有抑制作用，影响免疫系统对癌细胞的识别和消灭，故负性情绪是癌细胞发展的促进剂。

（4）应对方式：患者的应对方式对癌症的发展和预后有直接影响。消极的心理行为反应可加速癌症的恶化进程。美国癌症研究所对行手术治疗的早期癌症患者的观察发现，怀疑治疗、紧张焦虑、丧失信心者常常复发，有压抑及克制情绪者往往预后不良。而始终抱有希望和坚定信心、能及时表达或发泄自己的负性情绪、能积极参与有意义的愉快的活动、能与周围人沟通良好者，平均生存期明显延长。

（5）不良行为：研究表明长期不健康的生活方式是癌症发生的重要因素。不良行为包括吸烟、酗酒、缺乏运动，以及不良的饮食习惯，如经常食用腌制、油炸、熏烤、过期、霉变的食物。

2. 患者心理特点　在癌症的形成过程中，心理社会因素起着十分重要的作用、癌症患者会经历非常复杂的心理变化，内心陷入难以摆脱的矛盾之中，一般癌症患者在整个病程中的心理反应大致分为4个时期：休克-恐惧期、否认-怀疑期、愤怒-沮丧期、接受-适应期（详见第九章）。

3. 心理护理要点

（1）提供心理支持：护理人员要同情、关心患者，采取倾听、疏导、放松等方法给患者提供心理支持。满足患者的身心需要，减轻其不良情绪，鼓励其战胜疾病的信心，使消极心理状态转化为积极的心理状态，从而维持各器官系统的正常功能，达到心理平衡，增强应激的适应能力，提高免疫力。

（2）改变不良的疾病认知，增强治疗的信心：对患者进行疾病信息的宣教，改变患者对于癌症的惧怕情绪，通过大量的事实说明"癌症不等于死亡"。鼓励患者表达内心的想法，和患者一起分析他所遇到的问题和想法，调整和改变其不合理认知，增强患者的康复信心。通过具体行为、情绪、认知等方面的指导，包括教会患者放松的方法，及时疏导患者情绪等使患者真正从自我做起，调整、改变自己，对抗疾病，利于疾病的康复和预后。

（3）协助建立良好人际关系、恢复社会支持系统：良好的人际关系、广泛的社会支持是减轻不良情绪、增强应激适应能力的重要环节。加强人际关系的亲密感，可以让患者减少或忘记疾病所带来的痛苦，并可从中获得与疾病抗争的力量。癌症患者不仅需要同情、关怀和照顾，更需要理解和尊重。所以护理人员要主动关心、热情接待、重视和理解患者，帮助其恢复被癌症所破坏的社会支持系统，使其得到病友的友爱和帮助、亲友的安慰和亲近。

（4）积极心理暗示：晚期癌症患者常经受顽固性疼痛的折磨，盼望有特效药能减轻其痛苦，医护人员可运用暗示性语言、安慰剂等心理暗示方法增加药物疗效，减轻患者的疼痛，如告诉患者"这种药物止痛效果很好，用后你的疼痛会很快减轻……"。

（5）指导行为矫正：护理人员应帮助患者认识到不健康的生活方式和行为习惯的危害性，与患者共同分析其生活方式和行为习惯与肿瘤发生、发展、治疗及转归的关系，指导患者矫正不良习惯，做到生活有序、情绪乐观、心身松弛。

（6）注重榜样示范：病友的榜样作用对增强患者的抗癌决心具有非常重要的作用。因此，护理人员应创设积极的群体氛围，使患者在病友的榜样示范中获得巨大的情感激励和心理支持。

> **思政园地**
>
> **面对疫情，我们不畏惧也从不孤单**
>
> 　　新冠感染疫情是一场史无前例的、传播速度快、感染范围广、防控难度大的重大突发公共卫生事件。疫情初期，随着感染人数的增多，出现了病床不足，医疗设备缺乏，医护人员人手不足，医疗资源、生活物资紧缺等问题，还出现了医护人员感染。随着疫

情信息的持续发布，全国人民的心也日益紧张起来。国家卫健委专家组直面问题。一边及时给人民提供有效的科学信息，大大减轻了人民群众的恐慌情绪，一边在没有特效药的情况下，探索有效的救治办法。全国各地的医护人员也主动请缨，争相报名，肩负起白衣战士的使命担当，一个个鲜红的手印表明了他们不惧生死、战胜病毒的决心。同时还有来自社会各界一批又一批有力的精神和物质支持。正是这敢于直面应激源的勇气、"万众一心、众志成城"的坚定信念和"一方有难，八方支援"的有力社会支持，让我们最终渡过难关。

【学习感悟】
重大突发公共卫生事件中护士该有怎样的担当？

自 测 题

一、选择题

1. 生活事件、日常困扰和重大变故等应激源所属的类型为
   A. 躯体性应激源　　　B. 心理性应激源　　　C. 文化性应激源
   D. 社会性应激源　　　E. 生物性应激源

2. 如果一年内 LCU 超过 300，那么预示着
   A. 今年患病可能性超过 86%　　　B. 今年患病可能性超过 50%
   C. 来年患病可能性超过 86%　　　D. 来年患病可能性超过 50%
   E. 两年后患病可能性超过 50%

3. 许多人面对绝症，或亲人的死亡，就常会本能地说"这不是真的"，所采用的防御机制为
   A. 退行　　　B. 幻想　　　C. 否认
   D. 反向　　　E. 压抑

4. 不属于心身疾病的是
   A. 胃溃疡　　　B. 抑郁症　　　C. 癌症
   D. 糖尿病　　　E. 支气管哮喘

5. 女，16 岁，学生，独女。7 岁时在一次与母亲冲突中大声哭闹后呼吸困难，面色青紫，其母急忙将其送到医院。经短暂吸氧后很快缓解，其母事后赶紧满足了患儿的要求。此后，患者经常在受刺激后便憋气、呼吸困难，且多于母亲在场时发作，持续时间短暂。关于该患者支气管哮喘发作的原因以下叙述不正确的是
   A. 情绪因素　　　B. 个性特征　　　C. 早年经历
   D. 心理创伤体验　　　E. 亲子关系融洽

6. 男，28 岁。患支气管哮喘，经常入睡后发作。患者白天没有精力工作，每到晚上就害怕病情发作，甚至危及生命，惶惶不可终日。该患者最主要的心理反应是
   A. 依赖　　　B. 恐惧　　　C. 悲观
   D. 焦虑　　　E. 抑郁

7. 男，18 岁，大一新生，入学后因不适应新学校的学习环境和老师的教学模式，出现了情绪焦虑、胃口不好、睡眠不佳等情况。其辅导员了解情况后，与任课老师及同学们一起给予

其热情帮助，耐心疏导和安慰，使该生逐渐走出适应不良的状态，这种应对应激的方法属于

  A. 催眠心理治疗 B. 运用自我防御机制 C. 专业思想教育
  D. 取得社会支持 E. 回避应激源

（8～10题共用题干）

女性，55岁。丧偶8年，现独居，嗜烟酒，不爱运动。平时性情抑郁，过分容忍，办事无主见，常顺从别人。1月前行胃癌切除，术中及术后情绪低落，兴趣下降，独自流泪，有轻生之念。

8. 患者病前的行为特征为
  A. A型 B. B型 C. C型
  D. 混合型 E. 以上都不是

9. 患者术后的情绪反应属于
  A. 焦虑 B. 抑郁 C. 恐惧
  D. 痛苦 E. 内疚

10. 患者患胃癌的原因可能是
  A. 生活事件 B. 易感性人格特征 C. 情绪因素
  D. 不良生活习惯 E. 以上都是

（11～12题共用题干）

一位中年男性患有冠心病和高血压已5年。经心理医生评估，认为他具有A型行为特征。

11. 下列不属于A型行为特征的是
  A. 有时间紧迫感 B. 待人随和 C. 有竞争性
  D. 对工作过度提出保证 E. 为成就努力奋斗

12. 以现代医学模式观，冠心病是属于哪一类疾病
  A. 单纯躯体疾病 B. 神经症 C. 流行疾病
  D. 心身疾病 E. 人格障碍

二、简答题

1. 心理应激对健康的影响有哪些？
2. 简述与冠心病有关的心理社会因素及心理护理策略。

三、案例分析

张先生，50岁，公司总经理。竞争意识极强，一向商场得意，平时虽有高血压，但无症状。由于同行的恶性竞争，生意屡遭失败，公司濒临倒闭，心境恶劣，坐立不安，血压骤升至190/120 mmHg，应用3种降压药物无效，经过心理医师的疏导治疗，心情逐渐平稳后，降压药物应用达标。

思考：

1. 与高血压发生、发展相关的心理社会因素有哪些？
2. 在临床上如何对患者开展心理护理？

（李明芳）

第五章　心理评估

学习目标

1. 说出心理评估、心理测验的概念。
2. 描述常用的心理评估方法和实施心理评估的原则及注意事项。
3. 简述心理测验的分类和标准化心理测验的特征。
4. 能灵活运用常用的临床评定量表。
5. 树立规则意识，培养严谨的科学态度。

第一节　心理评估概述

案例 5-1

某产妇，28岁，一周前剖宫产一男婴。自手术后情绪低落，拒绝给孩子哺乳，近日并发急性乳腺炎。情绪极其不稳定，不喜与人交流，值班护士发现每天都会默默哭泣，对家人说的话反应强烈，极其敏感；最近食欲不良，入睡困难。

问题与思考：
1. 作为护士，你如何帮助该产妇全面了解自己的心理健康状况，可以运用哪些评估方法？
2. 如果运用访谈法，有哪些技巧和策略？

一、心理评估的概念和作用

心理评估（psychological assessment），就是应用观察法、访谈法和心理测验等多种心理学方法获得信息，对个体某一心理现象做全面、系统和深入的客观描述。这与医生根据患者的症状、体征和实验室及器械检查结果对患者所做的临床诊断很。在临床护理中运用心理评估可以对有心理问题的患者做出心理方面的判断、鉴别，为心理护理提供依据，这对做好心理护理工作和评价心理护理效果至关重要。目前，心理评估在教育学、心理学、医学、人力资源管理、军事和司法等部门也同样有十分广泛的用途。用于临床时则称为临床心理评估（clinical psychological assessment）。

二、心理评估在护理工作中的作用

心理评估是心理护理程序的第一步。护理人员在为患者做出心理护理计划之前，首先要评估患者所存在的心理问题。专业的心理评估，可确定患者的心理问题，确保心理护理的科学性、有效性，但目前其发展尚不够成熟，这是目前推进临床心理护理工作向纵深发展需要尽快解决的问题。

（一）增强心理护理工作的有效性和针对性

首先，心理评估为心理护理诊断、制订护理计划提供客观依据；其次，对于心理护理效果的评价，借助心理评估工具，可以得到量化的数据，从而对心理护理措施的实行是否有效做出准确的判定。

（二）增强对心身疾病的把握性

基于目前对于心身疾病的研究，患者在发病之前以及发病过程中都会出现不同程度的心理问题。运用心理评估的方法，就可以对这些心理问题进行把握和了解。通过心理评估掌握患者的心理状态及其动态变化，这对于做好心理护理工作是至关重要的，也是预防和治疗心身疾病的一个重要方面。

（三）增强心理护理工作的宣教与指导性

运用心理评估可以了解不同患者的心理问题，以便对患者进行目标性的心理卫生方面的教育与指导。同时，有效的心理护理评估可以探寻患者心理问题的根源，对患者的心理治疗有一定的指导作用。

（四）增强心理护理工作的科研性

心理评估是心理护理科研课题中不可缺少的方法之一。有些心理评估采用的是量化的手段，并且严格按照科学研究的统计学方法进行分析，因此，现阶段临床护理研究论文基本都采用了心理测验和评定量表等心理评估方法，这对提高心理护理的科研水平起到了重要的作用。

三、心理评估的原则和注意事项

（一）实施心理评估的原则

心理评估的原则是开展心理评估工作的最基本要求和指导思想。一般心理评估应该遵循以下 7 个基本原则。

1. 客观性原则　在心理评估过程中要遵循实事求是的态度，依据患者的客观心理事实，运用科学的方法，对其心理问题进行科学的评估，杜绝主观臆断，更不允许猜测虚构。客观性是心理评估的最基本原则。

2. 指导性原则　对患者的心理问题做出评估后，对其存在的心理问题给予有针对性的指导，从而更好地促进其心理问题的解决和心理的健康发展。心理评估是心理护理的一个基本环节，它最终以促进患者的心理健康发展为宗旨，因此应将心理评估与心理教育相结合，根据患者不同的心理问题，采用相应的指导方法。

3. 动态性原则　患者的心理活动除随着疾病进程而波动外，还可受诊疗手段、医院环境、自身人格特征等影响，随时都会发生变化。护理人员要用变化、发展的观点对患者的心理问题做动态的考察，把握其心理发展的轨迹和外部影响的脉络，防止僵化的评估模式对心理护理工作的干扰。

4. 整体性原则　在心理评估过程中，护理人员要用系统观点对患者的心理现象及影响因素之间的相互关系进行整合研究，同时还要对患者的心理问题进行多层次、多侧面的系统分析，才能从整体上把握患者的心理状况。

5. 综合性原则　在心理评估中除运用心理学的方法和技术外，还要根据需要综合运用多种学科的方法和技术以取得最佳的评估结果。心理评估不同于医学评估，其复杂性决定了它是一种多层次、多侧面的评估。因此，综合性原则就是在进行心理评估时，可以博采众长、取长补短，全面提高心理评估的水平与质量。

6. 保密性原则　对患者的心理评估资料进行保密，是护理人员应具有的最基本的道德水准和从事评估的最基本要求，是鼓励患者提供真实材料的基础，也是对患者人格与隐私权的最大尊重。护理人员不得将患者的心理资料向无关人员泄露或作为平时同行之间议论的话题。

7. 循序渐进原则　护理人员在实施心理评估工作的时候，应该从患者最初表现的心理问题出发，然后随着护患关系的加深、信任度的增加，再进一步挖掘深层次的心理问题，不要一开始就从心理问题的根源入手，这样往往会遭到患者的抵触。

 考点提示

心理评估的原则。

（二）实施心理评估的注意事项

心理评估是一项专业性极强的工作，这是由于心理现象是世界上最复杂的现象，同时心理评估也很容易受到主观因素的影响。因此，要做好心理评估，对护理人员的技术和心理素质都提出了较高的要求。

1. 对心理评估人员的要求

（1）理论知识与操作技能方面：要求护理人员对心理学及其与健康和疾病关系的知识，有系统的、全面的、深入的了解，熟练掌握心理评估理论和操作技能，要有丰富的与各种年龄、教育水平、职业性质、社会地位及患各种疾病的人交往的经验。

（2）心理素质方面：要求护理人员本身具备健康的人格，乐于并善于与人交往，有良好的沟通能力，具有接纳性等。如果不具备这些基本的心理素质，便很难与患者建立良好、和睦的关系，从而影响心理评估的施行，甚至得到错误的评估结果。

（3）职业道德方面：心理评估工作首先涉及患者的切身利益（个体生存发展和健康问题），有时还存在一些法律问题（如司法鉴定）。因此，在评估过程中选择何种心理评估方法、如何实施等均需要严肃认真的态度，分析评估结果、做出评估结论需要特别慎重，要注意避免主观歪曲和客观偏差。

2. 实施心理评估的注意事项

（1）取得患者的信任：心理评估必须取得患者的充分合作。在实施心理评估的时候，首先要确认的就是患者是否对实施评估的护理人员完全信任，至少保证评估是建立在基本信任的基础之上的。评估人员应该尽其所能让患者了解心理评估的积极意义，避免患者对评估产生误解，这样才能保证评估结果真实、可靠。

（2）保护患者的利益：在对患者进行心理评估的时候，必然会涉及个人的一些隐私，评估人员必须严格遵守心理评估的职业道德，妥善保管好患者的个人资料，不能随便与其他人谈论患者的心理问题，更不能将患者的心理问题当作话题传播，以免对患者造成医源性伤害。

（3）管理好心理测试工具：运用心理测试量表进行评估必须管理好测量工具，只有经过专业培训的人员才能使用并进行解释，不得向无关人员泄露测验内容。如果被一些好奇者拿去给其他人做"心理测试"，且不能科学地解释结果的话，可能会造成不可预见性的心理创伤。同时可能加大再次测试结果的误差。

（4）对时间和环境的严格要求：运用心理测试进行评估，需要一个安静、安全的环境，并且严格遵守心理测试的时间与其他要求，只有这样才能达到心理测试的科学性与真实性。

第二节　临床心理评估的基本方法

一、行为观察法

行为观察法是通过对被评估者行为表现直接或间接（通过摄录像设备）的观察或观测来进行心理评估的一种方法。行为观察法一般分为自然观察法与控制观察法两种形式。

（一）行为观察法的具体要求

1. 行为观察的目标　在实际观察中，应根据观察目的、观察方法及观察的不同阶段选择目标行为。对每种准备观察的行为给予明确的定义，以便准确地观察和记录。

> **知识链接**
>
> **行为观察的主要内容**
>
> 1. 仪表，即穿戴、举止、表情；
> 2. 身体外观，即胖瘦、高矮、畸形及其他特殊体形；
> 3. 人际沟通风格，如大方或拘谨、主动或被动；
> 4. 言语，包括表达能力、流畅性、简洁性、是否赘述；
> 5. 动作，如过少、适度、过度、怪异、刻板；
> 6. 在交往中表现出来的兴趣、爱好，对人对己的态度；
> 7. 感知、理解和判断能力；
> 8. 在困难情境中的应对方式。

2. 行为观察的时间　包括确定观察期、观察次数、间隔时间和观察持续时间。一般每次观察的时间在 10～30 分钟。具体的观察时间、次数、间隔时间等，应根据目标行为出现的时间特点来确定。

3. 行为观察的记录　常因观察方法不同而采取不同的记录方法。一般情况下，定式观察有固定的记录程序和方法，只要严格遵循即可；非定式观察常采用描述性的记录方法，不仅要记录观察到的目标行为表现、频率，还要进行推理判断，例如记录"某某用脚踢了小狗 5 次，显得很生气"。

（二）行为观察法的注意事项

当不同的人观察同样的事件时，他们并不总是"看到"同样的事物。由于观察者本人的动机和预期可能会导致观察的错误，为了使行为观察法具有良好的客观性、准确性和科学性，观察者在观察时应注意以下几点事项：

1. 尽可能客观、完整和准确地观察事件或目标行为。
2. 在观察和评估过程中，观察者要充分意识到自己的角色，做到"客观"，分清楚是客观描述还是自己的感觉和反应。
3. 观察者要控制自己，不对那些与目标行为关系不大的特殊行为和突发事件发生兴趣。
4. 对于与自己年龄和文化背景相差悬殊的人，观察者在分析结果时应尽量从被观察者角度而不是自己的角度去理解他们的行为。

行为观察法的优点是获得的材料比较真实和客观。不足之处是行为观察法得到的只是外显行为，不易重复。观察结果的有效性还取决于观察者的洞察能力、分析综合能力等。

二、临床访谈法

临床访谈法也称作"临床交谈法""临床晤谈法"等。其基本形式是一种面对面的语言交流，也是心理评估中最常用的一种基本方法。

（一）临床访谈法的类型

临床访谈法包括自由式访谈、结构式访谈和半结构式访谈三种。

1. 自由式访谈　自由式访谈的谈话是开放式的，气氛比较轻松。被评估者较少受到约束，可以自由地表现自己。

2. 结构式访谈　结构式访谈是根据特定目的预先设定好一定的结构和程序，谈话内容有所限定，效率较高。

3. 半结构式访谈　有主题的限制，但无严格的提问顺序，此方法不仅具有自由式访谈和结构式访谈的优点，而且又能较好地克服两者的不足和缺点，是近年来应用较多的一种访谈方法。

（二）临床访谈法的访谈内容

根据访谈目的的不同，访谈的内容应该有所侧重，如搜集资料性访谈、诊断性访谈和征询意见性访谈。有些临床工作者为了弥补行为观察法和临床访谈法的不足，发展了一种半定式访谈，访谈者可以根据自己的需要编制半定式访谈检查表。Gart G. Marnat 认为，一个有关疾病病史的半定式访谈至少应包括以下几个方面。

1. 有关障碍（问题）的情况　对障碍（问题）的描述，包括强度和时间长度、首发情况等，以及诱因、以前的处置、发生频率的变化，为解决问题做了什么及其结果、正规处理等。

2. 家庭背景　经济水平、文化背景、父母职业、父母目前健康状况、情绪和疾病史、家庭关系、生长地（城市/农村）、家庭结构等。

3. 个人成长史　按年龄特点有选择性地进行。①学龄前儿童：发展历程、早期疾病情况、家庭氛围、大小便训练、与父母接触的亲密程度。②学龄儿童：学校适应情况、同学关系、学业成绩、与父母的关系、爱好/活动/兴趣、生活变化。③青少年：除了包括上述儿童的情况外，还应该调查是否出现有关法律、性、药物依赖的行为，以及出现这些行为的时间，还要了解青春发育期的反应。④成年和中年：专业和职业、婚姻、人际关系、疾病和情绪变化史、生活目标的满意度、与父母的关系。⑤老年：疾病史、对能力下降的反应、自我完善性、经济收入的稳定性。

4. 其他　自我概念（喜欢或厌恶）、躯体化症状、幸福和悲伤事件的记忆（记忆中最早的引起愉快和悲伤的事件）、害怕（值得注意的梦和再现的梦）。

根据如上内容，使用者可以自编一些问题，对被访者的情况进行评估。例如，评估被访者的心理问题，可设计如下提问内容：①你现在有哪些问题和麻烦？②在这些问题中，哪个问题对你影响最大，有什么影响？③这些问题是从什么时候开始出现的，通常在什么情况下发生？④这些问题经常发生吗？⑤这些问题发生后还经常变化吗？⑥发生这些问题时，你通常是怎样处理的？

在一般问题和疾病史访谈后，根据需要，可对心理（精神）状况进行检查，主要包括感知觉障碍、思维障碍、记忆、注意、智力、定向力、自知力、情绪表现、行为方式及仪表等。

（三）临床访谈法的技巧和策略

1. 建立良好的信任关系　访谈能否取得成功很大程度上取决于访谈者与被访谈者之间的关系，访谈者要努力营造一个融洽的氛围，使被访谈者感到被尊重、被理解，而且交谈是安全的。

2. 倾听　良好的倾听技术是一门艺术，在访谈中最为重要。一名优秀的倾听者不但在访谈中注意到被访谈者说了"什么"，而且还通过他们的声音、表情和姿势注意到被访谈者"如何"说；通过被访谈者所讲述的内容能察觉到他们尚未说出来的感觉和问题。在访谈中耐心、专注、诚恳地倾听是决定访谈是否取得成效的关键。

3. 提问　提问时语音轻柔，启发诱导被访谈者的话题，要使用被访者易于理解的简洁语言，避免使用双关语、专业术语和模棱两可的语言。提问技术包括两种方式：一种是封闭式提问，通常使用"是不是""对不对""要不要""有没有"等词，而回答也是"是""否"式的简单答案。可以用来收集特别的资料，以澄清事实。另一种是开放式询问，通常使用"是什么""如何""为什么"等词来发问，让来访者就有关问题、思想、情感给予详细说明。它没有固定的答案，容许患者自由地发表意见，从而带来较多的信息。一般来说，在了解情况或转换话题时大都采用开放式提问。需要指出的是，提出开放性问题后，要给患者足够的时间来回答问题。

考点提示

提问技术的方式及注意事项。

4. 避免偏离主题　围绕访谈主题展开交谈，避免访谈者和被访谈者之间毫无目的、漫无边际地交谈。如果出现跑题，应及时巧妙地回到主题，以保证访谈顺利进行。

5. 记录　访谈一般不做笔记，但是为了避免遗忘，可记录关键要点，如有影响便立即停止记录。如果被访谈者声明不许记录，应尊重被访谈者意愿。如果是为了教学和研究目的，需要对访谈进行录像或记录，一定要先征得对方的同意方可进行。

访谈是一种互动的过程。在访谈中评估者起着主导和决定的作用。因此，评估者掌握和正确使用访谈技术是十分重要的。

三、心理测验法

在心理评估中，心理测验占有十分重要的地位。因为心理测验可对心理现象的某些特定方面进行系统评定。并且心理测验一般采用标准化、数量化的方法，所得到的结果可以参照常模进行比较，避免了一些主观因素的影响。

（一）心理测验的概念

心理测验（psychological test）是在标准的情境下，对行为样本进行客观分析和描述的一种方法。它运用心理学的原理和技术，对人的心理现象或行为进行量化测定，从而确定心理现象在性质和程度上的差异。心理测验广泛应用于心理学、医学、教育、法学等各个领域。在医学领域主要应用心理测验对患者的心理问题进行评判。

（二）心理测验的分类

1. 根据测验功用分类　可分为智力测验、人格测验、神经心理学测验、临床心理测验和职业咨询测验。

2. 根据测验方法分类　可分为问卷法、作业法和投射法。

3. 根据一次测验的人数分类　可分为个别测验和团体测验。

4. 根据操作方式分类　可分为言语测验和非言语（或称操作）测验。

考点提示

心理测验的定义和分类。

（三）标准化心理测验的特征

1. 常模（norm）　常模是一种可供比较的标准量数。心理测验的目的有两个方面：一是确定受试者某方面心理特征在其对应的正常人群中所处的相对位置或水平；二是比较受试本人相对于正常人群心理特征之间的差异。要实现这个目的，必须有个"标准"可供比较，并用来解释测验的结果，这个标准在心理测验中称为常模。常模通常有如下几种：①均数，是常模的一种普通形式，是标准化样本的平均值，表现形式是：$\bar{X} \pm SD$。某一受试所测成绩（粗分，或称原始分）只有与标准化样本的平均数相比较时，才能确定其成绩的高低。②标准分，均数所说明的问题是有限的，只看均数，不注意分散情况，所得受试者的信息非常有限。如用标准分作为常模，便可提供更多的信息。标准分能说明受试者的测验成绩在标准化样本的成绩分布图上居何位置。③T分常模，是标准分衍化出来的另一种常用常模。例如明尼苏达多相人格调查表（Minnesota Multiphasic Personality Inventory，MMPI）便采用此种常模。④百分位，是另一类常用常模，比标准分应用得早，且更通用。它的优点是不需要统计学的知识便可理解。习惯上将成绩差的排列在下，好的在上，计算出样本分数的各百分位范围，将受试者的成绩与常模相比较。⑤划界分，在筛选测验中常用此常模。在临床神经心理测验中，将正常人与脑病患者的测验成绩比较，设立划界分，用这个分数划分有无脑损害。⑥比率（或商数），这一类常模也较常用，如神经心理测验中的损伤指数就是一种比率常模形式。

2. 信度（reliability） 心理测验的信度是指同一受试者在不同时间用同一测验方法（或用另一套相等的测验方法）重复测验，其所得结果的一致性程度，它反映了工具的可靠性和稳定性。信度用系数（coefficient）来表示。一般来说，系数越大，一致性越高，测得的分数越可靠；反之亦然。凡是标准化的测验手册，都需要说明该测验用各种方法所测得的信度。检查信度通常有如下方法：①重测信度，指同一组受试在不同时间做同一套测验所得结果的相关性检验。②正副本相关，有的测验同时编制了平行的正副本，将同一组受试的两套测验结果进行相关性检验。③分半信度，将一套测验的各项目（要求以难度为序）按奇、偶数号分成两半，分别进行测试，对所测结果进行相关性检验。④评分者信度，对于主观性题目构成的测验，随机抽取部分题目，由两个或多个评分者按评分标准打分，然后求评分者所得结果间的相关系数。

3. 效度（validity） 所谓效度即测验的有效性，是测验可以测查到所要测查的对象的性质和程度。效度检查有多种方法，一般采用效标（criterion）效度、内容（content）效度和结构（construct）效度三类。①效标效度，即将测验结果与某一标准行为进行相关检查，如智力测验与学习成绩，诊断测验与临床诊断进行相关检查等。②内容效度，指测验能反映所测量内容的程度，如算术成就测验应反映受试者运算能力的程度。测验与之相关的标准，是老师的评定，日常生活或工作中所表现的能力等。③结构效度，反映编制此测验所依据理论的程度。如编制一个智力测验，必定依据有关智力的理论。该测验所反映此智力的程度，可用结构效度来检验。

4. 标准化 指心理测验的施测方法、记分方法、标准结果的换算法等都要按一定的规定进行，须符合标准测验的条件。

 考点提示

临床心理评估的方法。

第三节 护理工作常用的心理测验

一、智力测验

智力测验（intelligence test）是评估个人一般能力的方法，它是根据有关智力概念和理论经标准化过程编制而成。智力测验在临床上用途很广，不仅在研究智力水平，而且在研究其他病理情况（如神经心理）时都是不可缺少的工具。智力测验可分为个别智力测验和团体智力测验，前者多用于临床，后者多用于教育和某些研究。

（一）智力商数

智商（intelligence quotient，IQ）是智力测验结果的量化单位，用来衡量个体智力发展水平，有两种算法：比率智商和离差智商。

1. 比率智商　比率智商计算方法为：IQ=MA/CA×100（MA，mental age，即心理年龄，指智力所达到的年龄水平，即在智力测验上取得的成绩；CA，chronological age，为实际年龄，指测验时的实际年龄；设定 MA 与 CA 相等时智商为 100）。例如，某儿童智力测验的 MA 为 10，而他的 CA 为 8，那么他的 IQ 为 125，说明该儿童比同龄儿童的平均智力高。如果 MA 为 9，CA 为 10，IQ 为 90，说明该儿童比同龄儿童平均能力低。比率智商有一定局限性，它是建立在智力水平与年龄成正比的基础上，实际上智力发展到一定年龄后稳定在一定水平，呈平台状态，此后随着年龄增加，智力便开始下降。因此，比率智商适用最高实际年龄限制在 15 岁或者 16 岁。

2. 离差智商　离差智商是用统计学的标准分概念来计算智商，表示被试者的成绩偏离同年龄组平均成绩的距离（以标准差为单位），每个年龄组 IQ 均值为 100，标准差为 15。计算公式为 IQ=100+15（X-M）/SD。公式中 X 为被试者的成绩，M 为样本成绩的均数，SD 为样本成绩的标准差，（X-M）/SD 是标准分（Z）计算公式。离差智商实际上不是一个商数，当被试者得到的 IQ 为 100 时，表示他的智力水平恰好处于平均位置。如 IQ 为 115，则高于平均智力的一个标准差，为中上智力水平；IQ 是 85，则表示低于平均智力的一个标准差，为中下智力水平。离差智商克服了比率智商计算受年龄限制的缺点，已成为通用的智商计算方法。

（二）常用的智力测验

1. 斯坦福 - 比奈量表　1905 年，法国心理学家比奈（A. Binet）和西蒙（T. Simon）受法国当局委托，编制了"儿童智力量表"，又称比奈 - 西蒙智力量表（Binet-Simon Scale of Intelligence，B-S），这是世界上第一个智力量表。比奈于 1908 年和 1911 年对该量表进行了两次修订。1916 年，美国斯坦福大学特尔曼（L.M.Terman）对该量表进行修订后称为斯坦福 - 比奈智力量表（Stanford-Binet Intelligence Scale，S-B 量表）。该量表项目沿用 B-S 的方法，难度按年龄组排列，每一年龄组包括 6 个项目，每通过一项计月龄 2 个月，6 项全部通过，说明被测者的智力达到该年龄水平。斯坦福 - 比奈量表引入"智商"的概念，使之更加完善。1960 年，该量表又引进离差智商的计算法，测验项目修改为按功能相同的项目组成划分测验，不再按年龄组分段。目前已经出了 S-B 第 4 版（S-B4），共有 15 个分测验组成 4 个领域，即语词推理、数量推理、抽象/视觉推理和短时记忆。

中国比奈测验源于比奈 - 西蒙智力测验。1924 年，我国心理学家陆志韦对比奈 - 西蒙智力量表进行了修订，称为中国比奈 - 西蒙智力测验。1936 年，陆志韦和吴天敏又发表了第二次修订本。1981 年，吴天敏教授对第二次修订本又进行了第三次修订，形成了现在中国实用的比奈量表，称"中国比奈量表"。第三次修订的中国比奈测验包括语言文字、数字、解图和技巧 4 类，共有 51 个项目。主要侧重于考察人的语言判断、推理等抽象思维能力，是对人的总体智力的测量。测验适用于 2～18 岁的人群。测验时间较短，一般 30 分钟左右即可完成。

2. 韦克斯勒智力量表　韦克斯勒智力量表是目前世界上使用最广泛的智力评估测验，是美国心理学家韦克斯勒编制的一系列用于不同年龄人群的智力量表，分别为韦克斯勒成人智力量表（Wechsler Adult Intelligence Scale，WAIS）及其修订本（WAIS-R），适用于 16～74 岁；韦克斯勒儿童智力量表（Wechsler Intelligence Scale for Children，WISC）及其修订本（WISC-R），适用于 6～16 岁；韦克斯勒幼儿智力量表（Wechsler Preschool and Primary Scale of Intelligence，WPPSI）及其修订本（WPPSI-R），适用于 3～6 岁半。3 个智力量表均为个别测验，各自独立又相互连接。WAIS 是韦克斯勒智力量表中的一部分。龚耀先于 1981 年主持修订 WAIS（1955 年版），为中国修订韦克斯勒成人智力量表（WAIS-RC）。WAIS-RC 分城市式和农村式。两式项目数相同，记分标准也相同。较长时间生活、学习或工作在县属集镇以上的人口，适用城市式；长期生活、学习或工作在农村的人口采用农村式。

韦克斯勒智力量表包括言语和操作2个分量表，其中言语分量表由6个分测验组成，操作分量表由5个分测验组成。言语量表分测验的名称及内容：①知识，由一些常识（包括历史、天文、地理、文学、自然等）组成，可测量知识及兴趣范围和长时记忆等能力；②领悟，由一些有关社会价值观念、社会习俗、社会规范及某些社会现象的问题所组成，可测量对社会的适应程度，尤其是对伦理道德的判断能力；③算术，由一些心算题组成，可测量对数的概念、数的操作能力（加减乘除），同时可测量注意力、解决问题的能力；④相似性，找出两物（名词）的共性，测量抽象概括能力；⑤背数（数字广度），分顺背数和倒背数两种，可测量短时记忆和注意力；⑥词汇，给一些词下定义，可测量被试者词语理解和表达能力。

操作量表分测验的名称及内容：①数字符号（译码），1～9个数字下面有相应的规定符号，要求被试者按此规定在一些数字下面填所缺的符号，测量手-眼协调、注意集中能力和操作速度；②填图，有一系列图片，每张图缺少一个最重要的部分，要求指出所缺部分的名称和所在部位，测量视觉辨别能力，对组成物体要素的认识能力，以及扫视后迅速抓住缺点的能力；③积木图案，用红白两色的立方体木块复制平面图案，测量空间知觉、视觉分析综合能力；④图片排列，调整一些散乱图片的顺序使之成为有意义的故事，测量逻辑联想、部分与整体的关系以及思维灵活性；⑤图形拼凑，测量处理局部和整体关系的能力以及想象力、视觉-运动协调能力等。将一物品分割成碎片呈现给被试者，要求其在规定的时间内将碎片复原。

韦克斯勒智力量表的3个版本分别于20世纪70年代末、80年代初由我国心理学家引进、修订，出版了中国修订本，并根据我国国情分别制定了城市和农村两套常模。

根据韦克斯勒成人智力量表测验结果，按常模换算出全量表智商、言语智商和操作智商。以全量表智商代表被测者的总智力水平（表5-1）。

表5-1 智力等级分布表（韦克斯勒智力量表）

智力等级	智商范围	人群中的理论分布（%）	智力等级	智商范围	人群中的理论分布（%）
极优秀	≥130	2.2	中下	80～89	16.1
优秀	120～129	6.7	临界	70～79	6.7
中上	110～119	16.1	智力缺陷	≤69	2.2
中等（平常）	90～109	50			

二、人格测验

不同的心理学流派对人格有不同的定义，并根据各自的人格理论编制了种类繁多的人格测验。比较常用的人格测验有：

1. 明尼苏达多相人格调查表（MMPI） MMPI于1943年编制而成，最初是想编制一套对精神病有鉴别作用的辅助调查表，后来发展为人格测验。该量表问世以来，应用非常广泛，在美国出版的《心理测验年鉴》第9版（1985年）中为最常用的人格测验。1989年完成了MMPI的修订工作，称MMPI-2。我国宋维真等完成了MMPI修订工作，并已制订了全国常模。MMPI适用于16岁以上至少有6年受教育年限者。MMPI既可个别施测，也可团体测查。MMPI共有566个自我陈述形式的题目，其中1～399题是与临床有关的，其他属于一些研究量表，题目内容范围很广，包括身体各方面的情况、精神状态、家庭、婚姻、宗教、政治、法律、社会等方面的态度和看法。被试者根据自己的实际情况对每个题目做出"是"与"否"的回答，若确定不能判定则不作答。根据患者的回答情况进行量化分析，也可做出人格剖面图。除了人工分析方法，现在还出现多种计算机辅助分析和解释系统。

MMPI 共有 14 个分量表，包括 4 个效度量表和 10 个临床量表。

（1）效度量表：①未回答项目数（Q），可用"？"表示被试者不能回答的题目数，如超过 30 个题目，则测验结果不可靠；②掩饰（L），测量被试者对该调查的态度，高分表示防御、天真、思想单纯等；③效度（F），测量任意回答倾向，高分表示任意回答、诈病或确系偏执；④校正分（K），是测量过分防御或不现实倾向，高分表示被试者对测验持防卫态度。

（2）临床量表：①疑病量表（Hs），测量被试者疑病倾向及对身体健康的不正常关心，高分表示被试者有许多身体上的不适、不愉快、自我中心、敌意、需求、寻求注意等；②抑郁量表（D），测量情绪低落、焦虑问题，高分表示被试者情绪低落，缺乏自信，有自杀观念，轻度焦虑和激动；③癔症量表（Hy），测量被试者对心身症状的关注和敏感，自我中心等特点，高分表示被试者自我中心、自大、自私、期待别人给予更多的注意和爱抚，与人的关系是肤浅、幼稚的；④精神病态性偏倚量表（Pd），测量被试者的社会行为偏离特点，高分表示被试者脱离一般社会道德规范，无视社会习俗，社会适应差，冲动敌意，具有攻击性倾向；⑤男子气或女子气量表（Mf），测量男子女性化、女子男性化倾向，男性被试者高分表示其敏感、爱美、被动等女性倾向，女性被试者高分表示其粗鲁、好攻击、自信、缺乏情感、不敏感等男性化倾向；⑥妄想量表（Pa），测量被试者是否具有病理性思维，高分提示被试者常表现多疑、过分敏感，甚至有妄想存在，平时的思维方式就容易指责别人而很少内疚，有时可表现为强词夺理、敌意、愤怒，甚至侵犯他人；⑦精神衰弱量表（Pt），测量精神衰弱、强迫、恐怖或焦虑等神经症特点，高分提示被试者有强迫观念、严重焦虑、高度紧张、恐怖等反应；⑧精神分裂症量表（Sc），测量思维异常和古怪行为等精神分裂症的一系列临床特点，高分提示被试者行为退缩，思维古怪，可能存在幻觉妄想，情感不稳；⑨躁狂症量表（Ma），测量情绪紧张、过度兴奋、夸大、易激惹等轻躁狂症的特点，高分表示被试者联想过多过快，夸大而情绪高昂，易激惹，活动过多，精力过分充沛，乐观，无拘束等特点；⑩社会内向量表（Si），测量社会化倾向，高分提示被试者性格内向，胆小退缩，不善社交活动，过分自我控制等。

MMPI 应用十分广泛，主要用于病理心理的研究。在精神医学主要用于协助临床诊断；在心身医学用于多种心身疾病，如冠心病、癌症等患者的人格特征研究；在行为医学用于行为障碍的人格特征研究；在心理咨询和心理治疗中也采用 MMPI 评估来访者的人格特点及心理治疗效果评价等。但实施起来也较费时，尤其是对患者更为困难，往往要分段实施。

2. 艾森克人格问卷 现在的艾森克人格问卷（Eysenck Personality Questionnaire, EPQ）是由英国 H. J. Eysenck 根据其人格三个维度的理论，于 1975 年在其 1952 年和 1964 年两个版本基础上增加而成，在国际上被广泛应用。EPQ 成人问卷适用于测查 16 岁以上的成人，儿童问卷适用于 7~15 岁儿童。国外 EPQ 儿童版有 97 项，成人版 101 项。我国中南大学龚耀先的修订版中，成人和儿童均为 88 项；与此同时，北京大学的陈仲庚也建立了 EPQ 的成人北京常模，此版 EPQ 有 85 项。EPQ 由三个人格维度和一个效度量表组成。

（1）E 量表（内-外向维度）：E 分高者，具有外向特质，表现为喜好社交、易冲动、渴望刺激和冒险、有较强的进取精神甚至攻击性；E 分低者，安静、深沉、内省、喜欢独处、工作生活有规律。

（2）N 量表（神经质或情绪稳定性维度）：又称情绪维度，反映的是正常行为。N 分高者，表现为情绪不稳定、高度紧张、焦虑、对各种刺激反应过分甚至出现不理智行为；N 分低者，表现为情绪缓慢、性情温和、不易焦虑。

(3) P量表(精神质维度):是一种单项维度,在所有人身上都存在,并非指精神病,P分高者,成人表现为孤独、漠不关心、敌意、喜欢寻衅闹事;儿童表现为缺乏是非感、对人仇视、喜欢搞恶作剧。

(4) L量表(掩饰性):这是一个效度量表,测量掩饰、说谎,分数越高说明被试掩饰程度越高,这样将使测量结果失去真实性。

EPQ结果采用标准T分表示,根据各维度T分高低判断人格倾向和特征。还将N维度和E维度组合,进一步分出外向稳定(多血质)、外向不稳定(胆汁质)、内向稳定(黏液质)、内向不稳定(抑郁质)四种人格特征,各型之间还有移行型。由于EPQ具有较高的信度和效度,其所测得的结果可同时得到多种实验心理学研究的印证,因此它也是验证人格维度理论的根据。EPQ为自陈量表,实施方便,人格维度概念清楚,容易解释,在医疗、教育、科研和人事等诸多方面均有广泛的用途,是我国临床应用最为广泛的人格测验。缺点是条目较少,反映的信息相对较少。

3. 卡特尔16种人格因素问卷　是雷蒙德·卡特尔(R. B. Cattell)受化学元素周期表的启发,用因素分析法对人格特质进行分析后,提出的基于人格特质的一个理论模型。该模型分为4层:个别特质和共同特质;表面特质和根源特质;体质特质和环境特质;动力特质、能力特质和气质特质。卡特尔16种人格因素问卷(Sixteen Personality Factors Questionnaire,16PF)是测量人们16种基本的性格特质,这些特质是影响我们工作、生活和学习的最基本因素。16种人格因素是各自独立的,相互之间的相关度极小,每一种因素的测量都能对被试者某一方面的人格特征有清晰而独特的认识,更能对被试者人格的16种不同因素的组合做出综合性的了解,从而全面评价其整个人格。该量表共有187个题目,适用于16岁以上的成人,该测验对了解个体的人格倾向、选拔人才和职业咨询有一定的参考价值。

16种人格因素以及8种次级因素的含义见表5-2。

表5-2　16PF各因素、名称及特征

因素	智力等级	低分特征	高分特征
A	乐群性	缄默、孤独、冷淡	外向、热情、乐群
B	聪慧性	思想迟钝、学识浅薄、抽象思维能力差	聪明、富有才识、善于抽象思维
C	稳定性	情绪激动,易烦恼	情绪稳定而成熟,能面对现实
E	恃强性	谦逊、顺从、通融、恭顺	好强、固执、独立、积极
F	兴奋性	严肃、审慎、冷静、寡言	轻松兴奋、随遇而安
G	有恒性	苟且敷衍、缺乏奉公守法的精神	有恒负责、做事尽责
H	敢为性	畏怯退缩、缺乏自信	冒险敢为、少有顾虑
I	敏感性	理智、重现实、自恃其力	敏感、感情用事
L	怀疑性	依赖、随和、易相处	怀疑、刚愎、固执己见
M	幻想性	现实、合乎成规、力求妥善合理	幻想、狂放、任性
N	世故性	坦白、直率、天真	精明能干、世故
O	忧虑性	安详、沉着、自信	忧虑抑郁、烦恼自扰
Q_1	实验性	保守、尊重传统观念与行为标准	自由、批评激进、不拘泥于现实
Q_2	独立性	依赖、随群附和	自立自强、当机立断
Q_3	自律性	矛盾冲突、不顾大体	知己知彼、自律严谨
Q_4	紧张性	心平气和、闲散宁静	紧张困扰、激动挣扎

4. 投射测验　人格的投射测验主要是临床心理学家根据处理情绪困扰者的经验而发展出来的。所谓投射测验（projective test）就是向被试者呈现模棱两可的刺激材料（如墨迹或不明确的人物图片），要求被试者解释其知觉，让他在不知不觉中将其情感、态度、愿望、思想等投射出来。最有名的人格投射测验是罗夏墨迹测验和主题统觉测验。

（1）罗夏墨迹测验（Rorschach Inkblot Test，RIT）：是由瑞士精神病医生罗夏（H. Rorschach）于1921年设计和出版。目的是为了临床诊断，鉴别精神分裂症与其他精神病，也用于研究感知觉和想象能力。到1940年，罗夏墨迹测验才作为人格测验在临床上得到广泛应用。我国在20世纪40年代后期便引进了该套测验，龚耀先于1990年完成了该测验的修订工作。现在已有我国正常人的常模。

罗夏墨迹测验的材料由10张结构模棱两可的墨迹图组成，其中5张为名不相同的灰色阴晕的墨迹图片，另5张为全部或部分彩色的墨迹图片（图5-1）。测试时将10张图片按顺序一张张交到被试者手中，要他说出从图片中看到了什么。不限时间，也不限回答数目，这一阶段称为自由反应阶段。看完10张图片后，再从头对每一个回答进行询问，询问被试者看到的是整幅图还是图中的哪一个部分，为什么说这些部位像他所说的内容，将所指的部位和回答的原因一一记录下来，这一阶段称为询问阶段。当两个阶段进行完后，开始结果分析和评分。有时根据需要，还会针对询问阶段尚未充分了解的部分采取补充措施，即类比阶段；或当测试者对被试者是否使用了某些部分和决定因素还存在疑虑，需加以确认时还可继续进行，称为极限测验阶段。

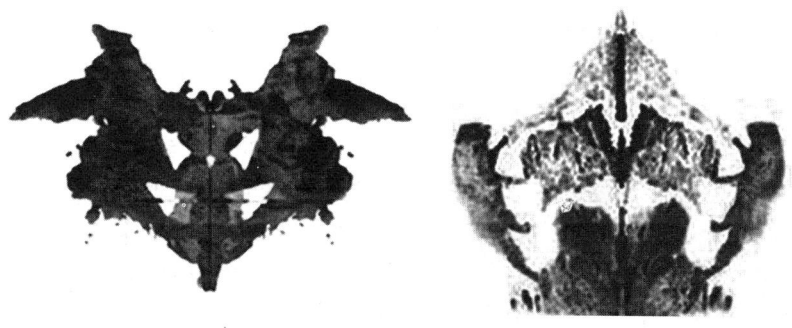

图 5-1　罗夏墨迹测验图例

罗夏墨迹测验结果主要反映个人人格特征，也可得出对临床诊断和治疗有意义的精神病理指数，主要有抑郁指数、精神分裂症指数、自杀指数、应对缺陷指数及强迫方式指数等，这些病理指数在临床上很有作用。但其记分和解释方法复杂，经验性成分多，主试者需要长时间的训练和经验才能逐渐正确掌握。

（2）主题统觉测验（thematic apperception test，TAT）：是由美国心理学家默里和摩根（Murray & Morgan，1935）编制的。默里和摩根认为需要有时是外显的，有时是内隐的，主题统觉测验测量的是个人的内隐需要。这套测验共有19张内容暧昧的图片（图5-2），另有1张空白卡片。图片的暧昧之处在于它所描绘的事件可以有好几种解释方式。施测时，要求被试去构建一个和图片中的人物有关的故事，描述导致图片中所示情境的原因是什么，人物正感受到怎样的情绪，以及可能有怎样的结局。心理学家在解释这些故事时会考虑下列因素：所涉及的人际关系的性质、人物的动机、以及这些人物所显露出的现实感。

TAT是人格测验，不能作为诊断工具。通过测验可以发现被试者一些病理特征，如情绪不稳定的人看图以后情绪反应过分，任意编造故事，或因情感而中断故事；抑郁者讲故事时表现抑郁，观念性活动受阻，回答问题语词简短。

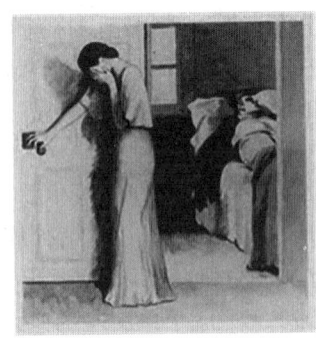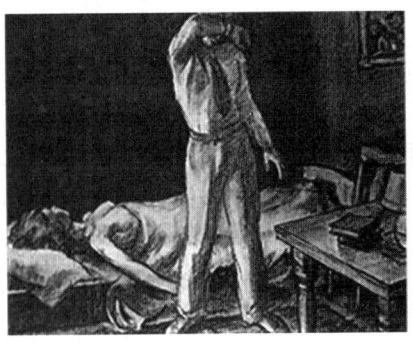

图 5-2　主题统觉测验图例

TAT 没有标准化的施测规程，临床实际工作中是根据被试者的年龄、性别等特征而告诉指导语；测试者往往根据自己关心的问题来选择其中部分图片。关于 TAT 的解释，至今没有一个统一的原则，虽有默里提出的分析原则可供评分使用，但这毕竟不是客观的评分标准和方法。

三、评定量表

评定量表是临床心理评估和研究的常用方法，包括反映心理健康状况的症状评定量表，与心理应激有关的生活事件量表、应对方式量表和社会支持量表等。评定量表具有数量化、客观、可比较和简便易用等特点。

1. 90 项症状自评量表（Symptom Check-List-90，SCL-90）　该量表由迪洛格底斯（L.R.Derogatis）于 1975 年编制而成，由吴文源于 20 世纪 80 年代引入我国。因量表由 90 个项目组成而得名，90 个项目可分为 10 大类（附表一），即 10 个因子，包含较广泛的心身疾病内容，涉及感觉、情绪、思维、意识、行为及生活习惯、人际关系、饮食睡眠等，能较准确评估患者的自觉症状，反映患者的病情及其严重程度。可前后几次测查以观察病情发展或评估治疗效果。

（1）该量表包括的 10 个因子及其含义：①躯体化，该因子有 12 个项目，主要反映主观的身体不舒适感，包括呼吸、消化、心血管等系统的不适及头痛、肌肉酸痛和焦虑等其他身体表现；②强迫症状，该因子有 10 个项目，主要反映临床上的强迫症状群；③人际关系敏感，该因子有 9 个项目，主要反映个体的不自在感和自卑感，尤其是在与他人相比较时更突出；④抑郁，该因子有 13 个项目，主要反映临床上抑郁症状群相联系的广泛概念；⑤焦虑，该因子有 10 个项目，主要反映在临床上与焦虑症状群相联系的精神症状及体验；⑥敌对，该因子有 6 个项目，主要从思想、感情及行为 3 个方面反映敌对表现；⑦恐怖，该因子有 7 个项目，主要反映恐怖症状；⑧偏执，该因子有 6 个项目，主要围绕偏执性思维的基本特征而编制，如投射性思维、猜疑、关系妄想、被动体验和夸大；⑨精神病性，该因子有 10 个项目，主要反映幻听、被控制感、思维被插入等与精神分裂症有关的项目；⑩其他，未能归入上述因子，主要反映睡眠和饮食情况。各因子项目见表 5-3。

表 5-3　SCL-90 各因子项目

因子	项目序号	项目数
躯体化	1、4、12、27、40、42、48、49、52、53、56、58	12
强迫症状	3、9、10、28、38、45、46、51、55、65	10
人际关系敏感	6、21、34、36、37、41、61、69、73	9
抑郁	5、14、15、20、22、26、29、30、31、32、54、71、79	13

续表

因子	项目序号	项目数
焦虑	2、17、23、33、39、57、72、78、80、86	10
敌对	11、24、63、67、74、81	6
恐怖	13、25、47、50、70、75、82	7
偏执	8、18、43、68、76、83	6
精神病性	7、16、35、62、77、84、85、87、88、90	10
其他	19、44、59、60、64、66、89	7

（2）该量表评定的时间范围：是"现状"或者是"最近一个星期"的实际感觉。

（3）评定标准：每个项目均采用5级（1～5）评分，分别是"1-没有、2-很轻、3-中等、4-偏重、5-严重"。

（4）评定的多个统计指标：①总分，90个项目所得分数之和；②总均分（症状指数），总均分=总分/90；③阳性项目数，单项分大于或等于2的项目数；④因子分，将各因子的项目评分相加得因子粗分，再将因子粗分除以因子项目数，即得到因子分。

按照全国常模结果，总分超过160分，或阳性项目数超过43项，或任一因子分超过2分，需要考虑筛选阳性，要进一步检查。

2. 焦虑自评量表（Self-rating Anxiety Scale，SAS） 由20个与焦虑症状有关的条目组成。用于反映有无焦虑症状及其严重程度。适用于有焦虑症状的成人，也可用于流行病学调查。

评分：每项问题后有1～4四级评分选择，即1-很少有该项症状、2-有时有该项症状、3-大部分时间有该项症状、4-绝大部分时间有该项症状。但项目5、9、13、17、19为反向计分题，按4～1计分。由被试者按量表说明进行自我评定，依次回答每个条目。

总分：将所有项目得分相加即得到总分。总分超过40分可考虑筛查阳性，即可能有焦虑存在，需进一步检查。分数越高，反映焦虑程度越重。（附表二）

3. 抑郁自评量表（Self-rating Depression Scale，SDS） 由20个与抑郁症状有关的条目组成。用于反映有无抑郁症状及其严重程度。适用于有抑郁症状的成人，也可用于流行病学调查。

评分：每项问题后有1～4四级评分选择，即1-很少有该项症状、2-有时有该项症状、3-大部分时间有该项症状、4-绝大部分时间有该项症状。但项目2、5、6、11、12、14、16、17、18、20为反向计分题，按4～1计分。由被试者按照量表说明进行自我评定，依次回答每个条目。

总分：将所有项目得分相加，即得到总分。总分超过41分可考虑筛查阳性，即可能有抑郁存在，需进一步检查。抑郁严重指数：抑郁严重指数=总分/80。指数范围为0.25～1.0，指数越高，反映抑郁程度越重。（附表三）

4. 生活事件量表（Life Event Scale，LES） 国内外有多种生活事件量表。这里介绍由杨得森、张亚林编制的生活事件量表，该表由48项我国较常见的生活事件组成，包括3个方面的问题：家庭生活方面（28项）、工作学习方面（13项）、社交及其他方面（7项），另外有2项空白项目，供被试者填写已经经历而表中并未列出的某些事件。

LES是自评量表，由被试者自己填写。填写者须仔细阅读和领会指导语，然后逐条一一过目。根据调查者的要求，将某一时间范围内（通常为一年内）的事件记录。对于表上已列出但并未经历的事件也应注明"未经历"，不留空白，以防遗漏。然后，由填写者根据自身的实际感受而不是按常理或伦理观念去判断那些经历过的事件对本人来说是好事或是坏事，影响程度如何，以及影响持续的时间有多久。影响程度分为5级，从毫无影响到影响极重分别记0、1、2、3、4分。影响持续时间分2月内、半年内、1年内、1年以上共4个等级，分别记1、2、3、4分。

统计指标为生活事件刺激量，计算方法如下：

（1）单项事件刺激量=该事件影响程度分×该事件持续时间分×该事件发生次数；

（2）正性事件刺激量=全部好事刺激量之和；

（3）负性事件刺激量=全部坏事刺激量之和；

（4）生活事件总刺激量=正性事件刺激量+负性事件刺激量。生活事件刺激量越高反映个体承受的精神压力越大。负性事件刺激量的分值越高对心身健康的影响越大；正性事件的意义尚待进一步的研究。（附表四）

5. A型行为类型评定量表 有许多种版本，这里主要介绍张伯源主持修订的、适合我国的A型行为类型评定量表。（附表五）

（1）评估方法：该量表包含60个题目，分成3部分。① TH（time hurry）题，含25题目，表示时间匆忙感、紧迫感、做事快等；② CH（competitive hostility）题，含25题目，表示争强好胜、怀有戒心、敌意和缺乏耐心等；③ L（lie）题：含10个题目，为真实性纠正题。由被试者根据自己的实际情况填写问卷。在每个问题后，符合时答"是"，不符合时答"否"。

TH和CH两部分共50题，包含了冠心病患者所具有的性格或行为表现的主要特征，L题的10题专门用于测试被试者回答问卷的真实性。

（2）计分方法：每题的回答与标准答案（表5-4）相符者记1分。首先计算L量表得分，如积分≥7者表示真实性不够，答卷无效。L量表积分<7分者则进一步调查其他两个量表的积分，行为总分=TH分+CH分。

表5-4 A型行为类型评定量表记分方法

记分题	答"是"	答"否"
TH	2、3、6、7、10、11、19、21、22、26、29、34、38、40、42、44、46、50、53、55、58	14、16、30、54
CH	1、5、9、12、15、17、23、25、27、28、31、32、35、39、41、47、49、57、59、60	4、18、36、45、51
L	8、20、24、43、56	13、33、37、48、52

（3）总分解释：高于36分为A型行为特征；30~36分为中间偏A型；27~29分为中间型；19~26分为中间偏B型；1~18分为B型行为特征。

6. 护士用住院患者观察量表（Nurses'Observation Scale for Inpatient Evaluation，NOSIE） 护士用住院患者观察量表由G.Honigteld等于1965年编制。该量表有30项和80项两种版本，现介绍的是30项版本。（附表六）

（1）NOSIE适用对象：主要用于住院的成年精神病患者，特别是慢性的精神病患者，包括老年期的痴呆患者。

（2）NOSIE项目和评定标准：护士用住院患者观察量表中，每项为一描述性短语，如肮脏、对周围活动感兴趣、自觉一无是处。该量表主要包含了社会能力、个人卫生、社会兴趣、抑郁、迟滞、激惹及精神病7个因子。该量表为频度量表，按照具体现象或症状的出现频度，分为 0~4 分的 5 级评分法，0- 无；1- 有时是或有时有；2- 较常发生；3- 经常发生；4- 几乎总是如此。

（3）结果的评定指标：NOSIE 的结果评定指标可以归纳成因子分、总积极因素分、总消极因素分和病情总估计（总分）。

NOSIE 的因子分计算方法如下：①社会能力 [20-（13、14、21、24、25 项组分和）]×2；②社会兴趣（4、9、15、17、19 项组分和）×2；③个人整洁 [8+（8、30 项组分和）-（1、16 项组分和）]×2；④激惹（2、6、10、11、12、29 项组分和）×2；⑤精神病表现（7、20、26、28 项组分和）×2；⑥迟缓（5、22、27 项组分和）×2；⑦抑郁（3、18、23 项组分和）×2。

总消极因素分：4、5、6、7 项因子分之和；总积极因素分：1、2、3 项因子分之和；病情总分：（128+ 总积极因素分 - 总消极因素分）。

说明：常数项主要是为了避免负分的出现。"×2"是为了便于一名评定员时的评定结果和规定的 2 名评定员的结果相比较。如为 2 名评定员，在因子分计算时只需将二者的评分相加便可，不再"×2"。

（4）NOSIE 评定注意事项：应由经过量表评定训练的，最好是患者所在病室的护士任评定员。计算因子分时，根据患者近 3 天（或 1 周）的情况，对 30 项进行评分。评定时间为治疗前及治疗后第 3 周和第 6 周各 1 次。NOSIE 主要通过护士的观察与交谈进行评定。应根据患者症状存在与否及存在的频度与强度进行评定。

本量表广泛应用于世界各国，是各种护士用精神科量表中最普遍的一种。由于此量表全部以观察做出评定，故避免了不合作患者给评定带来的困难及干扰。同时，也导致了其不能深层次反映临床情况的弱点。

> **思政园地**
>
> **不以规矩，不能成方圆**
>
> 本章学习内容为心理评估，要求同学们能够正确使用心理测验量表对患者的心理现象进行评估。准确评估患者的心理状态是有效开展临床心理护理的重要前提。有一位叫陈统奎的学者，他写过一篇文章《滥用与亵渎：中国"心理测量"之忧》，文章描述了这么件事：十多年前上海某报刊载了两名学者对全市 3055 名小学教师的心理测量结果，称沪上 48% 的小学教师有心理障碍，惊人的数据引发了公众对教师素质的普遍质疑，舆论顿时哗然，一发不可收拾，最后惊动了教育部。后来证实这是非专业人员用非专业的心理测验量表进行评估得出的非专业的结论，专家称这是"心理测量滥用"的结果。那么，如何正确进行心理测量呢？孟子曰：不以规矩，不能成方圆。意思就是如果不用圆规和曲尺，就不能准确地画出方形和圆形。这告诉我们一个重要的道理——做任何事都要有规矩，懂规矩，守规矩。心理测验是一项严谨的、专业性很强的工作，使用时要遵循测验原则，严格按照操作程序进行，如果不按规矩进行，不仅达不到测验目的，还会给被试者带来心理上的伤害。
>
> **【学习感悟】**
>
> 1. 你有在网上做了趣味心理测试吗？你相信测试结果吗？
> 2. 你从"不以规矩，不能成方圆"中悟出怎样的人生道理？

自 测 题

一、选择题

1. 同一组被试在不同时间做同一套测验所得结果的相关性检验是指
   A. 校标效度　　　　　B. 重测信度　　　　　C. 分半信度
   D. 评分者信度　　　　E. 结构效度

2. 心理测验是对（　　）做出的量化测定
   A. 言语能力　　　　　B. 躯体症状　　　　　C. 心理现象或行为
   D. 个体情绪　　　　　E. 神经功能

3. 反映一个测验工具的正确性是指该测验的
   A. 效度　　　　　　　B. 信度　　　　　　　C. 样本
   D. 常模　　　　　　　E. 标准化

4. 以下哪个量表可以评估个体焦虑水平
   A. TAT　　　　　　　 B. WAIS　　　　　　　C. SDS
   D. SAS　　　　　　　 E. 16PF

5. 行为观察法实施过程中哪项不对
   A. 尽可能客观、完整的观察事件
   B. 清楚觉察是客观事件还是主观感觉
   C. 观察者需确定观察目标，不受其他事情干扰
   D. 不必考虑被观察者的文化背景
   E. 观察者需具备分析综合的能力

6. 张护士在给患者进行问卷调查时，凭自己的印象主观臆断地给患者做出选择，这违反了心理评估的哪项原则
   A. 指导性原则　　　　B. 客观性原则　　　　C. 动态性原则
   D. 整体性原则　　　　E. 综合性原则

7. 实习护士在给患者进行心理评估时，以下哪项不妥
   A. 耐心解释评估的意义，取得患者的信任和配合
   B. 选择合适的测量工具
   C. 遵循保密原则
   D. 举例其他患者的心理问题
   E. 选择安静、舒适的环境进行

8. 李护士在与患者访谈时哪项是错误的
   A. 耐心倾听患者的表达
   B. 尊重、理解患者，提供轻松氛围
   C. 避免使用专业术语
   D. 必要时可记录
   E. 用录音笔时不需观察患者的肢体、表情等

（9～10题共用题干）
患者，女，21岁，入院后少言寡语，不喜与人交流，与医护人员交谈时防御性强，对别人

的评价比较敏感。

9. 若想了解患者的人格特征，可首选的量表是
   A. 瑞文测验 B. 艾森克人格问卷 C. 明尼苏达多相人格量表
   D. 卡特尔人格因素问卷 E. 主题统觉测验

10. 与该患者访谈时，以下哪项是不对的
    A. 关注患者的情绪 B. 适度的眼神交流 C. 语气平和、避免强硬口吻
    D. 采集患者的非言语行为 E. 采用封闭式提问

二、简答题

1. 心理评估的原则有哪些？
2. 临床心理评估的基本方法有哪些？
3. 护理工作中常用的心理测验有哪些？

三、案例分析

患者，女，36岁，因胫腓骨骨折入院，手术治疗后，伤口愈合良好。患者因不愿活动拒绝下床，自述伤口剧痛，情绪焦虑不安、极度恐慌，不愿见人。今日反复出现失眠、烦躁易怒，经常无缘无故摔打东西，对家人及医护人员大发脾气，对治疗不配合。

1. 患者的病情受哪些因素的影响？
2. 怎样对该患者进行心理评估？

（栾雅淞）

第六章 心理护理

学习目标

1. 说出心理护理的概念。
2. 解释心理护理在整体护理中的地位和作用。
3. 简述心理护理的目标、原则。
4. 分析心理护理程序。
5. 能够运用心理护理程序对护理对象进行心理护理。
6. 养成爱岗敬业、勇于创新、乐于奉献的职业素养。

案例6-1

患者，男，72岁，因"右上腹部疼痛伴恶心呕吐15小时"急诊，以"急性胆囊炎"收入院治疗。入院时患者神志清楚，面色苍白，血白细胞计数及血清胆红素均高，经消化内科治疗数日后病情未见明显好转，现医生提出拟转外科行胆囊切除手术治疗。患者情绪低落，注意力不集中，睡眠差，面色晦暗，主诉十分担心自己的病情、手术的效果及胆囊切除后的不良影响。

问题与思考：
1. 请分析该患者心理并写出心理护理诊断。
2. 我们应针对该患者实施什么心理护理措施？

第一节 心理护理概述

随着生物医学模式向生物-心理-社会医学模式的转变，整体护理、个性化护理等现代护理模式被相继提出，要求护理人员不仅要对患者进行躯体疾病的护理，更重要的是要对患者进行生理、心理、社会等方面的整体护理。目前，心理护理已经成为整体护理的核心内容，心理护理的质量高低一定程度上决定了对患者护理质量的高低。因此，护理人员学习并掌握心理护理的相关理论、方法和技巧就显得尤为重要。

一、心理护理的概念

（一）心理护理的概念

心理护理（mental nursing）的概念有广义和狭义之分，广义的心理护理是指在护理全过程中，护理人员通过各种方式和途径，积极影响患者的心理行为，帮助患者在自身条件下获得最适宜的身心状态。狭义的心理护理指在护理实践中，护理人员以心理学知识和理论为指导，针对护理对象现存的和潜在的心理问题、心理需要及心理状态，通过各种心理学的手段和途径，给予他们关怀、支持和帮助，解决其心理问题，满足心理需要，改变不良的心理状态和行为，提高适应能力，从而促进疾病转归和康复或保持最佳健康状态的护理过程。医生、护士、医院其他的各类工作人员以及患者的家属、朋友等都可以进行心理护理。心理护理的对象也不仅是临床各科的患者，还包括休养人员、敬老院的老人，甚至包括健康人。

实施心理护理要注意以下几方面：

1. 综合使用心理学的理论和方法技术　心理现象非常复杂，同一种心理问题，不同的心理学体系对其发生、发展机制等都有着各自不同的理解与解释，因此，应采用不同的心理学方法和技术缓解或消除心理问题，积极影响和改变患者的不良心理状态，促进患者心理健康。同时，应针对不同的患者及其心理问题，选取最合适的心理调节方法。

2. 按程序、有步骤、有计划地实施　心理护理应以护理程序为基本的工作方法，由心理护理评估、心理护理诊断、制订计划、实施计划、效果评价5个步骤组成，系统地解决患者的问题。

3. 由具有一定心理学知识和技能的护理人员实施　如果缺乏系统的心理学知识，不掌握一定的心理学方法和技术，仅仅通过良好的态度和热情对患者进行安慰或劝告，虽然在一定程度上可帮助患者缓解其心理问题，但并不是真正意义上的心理护理。

4. 针对患者存在或潜在的心理问题实施心理护理　心理护理过程中，护理人员应评估患者的心理问题，或评估引起心理问题的可能性及其相关因素，然后根据评估得出的结论开展对患者的心理护理。

（二）心理护理的特点

心理护理作为临床护理的一部分，已成为现代护理的一项重要内容，它与其他护理方法共同构成整体护理模式。整体护理思想的提出和新型护理模式的建立，肯定了心理护理这种方式。临床实践证明，心理护理只有在护理全过程的各个环节中与其他护理方法有机地结合起来，才能充分地发挥其特殊作用和体现出自身优势。心理护理在护理具体实施中，有着独特的地位与作用，是整体护理的重要组成部分，使整体护理的内容、目标与过程更加系统与完善。不过，心理护理作为一种独特的护理，也表现出其自身的特点。

1. 广泛性与连续性　心理护理的实施范围非常广泛，涉及全社会各类人群。患者的病情各异，个性不同、文化不同、家庭背景不同，心理障碍也不一样，这就决定了心理护理的广泛性。护理人员与患者接触的每一阶段、每一个过程、每一项护理操作都包含着心理护理的内容。因此，心理护理不是一个单一的过程，而是一个在护理目标、方法、时间、技巧等方面都具有连续性的护理活动。

2. 心身统一性　人是心理和生理的统一整体，躯体的生理状况会影响心理状态，而心理状态又会影响躯体的健康水平，因而心理护理和生理护理是相互结合、相互依存和相互影响的。良好的心理护理可使患者在心理上得到安抚，帮助患者提高心理功能、发挥心理潜能，通过心身互动形成良好循环，促使患者处于心身协调的健康状态。因此，进行生理护理的同时，进行心理护理是必不可少的。

3. 社会性与适应性　人具有生物和社会双重属性，患者的心身状态与所处的社会环境关系密切，环境不断变化，患者的心身状态也处于动态的变化中，所以心理护理就要关心与患者相关的社会因素的变化和影响。通过心理护理，一方面可帮助患者得到家人、朋友的关心与支持，为其建立良好的支持系统；另一方面帮助患者自我调节，增强社会适应能力和应对能力，主动适应变化的环境，适应新角色和新变化，提高和恢复心理健康状态。

4. 复杂性与个体性　心理护理需要根据患者各方面的情况，包括疾病的情况，个人各方面的情况，如年龄、性别、职业、文化、个性、情绪、家庭关系、经济状况来设计相应的护理方案。因此，心理护理是复杂的，绝不比生理护理简单。又由于每个人的生长环境、成长过程、个性特征的不同，在罹患疾病后所表现出的心理需求和情绪反应带有明显的个体差异。因此，心理护理应根据每个患者的个性情况来设计方案，而且还要随时根据患者心理生理情况的变化来调整改变，不能千篇一律和一成不变。

5. 预防性　在心理护理中要求医护人员通过观察、收集、汇总、分析患者的相关资料，进行早期预防性评估，较为准确地预测患者潜在的心理问题，及早采取措施，预防、减轻心理因素对疾病治疗和康复的不良影响。

6. 技术无止境性　心理护理是以心理学的理论和方法为依据，以护理学的知识和技能为基础，将科学、艺术与爱心融为一体的实践活动。随着科学技术水平的进步和人的需求层次的提高，这就要求护理人员不断积累心理学、伦理学、社会学、心理治疗及心理卫生等多方面的知识和技能，并及时更新和丰富自己的知识结构，提高心理护理技术和能力，以确保心理护理能够顺利进行。

（三）心理护理的基本要素

1. 心理护理的基本要素　心理护理的基本要素是指对心理护理的科学性、有效性具有决定性影响的关键因素，主要包括四个部分：护理人员、患者、心理学理论及技术、患者的心理问题。这些要素相互依存，环环相扣，构成环状的运转系统，任何环节的空缺，都会导致整个系统的运转失灵（图6-1）。

除了以上4个要素外，还包括患者家属、医生及其他工作人员、患者彼此间的影响等要素。但这些要素一般只对心理护理的运转起推动或干扰作用，并不直接起决定作用。

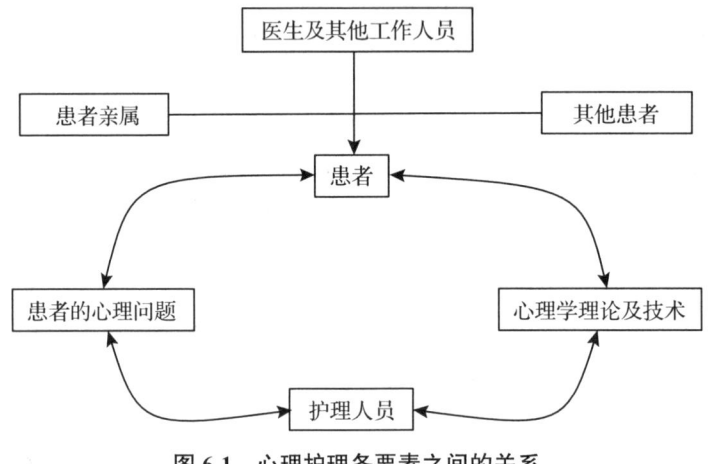

图6-1　心理护理各要素之间的关系

2. 心理护理各要素的作用

（1）心理学理论和技术是指导：心理护理的实施是否具有科学性，很大程度上取决于护理人员能否较好地掌握护理心理学理论和方法技术。普通的说教、开导、劝慰或保证，无法替代专业理论知识和技术对心理护理实践的科学指导。只有较为系统地掌握了心理护理的知识和操作技术的护理人员，才能准确地把握患者心理反应的一般规律，深入地分析患者心理失衡的根本原因，科学地评估患者心理问题的性质、强度及危害程度，并恰当地选择合适的心理护理对策。

（2）准确评估心理问题是选择对策的前提：心理问题一般是指患者的心理状况不佳，轻者有心理偏差，重者有心理失衡或危机。护理人员清晰、准确地描述患者的心理问题，有助于对患者的不良情绪状态实施调控。如患者产生不良情绪的原因是自身素质缺陷或对外来刺激的过度反应，此时心理护理的作用，就是控制对患者构成心理压力的外界影响因素；如患者因对疾病认知不当导致消极情绪，但患者承受心理压力的自身潜在素质较好，此时的心理护理的作用，就是调动患者内在潜力，改善其疾病认知。

（3）患者的合作是基础：心理护理的实施是否有效，取决于患者能否主动、积极地配合。患者与护理人员有了接触后，对护理人员就会有各自的评价，相应地产生"择护行为"。一旦建立了信任，患者对心理护理的合作性就会加强，实施效果也较好。但是，若护理人员得不到患者的信任与合作，即使她们对患者心理问题认识得再透彻，实施计划做得再好，最终也只是"孤掌难鸣"，难以达到预期的目标。

（4）护理人员的职业心态是关键：护理人员积极的职业心态，指其在职业角色扮演中，能始终保持稳定、健康的身心状态，能主动、富于同情心地关心患者，替患者着想，在护理过程的每个环节都关注对患者的心理护理。在实施心理护理的过程中，护理人员的职业心态越积极，其内在潜力就越能得到充分调动，工作就越有主动性，工作水准和质量就越高。只有具备积极职业心态的护理人员，才会自觉地要求自身言谈举止有益于患者身心，散发强烈吸引患者与之交往的人际魅力，赢得患者的尊重和信赖。积极的职业心态，还促使护理人员努力掌握心理护理的新知识，深入研究患者的心理问题，主动探索心理护理对策，持之以恒地为患者提供心理支持。

二、心理护理在整体护理中的地位和作用

1. **心理护理是整体护理的核心成分** 整体护理是以现代护理观为指导，以护理程序为核心，将临床护理和护理管理的各个环节系统化的工作模式。整体护理是一种护理行为的指导思想或称护理观念，是以人为中心，以现代护理观为指导，以护理程序为基础框架，并且把护理程序系统化地运用到临床护理和护理管理中去的指导思想，整体护理的目标是根据人的生理、心理、社会、文化、精神等多方面的需要，提供适合人的最佳护理。现代社会压力日益增大，竞争日益激烈，"健康"人都需要有一个良好、积极的心态，以及正确的人生观。对于病魔缠身的患者来说，其精神、心理护理就显得尤为重要，这就确立了心理护理在整体护理中的核心地位。护理人员通过语言、表情、态度、姿势、行为的影响和环境的调节，对患者进行启发、开导、鼓励或暗示，达到调节患者情绪、改善其心理状态的作用，帮助患者树立战胜疾病的信心。

2. **心理护理贯穿于整体护理的始终** 整体护理不是把人只看成一个由各组织、器官所组成的生物体而忽视其整体性所包含的心理、社会等要素。在护理工作中，我们不仅要注意人的生理方面的改变，还要重视自然环境和社会环境对人的影响，协调人的生理、心理活动及周围社会文化诸方面的关系，促使人们达到最佳健康水平。同时，心理护理与其他护理方法有着紧密的联系，二者具有共同的服务对象，即患者和（或）健康人群，都是围绕着相同的服务宗旨——促进患者康复和增进人类健康而展开工作。心理护理和其他护理方法共存于整体护理模式之中，相互依存、相互渗透。临床实践证明，心理护理只有与其他护理方法更加紧密地结合在一起，才能更充分地展现其增进人类身心健康的独特功能。心理护理在具体实施时，虽然既可以与其他护理操作同步进行，也可以作为一种专门方法而独立展开，但它却绝不可能完全脱离其他护理方法而孤立地存在。在护理工作实践中，弄清楚心理护理与其他护理方法的区别与联系，是确保心理护理在实施过程中不至于步入误区，有原理可依据、有规律可遵循的关键所在。心理护理只有在整体护理中与其他护理方法有机地结合在一起，才能将其增进人类身心健康的独特功能更好地贯穿于整体护理的始终，并更能体现出其特殊的功能和优势效用。

3. **心理护理与整体护理中其他方法具有本质区别** 心理护理与其他护理方法二者依据的原理不同，使用的工具也不同。前者侧重于解决心理问题，更加关注与健康和疾病紧密关联的心理学问题，较多地通过激发个体的内在潜力、充分调动其主观能动性、以心理调节等方式帮助

个体实现其促进康复或增进健康的目标。例如，在心理护理过程中，测量患者的个性特征及情绪状态，所采用的护理方法必须遵循心理学理论，使用依据心理学原理研制的心理测评工具。而后者则侧重解决除心理问题之外的其他影响健康的问题，较多地借助外界条件或客观途径，以生物、化学、机械、物理等方式去帮助个体实现其促进康复或增进健康的目标。例如，测量患者的体温、脉搏、呼吸、血压，该护理方法所遵循的是物理学原理，所用工具是依据物理学原理设计的体温表、血压计、听诊器和心电监护仪等。心理护理与其他护理方法二者各司其职，彼此无法相互替代。

三、心理护理的目标和原则

（一）心理护理的目标

1. 提供良好的环境　创造一个促使患者康复的心理与物理环境是心理护理的前提。护理人员要帮助患者适应医院生活环境，向他们详细介绍医院的生活环境设施、各项规章制度和饮食起居安排以及查房、处置、治疗的时间，并帮助其了解自身疾病的诊断、治疗原则、病程、预后及注意事项等，指导他们积极配合治疗。患者的信赖、支持和配合是保质保量完成护理工作的基础和前提。因此，建立良好的护患关系是做好心理护理工作的基础条件。同时，护理人员还要帮助患者与患者之间建立良好的关系，引导患者互相关心、互相帮助、互相鼓励，消除其孤独感和陌生感，使患者在住院治疗的过程中感受到亲切、温馨的人际氛围。

2. 满足患者的合理需要　康复的过程就是有关需要得到满足的过程，如果患者合理的需要未能满足，就会产生焦虑、抑郁、愤怒、敌意、孤独等不良情绪和行为表现，因此，满足患者的合理心理需要成为心理护理的一个重要内容。在医院里，患者和家属会因为新的环境或者是其他的原因，不能完全适应陌生环境及生活方式，或多或少会给护理人员提出除了医疗以外的一些生活或其他方面的要求，护理人员应当做好全面、客观地分析，与患者及家属做好解释工作，满足其合理的需要，并积极争取家属和单位的配合，帮助患者获取尽可能多的社会支持，保持良好的心理状态。

3. 减轻和消除患者不良情绪反应　现代医学研究表明，紧张、焦虑、恐惧等负性情绪是影响一个人健康的重要因素。患者在入院后，会因为很多原因不适应环境，会因为自己的疾病得不到很好的诊治或者是看到相同的疾病结局悲惨导致很多的不良情绪。发现患者的不良情绪，及早地采取多种措施是心理护理的关键。护理人员要多与患者进行交流，关爱患者、安慰患者，学会并运用各种心理学方法和手段减轻和消除疾病带来的不良情绪，改变其不良认知，调动其积极情绪，使其以良好的心态与疾病做斗争。

4. 提高患者的适应能力　协助患者适应社会角色和生活环境的改变，充分调动患者的主观能动性，是心理护理的最终目标。患者角色的不适应将直接影响其治疗效果和预后，护理人员有责任帮助患者实现角色转换，包括接受患者角色和疾病治愈后回归社会角色。要通过各种手段和途径，如让治疗效果好的患者做经验介绍等，指导患者正确认识和对待疾病，适应角色转换，接受现实，主动参与到疾病的治疗和康复过程中。

（二）心理护理的原则

1. 平等性原则　在心理护理过程中，护理人员对患者应一视同仁，公平对待，双方保持平等的关系。在进行实际操作过程中，需要护理对象的自愿和积极主动的参与，需要护患双方的平等协商。护理人员应以真诚、友善的态度对待护理对象，履行告知等各项义务，尊重他们的权利和人格。

2. 交往性原则　心理护理是在护理人员与患者沟通交往的过程中完成的，通过沟通可以交流感情、相互了解、协调关系、满足需要、减少孤寂和消除不良心理反应等。沟通有利于医疗护理工作的顺利进行，帮助患者保持良好的心理状态。护理人员在交往中应起主导作用。

3. 启迪性原则　护理人员对患者进行心理护理，必须运用医学知识、医学心理学的知识不断地向患者做宣传、解释，给患者以启迪，消除患者对疾病的错误观念、错误认识，使患者对待疾病的态度由被动变为主动。

4. 针对性原则　心理护理无统一的模式，它应针对每个患者在疾病不同阶段所出现的不同心理状态，采取相应的对策。要使护理工作有针对性，就要在沟通交往中不断地观察、分析，必要时采用心理测验等手段，以便及时掌握患者的病情和主要心理问题。

5. 自我护理原则　护理人员应帮助、启发和指导患者尽可能地进行自我护理。自我护理是个体为了自己的生存、健康及舒适所进行的自我照顾活动。良好的自我护理被认为是心理健康的表现，包括自我诊断、自我用药、自我治疗保健等。坚持自我护理和争取自理权的患者，比那些由护理人员代劳的患者，其身体恢复要快得多。患者在医生和护理人员的帮助指导下，以平等的地位参与对自身的医疗活动，从而满足其自尊、自信和某些心理需要，为痊愈创造有利的条件。

6. 保密性原则　良好的心理护理，首先需要患者在对护理人员的信任基础上，积极参与心理护理的过程。在心理护理过程中，护理人员则应秉持职业操守，遵循诺言，注意保护护理对象的隐私。护理人员之间不得在病房内外谈论任何患者的病情，特别是面对患者本人时。同时，保密原则还包括不追问患者不愿陈述的或与病情无关的个人情况。

知识链接

自我护理的概念及其理论

自我护理又称自理，是现代护理学中的一个新概念。自理的定义可理解为，个体为了自己的生存、健康及舒适，所进行的自我照顾活动。自理是一个主动的健康管理方法，旨在预防疾病、提高生活质量和促进健康。患病时的自理职能，又增加了自我诊断、自我治疗及与保健有关的自我照料的内容。自理理论认为，护理工作的目的，就是帮助患者自理，从而增进健康，促进疾病痊愈。护理人员的职能，就是增强患者的自理能力，给予患者具体而详细的指导，激发患者的主观能动性，使之产生自理的信心和行为。

关于自我护理的重要信息：

你应该知道你自己完全可以照顾好自身的健康。

你应该多了解一些有关你自身的疾病和正在接受的治疗方面的有关信息，并确认你正接受的治疗是否符合治疗指导方案。

自我护理并不代表要自我诊断并治疗，而是要主动获取更多相关信息，以了解更多自身的健康需求，并且能在配合医务人员共同制订治疗和康复方案中扮演积极的角色。

你应该知道你有权利从任何医疗机构了解你的治疗信息。

四、心理护理的主要实施形式

1. 个性化心理护理与共性化心理护理　个性化心理护理目标明确，针对患者的个性，解决其个性化的心理问题。要求护士准确了解患者在疾病过程中表现出的不良心理状态，采取因人而异的有效对策，如针对创伤后毁容患者的心理问题，迅速解除患者的严重心理负荷。共性化心理护理用来解决患者的共性心理问题，如手术患者的心理护理、住院患者的心理护理、精神病患者的心理护理等。共性化心理护理要求护士善于归纳和掌握同类患者心理问题的规律，对潜在的心理问题做预防性干预，防止严重心理失常。

2. 有意识心理护理与无意识心理护理　有意识心理护理是指护士自觉地运用心理学的理论和技术，通过设计的语言和行为，如有益的暗示、确切的保证、合理的解释等，实现对患者的心理支持、心理调控或心理健康教育目标。要求实施者必须具备心理护理的主动意识并接受过专业化培训。无意识心理护理是指在护理程序的每一个环节中，随时可能影响患者的一切操作和言谈举止。建立良好的护患关系后，无论护理过程中护士本身是否意识到，其都可能在发挥心理护理的积极作用。因此，护士的一切操作和言谈举止都要力求成为患者身心康复的增强剂。

第二节　心理护理程序

心理护理程序是以增进和恢复患者心理健康、确认和解决患者心理问题为目标所进行的一系列连贯的、有目的、有计划、有评价的系统活动，是一个综合的、连续的、动态的、具有决策和反馈功能的过程。它是以现代护理观为指导、以护理程序为核心，为患者提供心理护理。具体包括5个基本步骤：护理评估、护理诊断、护理计划、护理措施实施、护理效果评价。在护理实践中，只有严格执行心理护理程序，才能有效达到心理护理的目标。

一、心理护理评估

心理护理评估是根据心理学的理论和方法对患者的心理状态进行全面、系统和深入的客观描述。这是心理护理程序的第一步，其核心内容是广泛收集资料。护理人员主要通过观察法、访谈法、调查法、体格检查及查阅有关资料，必要时采用心理测验的方法获得所需要的信息。是一个有计划、有目的、有系统地收集患者主、客观资料的过程，在此过程的操作中主要要注意资料的全面性和准确性，为护理活动提供基本依据。评估是整个护理程序的基础，同时也是护理程序中最为关键的步骤。

（一）评估问题行为

评估个体存在的主要临床症状和体征，以及这些症状和体征最早出现的时间、持续时间、出现频率、伴随症状和体征等临床表现。

（二）评估整体功能状态

1. 躯体功能评估　包括个体的生命体征、水和电解质平衡、睡眠、进食、排泄等躯体健康水平。无论是心理动力学理论、心理生理学理论，还是行为学习理论，均认为心理和生理功能之间互相作用。各种心理症状会对机体的生理功能产生不同程度的影响，常表现为交感神经功能紊乱，如面红、皮肤出汗、胸闷、气促、尿频、尿急，还往往有饮食、睡眠、体力等方面的改变。因此，需评估个体是否存在生理方面的症状和体征，以及这些生理的改变是否与其心理状态有关。

2. 心理功能评估　在良好的护患关系的基础上，通过临床观察、晤谈，结合相关的心理测验，以及采用相应的心理护理方法对个体的认知功能、情绪状态、意志和行为表现等方面的心理状态进行评估。认知评估主要是评估个体对周围环境和自我状态的认识能力。情绪状态评估主要是评估个体情感反应的强度、持续性和性质，确定优势情感，情感的诱发是否正常，情感是否易于起伏变动，有无与环境不适应的情感。意志和行为评估主要是评估个体的意志行为是否符合客观情况，是否与个体的情感一致。

3. 社会功能评估　评估个体的社会功能是否存在缺陷及其程度，是否与心理状态或生理功能有关。社会功能体现个体的社会适应状态，主要包括个体的生活自理能力、角色功能、人际交往能力、现实检验能力等多方面。社会功能的缺陷或不全会直接影响其心理健康水平。

根据临床经验，按社会功能的缺陷程度可分为：①轻度缺损，表现为能自理生活，在指导下能独立参加劳动；②明显缺损，表现为能自理生活，无独立劳动能力；③中度缺损，表现为生活自理能力差，经督促能刷牙、洗脸，无劳动能力；④重度缺损，表现为生活及劳动能力丧失，不能料理生活。

（三）其他相关因素

收集相关资料，在护理心理学有关理论指导下，对问题行为、影响因素及其可能的机制进行分析，从而对问题的性质做出综合评估。

1. 生理因素

（1）遗传因素：遗传因素在心理行为问题的发生、发展中具有不同程度的作用，故需要评估个体的两系三代中有关心理行为问题的情况。

（2）躯体健康状况：是否有发热、抽搐、昏迷、药物过敏史；是否有感染、中毒等躯体疾病史，特别是有无中枢神经系统疾病；孕期、围生期是否有并发症等。

（3）理化因素：是否有酗酒、吸毒、药物滥用等，是否有农药等有毒物质的接触史。

（4）其他生物学因素：性别、年龄等。

2. 心理社会因素

（1）生长发育史、学龄期的学习生活情况、青春期的发育情况等。

（2）个性特点：判断是否有个性缺陷，如是否孤独、被动、退缩，是否敏感、多疑，是否谨小慎微、过于追求完美，是否冷酷无情，是否有易激惹、易冲动，是否过于依赖、感情用事。

（3）认知特点：是否存在以下这些认知歪曲。任意的推断（arbitrary inferences），即没有支持性的或相关的根据就做出结论；选择性概括（selective abstraction），即仅根据对一个事件某一方面细节的了解就形成结论；过度概化（overgeneralization），即由一个偶然事件而得出一种极端信念并将之不适当地应用于不相似的事件或情境中；夸大（magnification）或缩小（minimization），即用一种比实际上大或小的意义来感知一个事件或情景；全或无的思维（all-none thinking），即非黑即白的方式来思考和解释等。

（4）应对特点：个体在面临压力或困难情境时，所运用的各种适应性技巧或策略。

（5）生活事件：是否有显著的生活改变，如失去亲人、躯体重大疾病、工作调动等。

（6）社会支持情况：了解个体的家庭社会情况，家庭的一般状况，与家人的关系，平时待人接物的态度，工作性质、环境、和同事的关系等。

（7）其他因素：个体的生活习惯、宗教信仰等。

 考点提示

心理护理评估核心内容。

二、心理护理诊断

心理护理诊断是心理护理程序的第 2 个步骤，是在心理评估的基础上对所收集的心理健康资料进行分析，从而确定服务对象的心理健康问题及引起心理健康问题的原因。心理护理诊断与临床医学诊断有所不同，后者采用"综合征"的方法，而心理护理诊断则适合采用"现象学"的方法。北美护理诊断协会（North American Nursing Diagnosis Association，NANDA）2000 年审定的 155 项护理诊断，分为健康促进、营养、排泄、活动/休息、感知/认知、自我感知、角色/关系、性/生殖、应对/压力耐受、生命本质、安全/防护、舒适、成长/发育等13个范畴。护理诊断是对一个人生命过程中的生理、心理、社会文化、发展及精神方面健康问题的说明，这些问题是属于护理职责范围以内，能用护理方法解决的。根据患者存在的或潜在的心理社会问题，可以从3个方面，即问题（problem）、病因（etiology）、症状和体征（signs & symptoms）提出护理诊断（也称PES公式）。

（一）心理护理诊断的内容

目前我国临床常用的9个心理护理诊断，每一个心理护理诊断都包括其概念、评估要点、症状与体征表现等。

1. 无效性否认

（1）概念：无效性否认（ineffective denial）是指个体有意或无意地采取了一些无效的否认行为，试图减轻因健康状态改变所产生的焦虑或恐惧。

（2）评估要点：护理人员通过观察、交谈确定患者是否存在否认的企图或行为，了解患者否认的问题及否认背景，除因缺乏知识表现出的逃避行为之外，凡因否认而导致健康进一步受损者，均可以做出"无效性否认"的护理诊断。

（3）症状和体征：拖延或拒绝接受检查、治疗等保健照顾；应用"自我治疗"来减轻疾病的症状；有意忽视某些症状、危险；不承认对死亡或久病虚弱的恐惧；把引起症状的原因转移到其他器官；拒绝谈论疾病带来的痛苦，在谈及令人痛苦的事时做出摆脱的手势或言论；否认疾病对生活、工作所造成的影响；表示自己不害怕所面临的疾病威胁；恐惧或中度以上焦虑。

（4）相关因素：与产生否认的特定情境（背景）有关；与感受或观察到疾病的刺激过量有关；与认知障碍有关；与癌症、艾滋病等恶性疾病有关。

2. 调节障碍

（1）概念：调节障碍（impaired adjustment）是指个体处于无意改善和调整其生活方式或行为，以适应健康状况的改变。

（2）评估要点：本诊断见于各种疾病可能影响到日常活动的患者，主要是反映在心理层面的否认或拒绝改变日常生活形态，而非因能力及认识不足所导致的调适失败。重点评估患者能否客观面对当前的健康状况，自己有无设法争取解决问题，所期望的结果是否现实。

（3）症状和体征：口头诉说不能接受健康状况的变化，对健康状况的改变表现出过久的否认、怀疑、震惊或愤怒，缺乏解决问题、面向未来的要求，缺乏解决问题的实际行动。

（4）相关因素：与造成生活形态改变的残疾有关（如截肢、截瘫、偏瘫、严重关节炎）；与支持系统不足有关；与认知受损有关；与缺乏自信心有关；与伤害自尊有关；与过度悲观有关。

3. 语言沟通障碍

（1）概念：语言沟通障碍（impaired verbal communication）是指个体在与人交往的过程中，使用或理解语言的能力降低或丧失，亦即个体表现出不能与他人进行正常的语言交流。

（2）评估要点：与患者交谈时，感受到患者经受着无法与他人进行有效言语沟通的困难。

（3）症状和体征：不会使用或不能理解通用的语言，不能正常发声、讲话（如发声困难、发声不清、讲话受限），不恰当的或无反应的反馈，听力下降（丧失），思维混乱、语无伦次。

（4）相关因素：与语言文化差异（如外籍、使用方言）有关；与先天发育缺陷有关（如唇腭裂、严重口吃、声带麻痹）；与听力障碍、脑老化有关；与各种医疗措施限制（如气管切开、气管插管、使用呼吸机及口腔手术）有关；与精神状态或心理因素（如抑郁、重度焦虑症、自闭症、意识障碍）有关；与脑疾患（如颅内肿瘤、脑血管意外、脑退行性变、卒中后遗症）有关。

4. 自我形象紊乱

（1）概念：自我形象紊乱（body image disturbance）是个体在自身的身体结构、外观、功能改变后，在感受、认知、信念及价值观方面，出现健康危机。

（2）评估要点：观察到患者在经历因疾病诊治、手术、意外事故所造成的身体结构外观及功能等方面暂时或永久的改变时，表现出负向调适。需要重点评估患者的价值观，对躯体形象改变、身体某部分功能丧失的心理承受能力，生活中这些改变对感知觉的影响程度及家庭、社会支持的力度。

（3）症状和体征：对存在或感知到的身体结构、外观或功能的变化有负性反应（如羞辱感、窘迫感、厌恶感或内疚感）。患者不愿看也不愿触及身体的损伤部位，掩饰或回避谈论有关身体改变部位的功能，有自伤、自残行为和自杀企图，有痛苦、郁闷、悲伤等消极情绪，清洁、修饰、自我照顾水准改变，逃避社交接触。

（4）相关因素：与手术、意外事故、烧伤、冻伤、化疗不良反应有关；与严重皮肤病、脑性麻痹等生物因素有关；与来自社会外界环境的精神压力有关；与周围人群对人体外观可接受程度的冲突有关；与青春发育期的心理压力（如身材过高或过矮、肥胖）有关；与患神经症、神经性厌食等对外表的不现实感有关；与个体对外观形象及活动要求的期望值有关。

5. 照顾者角色障碍

（1）概念：照顾者角色障碍（caregiver role strain）是指照顾者在为被照顾者提供照顾的过程中，由于所经受的或可能经受的躯体、情感、社会和（或）经济上的沉重负担状态，照顾者感到难以胜任照顾他人的角色。

（2）评估要点：该护理诊断需要评估患者和照顾者两个方面，既要评估患者的病情、预后、对照顾的需要、经济条件及与照顾者的关系，也要评估照顾者的健康状态、家庭社会角色及其应对能力等。

（3）症状和体征：照顾者主诉时间紧张，感到疲惫不堪，健康状况出现改变（如体质下降、体重减轻、缺乏睡眠、紧张、急躁等）。照顾者表现出对自己家庭、生活、社会地位影响的担心，承担照顾者的角色和其他重要角色（如工作或作为父母）发生冲突，对患者抱怨、指责或失望，对患者今后的健康状况有顾虑，患者的需求不能得到满足，诉说没有能力学会特殊的照顾技巧。

（4）相关因素：与患者有认知障碍、过度依赖、预后不良和（或）照顾程度渐增有关；与患者有偏执、怪异、伤害行为或有无理要求有关；与长时间持续照顾下，照顾者身体条件限制有关；与以往双方关系紧张有关；与缺乏照顾他人的经历有关；与家庭、社会支持不足有关；与经济条件不足或得不到支持有关；与照顾者角色转换或适应不良有关。

6. 预感性悲哀

（1）概念：预感性悲哀（anticipatory grieving）是指个人或家庭在可能发生的丧失（如人物、财物、工作、地位、理想、人际关系、身体各部分）出现之前所产生的情绪、情感及行为反应。

（2）评估要点：个体在发生重大创伤前（感受到即将失去重要而且是有价值的事物，如失去身体的某部分、某种功能、形象受到永久损害，或丧失地位、财产、亲人、宠物等）所经历的心理哀伤反应、哀伤程度及其促成因素。

（3）症状和体征：患者预感到将要发生重要事物的丧失，并表现出对预期丧失的悲痛心情；日常活动改变（如丧失生活兴趣、吸烟量增加、饮酒过度、退缩行为或矛盾心态）；过度异常情绪反应（如否认、自责、恐惧、抑郁、愤怒、敌视）；生理功能改变（如食欲紊乱、睡眠障碍、性欲改变）。

（4）相关因素：与即将丧失身体的某部分（如截肢、乳房切除、子宫全切）有关；与即将丧失自理能力或生理功能有关；与将失去工作能力或社会地位有关；与将失去亲人或财产、幸福、家庭、宠物等有关；与缺乏有效支持有关；与缺乏应对经验有关；与恶性肿瘤、艾滋病、晚期肝肾衰竭等恶性疾患有关。

7. 精神困扰

（1）概念：精神困扰（spiritual distress）是指个体的信仰、价值观处于一种紊乱的状态。

（2）评估要点：护理人员通过观察与沟通，评估引起患者精神困扰的原因，患者对生活意义的理解，对死亡的看法，饮食、睡眠情况，对治疗护理的配合情况，以及因生理或心理、精神的折磨与威胁，对其生命的意义、个人信仰、价值观造成的干扰的程度，社会支持系统对患者的关心程度。

（3）症状和体征：反常的行为、情绪（如哭泣、退缩、焦虑、偏见、敌对、愤怒）；食欲、睡眠、精神面貌及生活方式发生明显的变化；对生死的意义特别关注，有矛盾感；表达自己没有生存下去的理由；表达对自己的信仰、价值观出现怀疑，从而感到精神空虚；寻求精神上的寄托与慰藉，寻求心灵上的帮助。

（4）相关因素：与恶性疾病、恶性创伤所带来的生命威胁有关；与重大事件的打击（如失去生活自理能力、社会地位，丧失亲人）有关；与价值观及信仰受到冲击（如治疗对道德、伦理的影响）有关；与文化休克（如长期出差、出国而脱离了原有的文化、家庭或宗教团体）有关；与毒品戒断有关。

8. 焦虑

（1）概念：焦虑（anxiety）是指患者在面临不够明确的、模糊的或即将出现的威胁或危险时，所感受到的一种不愉快的情绪体验。

（2）评估要点：重点评估患者的言语、行动、行为和生理反应，注意评价其焦虑的程度、原因和促成因素。若患者的焦虑对日常生活、治疗、护理等活动无妨碍，则属于轻度焦虑。轻度焦虑有助于人的成功应对，一般不进行护理干预。

（3）症状和体征：反常的情绪与行为（如害怕、激动易怒、语速加快、无助感、自责）；自述忧虑、担心、紧张，对自己过分注意；不能集中注意力，重复无目的的动作，有躲避行为等；出现脉搏增快、呼吸增快、血压升高、头痛、头晕、恶心、呕吐、失眠、口干、食欲下降、胃部不适、全身乏力、出汗、尿频、尿急、便秘或腹泻等症状；肌肉、运动功能出现异常现象（如颤抖、僵硬、坐立不安），多表现为过度的动作。

（4）相关因素：与预感到个体健康受到威胁有关；与诊断不明（预后不清）有关；与未能满足安全的需要（陪住、特权）有关；与自我概念受到威胁有关，与缺乏信心（对事件缺乏控制感）有关；与角色功能受到威胁或角色功能改变有关；与他人互动形态受到威胁或互动形态改变有关；与不适应环境（陌生的生活环境、人际关系、噪声、高温等）有关；与预感到不幸（丧失财产、社会地位、面临离婚等）有关；与受到他人的焦虑情绪感染有关。

9. 恐惧

（1）概念：恐惧（fear）是患者面临某种具体而明确的威胁或危险时所产生的一种心理体验。

（2）评估要点：恐惧是人们对威胁或危险的一种正常反应，临床住院患者除了会对以往特定的刺激产生恐惧之外，对医院的环境、疾病的威胁、与原有生活工作的脱节都可能产生恐惧。恐惧多发生于危重患者或使用呼吸机、气管切开、颜面创伤等患者。护理人员须根据患者的主观陈述、行为表现、生理反应等多方面的资料进行综合分析，再做进一步判断，以明确导致患者产生恐惧的具体原因或相关因素。

（3）症状和体征：自述有恐慌、惊惧、心神不宁，表现出束手无策、烦躁不安、失眠、多梦、记忆力减退、将注意力集中在威胁上；表现有哭泣、逃避、警惕、挑衅性行为；活动能力减退，冲动性行为和疑问增多；躯体反应可以表现为：脉搏增快、呼吸短促、血压升高、瞳孔散大、厌食、皮肤潮红或发白、多汗、四肢酸软、疲惫无力、肌张力增高、颤抖、晕厥。

（4）相关因素：与人身安全受到威胁有关；与手术或有创检查有关；与环境刺激（如抢救室、手术室、监护室、陌生的医护人员对于患儿）有关；与担心发生交叉感染有关；与死亡威胁（如恶性疾病患者）有关；与不同年龄所重视的威胁（如青春期外表丑陋、老年期被遗弃）有关。

（二）心理护理诊断的陈述

完整的护理诊断陈述包括三部分，即健康问题（problem）、病因（etiology）、症状或体征（symptoms or signs），故又称 PES 公式（表 6-1）。

表 6-1　护理诊断陈述

P	S	E
恐惧	哭泣、逃避	与身体健康受到威胁有关
调适障碍	持续否认、愤怒	与截肢有关

但目前的趋势是将护理诊断简化为两部分，即 P+E 或 S+E，例如：

P：精神困扰；E：与丧失自理能力有关。

S：失眠；E：与将失去工作能力有关。

无论是三部分陈述还是两部分陈述，原因的陈述（E）不可缺，只有明确原因才能为制订护理计划指明方向，原因的陈述常用"与……有关"来连接。准确表述心理问题与原因之间的关系，有助于护理人员确定该心理护理诊断是否成立。

考点提示

临床常用的 9 个心理护理诊断。

三、心理护理计划

心理护理计划是心理护理程序的第三步，要求护理人员在对个体现存的或者潜在的心理行为问题及其相关因素进行评估和判断的基础上进一步确定护理目标（expect objective），并选择适用于个体的具体心理技术，拟订具体的心理护理措施。心理护理计划是对患者进行心理护理活动的指南，依据计划实施心理护理，能保持心理护理工作的连续性，保证心理护理的效果。制订心理护理计划主要包括三部分：设定优先次序、设定护理目标、拟订适宜对策。

（一）设定优先次序

由于患者往往是在同一时间内多个心理问题并存，限于护理资源尤其是心理护理资源的限制，护理人员不可能对每个问题不加区分地统一对待。不同患者其心理问题也不尽相同，护理人员不可能对不同心理问题的患者给予同样的关注。因此，对患者的心理问题应按照轻、重、缓、急进行排序，一般可以将患者的心理护理诊断划分为首优问题、中优问题和次优问题。

1. **首优问题**　指威胁患者生命或患者认为重要、需要立即行动去解决的问题。比如患者得知自己身患癌症后，失去生活信心，产生自杀念头或行为，这就需要立即进行危机干预。

2. **中优问题**　指虽然不直接威胁患者的生命，但给其精神上或躯体上带来极大的痛苦，会导致身体上的不健康或情绪的较大变化而严重影响其健康的问题。比如因为患癌而悲哀，影响其社会功能，并引起一系列生理反应，需要护理人员帮助其缓解情绪问题和心理压力，接受身患癌症的现实。

3. 次优问题　指个体在应对发展或生活中的变化时所产生的问题，往往不是很急迫或者只需要较少帮助就能解决，一般在护理工作安排中放在最后考虑。比如患癌后患者吃不好、睡不好，需要护理人员帮助其做好调节。

合理的心理护理诊断排序可以大大节约临床心理护理的资源，使有限的护理资源首先用于那些内心激冲突烈、随时可能发生意外的患者身上，减少心理护理的盲目性，使整个心理护理工作更加具有计划性和针对性，做到急缓有序、张弛有道。

（二）设定护理目标

护理目标就是预期的结果，是指患者在接受心理护理后期望达到的健康状况。护理目标有长期目标和短期目标。心理护理的长期目标一般应更多地关注患者对心理健康知识的掌握，以及患者心理自助能力的提高，如出院前患者能够认识到自身错误认知，并掌握纠正错误认知的方法；短期目标是指在短期内需要解决的主要矛盾，一般少于7天，如帮助患者在1周内减轻抑郁症状。

目标或预期结果的陈述方式为：主语＋谓语＋行为标准＋条件状语。

一般情况下，一个心理问题的诊断应有一个目标，目标的陈述应简单明了，应包括具体日期以及可观察、可测量的指标。

（三）拟订适宜对策

确立目标以后，重要的就是拟订达到预期目标可采取的心理护理措施。心理护理措施是解决各项心理问题的干预手段及具体行为，措施的重点是满足患者的心理需要，预防、降低或消除心理问题对心身的不良影响，维持个体心理社会功能，促进个体心身健康。

适宜的心理护理对策一定是针对患者实际情况，且护理人员和患者能够做到的措施和方法，因此，心理护理对策的制订必须考虑其科学性、可行性、可接受性，以及护理人员所具备的实施心理护理的理论知识和实践技能。措施的内容尽量具体明确、清晰简洁，必须因人施护、因病施护。在心理技术的选择上，还应该结合护理的临床特点做以下考虑：

1. 所选用的心理技术已被证明能有效地改变相应的心理行为问题　某类心理行为问题，往往有不同的心理理论来解释其发生的机制，并有不同的心理技术干预其发生、发展。这就需要比较不同的心理技术的有效性，选用那些具有更好疗效的心理技术。

2. 有开展心理技术的有关条件　心理技术往往对实施的环境等具有一定的要求，如生物反馈疗法，需要较为安静和独立的场所，如果缺乏这些必要条件，就无法开展这一心理技术。

3. 患者对某种心理理论具有较好的接受性和主动性　心理技术的实施，是护理人员和患者互相合作的过程，需要患者的主动参与。故相应的心理技术，不仅需要护理人员的付出，还需要患者具有较好的接受性和主动性。如认知治疗中，患者的低教育水平往往就会影响其对心理技术的接受性，从而影响心理技术的有效实施。心理护理措施通常分为两大类：支持性的心理护理措施和针对性的心理护理措施。支持性的心理护理措施针对性相对较弱，主要是通过对患者进行精神上的安慰、支持、劝解、疏导和环境调整等方法，来达到心理护理的目的，因此所有患者基本都适用。支持性的心理护理措施可有意识地实施，也可融于其他护理措施中进行。

针对性的心理护理措施，是针对每个患者具体的问题而拟订的特定心理护理措施。患者具体的心理问题干预主要体现在两个方面：心理问题症状的控制和心理问题原因的消除。心理问题症状的控制，如焦虑、恐惧情绪，可以采用心理治疗和心理咨询的方法，如放松疗法、音乐疗法。心理问题原因的控制主要针对引起患者心理问题的具体原因，逐个解决。如针对错误的疾病认知，可通过疾病的健康宣教以及认知疗法的技术进行干预。

为了便于实施，应对护理计划进行细化，如实施的时间、地点、次数、执行人。如表6-2所示：

表 6-2 心理护理计划

开始时间	护理诊断	护理目标	护理措施	停止时间	签名
2018-5-25 10:10	焦虑：与担心手术有关	第2天患者能自述焦虑情绪缓解	1. 评估焦虑程度 2. 手术相关知识的健康宣教 3. 提供减轻焦虑的措施如听音乐、放松训练等	2018-5-26 15:15	刘某某

考点提示

心理护理计划的制订。

四、心理护理实施

心理护理实施是心理护理程序的行动阶段，即贯彻执行计划中的各种护理方案和心理护理干预措施，将护理计划付诸行动的过程。除了正确执行外，心理护理的技术和技巧的应用也起着重要作用。具体实施者可以是计划者，也可由计划者指定他人执行。临床心理护理一般由责任护理人员带领护理小组共同实施，同时也要鼓励患者和家属积极参与。在实施计划的过程中，护理人员应以患者为中心，在与患者交谈时，鼓励患者多谈，吐露自己的真实想法，使护理更有针对性。在实施心理护理的过程中，护理人员应将每一项结果及反应记录下来，在实施过程中不断修改计划，对计划进行评价，对不合理计划及时进行修正。

（一）实施前的会谈

会谈内容主要包括以下方面：①介绍心理问题病史及诊断；②介绍心理问题产生的原因；③说明心理护理实施的必要性；④介绍将要采用的心理技术的原理和大致过程；⑤强调心理护理期间主动参与的重要性。

（二）实施过程

1. 建立良好的护患关系　护患关系是护理工作的基础和前提，和谐、友好、相互信赖的护患关系是心理护理工作有效、顺利进行的重要保证。护理人员通过自己良好的语言、神情、态度和行为去影响患者的情绪和认识，改变其不良的心理状态和行为，并帮助患者建立起有利于治疗和康复的最佳心理状态，使心理护理工作顺利进行。

2. 争取家庭及其他社会支持系统的支持与合作　护理人员应争取家属及其他社会支持系统成员的合作，妥善帮助患者解决他们的一些顾虑和心理问题。使家庭及其他社会支持系统都对患者起到积极的支持作用，使患者以心身的最佳状态接受治疗与护理。

3. 加强心理健康教育和指导　护理人员应对患者进行不同形式的健康教育，包括与疾病有关的医学、心理卫生、心理支持、自我护理等方面的知识，使患者对疾病和治疗有科学、正确的认识和积极、乐观的态度，增强抗病的信心和能力。

4. 创造良好的环境　良好的环境能满足人的生理和心理需要，环境可直接影响患者的心理活动和情绪变化。医院应有一个安全舒适的治疗环境，包括硬件环境以及医院内的氛围、医护人员的职业道德、技术水平、工作态度、形象素质等社会环境。

5. 充分发挥患者的主观能动性　在心理护理实施的过程中，护理人员要充分调动患者的积极性，鼓励患者主动参与，防止患者过分依赖医护人员。当患者取得进步时，应对患者的努力做出及时的肯定。在分析患者的问题和制订护理计划时也尽可能让患者参与，以取得更好地合作，顺利达到目标。

6. 促进患者间良好的情绪交流　患者之间的情绪可以相互影响，带来正反两方面的作用。护理人员在护理工作中，要对良好的情绪交流加以鼓励，防止不良情绪的相互影响，使患者相互帮助、相互支持、相互关心。这样既有助于患者建立良好的人际氛围，又有利于改善患者的情绪状态，解决患者的心理问题。

7. 保护患者隐私　护理人员在为患者提供心理护理时，常涉及个人生活、行为方面的隐私，护理人员应注意保护患者的隐私权，不得随便泄漏给无关者。

五、心理护理评价

1. 心理护理评价　心理护理评价是指对原定护理计划、措施的可行性和实施的效果等做出检验，并与原来制订的护理目标进行比较，检查预期目标是否达到，对实施过程中出现的反应进行分析，找出原因，制订出相应的解决方案，直到达到心理护理的目标。由于心理护理评价的量化指标和客观指标不多，因此不如一般躯体护理来得容易。需要护理人员与患者进行耐心细致的交谈、周密的观察，必要时可使用一些心理测验量表。评价的重点是患者的健康状况是否达到了预定的目标。如果目标没有实现或只实现了部分目标，护理人员就要分析原因，及时修正护理方案，调整护理措施。妨碍目标实现的因素有很多，有患者方面的原因，如不合作或认识上的不正确等；也有护理人员方面的原因，如知识或技能的不足等。在评价过程中还可能发现新的问题，需做出新的护理诊断。总之，护理评价虽是护理程序的最后一步，但也是下一轮回的开始，只有达到护理目标，才能最终解决患者的问题。

2. 评价方法

（1）由主管护士长评价：由主管护士长根据患者的病情来评价，如护理人员提出的心理问题是否准确、恰当，制订的措施是否有效，是否达到了预期目标。如患者心理问题没有改善，要帮助护理人员一起分析，是心理问题的判断不够准确，还是措施不得当。要重新修订心理护理计划时，护士长要参与并给予指示。

（2）护理人员自我反馈、评价：护理人员在完成整个心理护理程序后，应从心理调查直至效果评价，一步步地进行自我检验。要根据各种记录、患者家属的反应、护士长的评价，写出自我评价，找出原计划及计划实施中尚存在的不足，及时修正计划，更换实施方法。如原计划在效果评价中无效，应重新制订。

心理护理是系统化整体护理的一个重要组成部分，它涉及患者心身的各个方面，遵循心理学"问题—解决"的过程。在心理护理整体过程中，需要注意做好心理护理的记录。记录作为心理护理实施过程的原始记载，是心理护理的重要工作内容。记录为各班次护理人员传达患者的信息，维持护理工作的连续性和完整性，从而确保护理质量。更重要的是，记录还有助于回顾患者心理状况的变化，有助于验证心理问题的发生、发展的影响因素，有助于及时发现心理护理过程中的不利因素和有利因素，以及心理护理措施实施前后的心理状态的差异，有效调动患者参与的积极性。

需要指出的是，心理护理实施后的效果不可能是一劳永逸的；对患者实施心理护理的过程，是动态的过程。因此，心理护理程序是相对的，心理护理的步骤是灵活的，心理护理的过程是循环往复的，心理护理的理论需要在临床实践中不断地发展和完善。

思政园地

祖国医学中的心理学思想

我国最早的经典医学论著《黄帝内经》就对心理因素在人体健康与疾病相互转化过程中的影响做了十分精辟的论述。

《黄帝内经》中说:"人有五脏化五气,以生喜怒悲忧恐。"即"喜、怒、忧、悲、恐"这五种情绪,分属心、肝、脾、肺、肾五脏。《黄帝内经》又说:"五脏已成,神气舍心,魂魄毕具,乃成为人。"认为人的形成是先有五脏形体,而后有精神藏于心,才形成各种心理现象。《黄帝内经》提出"形神合一"的理论,这些论述说明了人的心理活动和其躯体的生理活动密切相关,甚至将各种情绪与各个内脏功能一一对应起来。国内外频频报道器官移植术后患者会出现一些个性、性格、习惯方面的改变,也在一定程度上印证了上述论断。

对于人的躯体疾病,《黄帝内经》已经注意到寻找致病的心理因素,从人的心理状态、生活习惯、社会环境等多方因素去阐述疾病发生的原因和发展变化的规律。《黄帝内经》说"喜伤心、怒伤肝、思伤脾、悲伤肺、恐伤肾"等,都精辟地说明了情志活动与人体健康密切相关。

美国心理学家莫尔菲曾指出:"世界心理学的第一个故乡是中国。"中国成为世界心理学的第一个故乡,这首先就是《黄帝内经》和中国古代心理学思想的贡献。

【学习感悟】

谈谈你对《黄帝内经》心理学思想的理解。

自 测 题

一、选择题

1. 心理护理各要素对开展患者的心理护理起着不同的作用,其中起基础作用的是
   A. 心理学理论和技术　　B. 准确评估者心理问题
   C. 患者的合作　　　　　D. 护理人员的职业心态
   E. 医生的治疗技术

2. 关于心理护理说法正确的是
   A. 心理护理是整体护理的主体
   B. 心理护理贯穿于整体护理的全过程
   C. 心理护理就是做思想工作
   D. 心理护理就是护患交谈
   E. 心理护理也是心理治疗

3. 心理护理评估是心理护理程序的第一步,其核心内容是
   A. 判断患者的情绪
   B. 广泛收集患者相关资料
   C. 制定适宜的心理护理措施
   D. 确定患者的心理问题
   E. 要求家属积极配合

4. 心理护理的原则不包括
   A. 服从性原则　　　　B. 交往性原则　　　　C. 启迪性原则
   D. 自我护理原则　　　E. 针对性原则
5. 护士实施心理护理的重要基础是
   A. 精神分析　　　　　B. 护患沟通　　　　　C. 心理护理评估
   D. 心理模拟　　　　　E. 心理护理诊断
6. 患者否认疾病的存在，拒绝检查和治疗属于
   A. 焦虑　　　　　　　B. 自我形象紊乱　　　C. 精神困扰
   D. 预感性悲哀　　　　E. 无效性否认
7. 患者，女，32岁，因车祸导致全身多处骨折被送入医院急救。患者出血较多，伴有剧烈疼痛，意识清醒，表情淡漠，面色苍白。对此患者护士首先要做的是
   A. 鼓励患者勇敢面对病痛
   B. 稳定患者生命体征，增强患者安全感
   C. 创造良好的康复环境
   D. 通过启迪疏导帮助患者摆脱困扰
   E. 帮助患者适应医院环境
8. 一位正在接受紧急救治的急性心肌梗死患者，目睹医护人员镇定自若的神情和井然有序的救治，依然圆睁双目、焦躁不安。此时该患者的最主要心理反应可能是
   A. 过度焦虑　　　　　B. 严重抑郁　　　　　C. 极度恐慌
   D. 高度紧张　　　　　E. 创伤后应激综合征
9. 患者，女，59岁，丧偶多年，现独居，办事无主见，常顺从别人。一个月前行胃癌切除术，术后出现情绪低落，兴趣下降，独自流泪，并有轻生的念头。这种情绪反应为
   A. 焦虑　　　　　　　B. 抑郁　　　　　　　C. 恐惧
   D. 痛苦　　　　　　　E. 愤怒

（10～12题共用题干）

患者，男，49岁，因"左侧腹部疼痛伴恶心呕吐12小时"以"急性胰腺炎"收入院治疗。入院时患者神志清楚，面色苍白，血清及尿淀粉酶均高，经内科治疗数日后病情好转不明显，现医生提出拟行手术治疗。患者出现恐慌，心神不宁，烦躁不安，睡眠差，主诉十分担心自己的病情及手术的效果，害怕实施手术。

10. 对该患者的心理护理诊断为
    A. 无效性否认　　　　B. 焦虑　　　　　　　C. 恐惧
    D. 照顾角色障碍　　　E. 预感性悲哀
11. 该患者的短期心理护理目标是
    A. 满足患者的一切需要　　B. 提出问题的解决方法
    C. 心理护理的实施　　　　D. 消除患者不良情绪反应
    E. 治愈患者的身心疾病
12. 针对该患者最重要的心理护理措施是
    A. 手术相关知识健康宣教
    B. 保护隐私
    C. 提高患者的应对能力
    D. 创造良好的手术环境

E. 发挥患者的主观能动性

（13～14题共用题干）

患者，男，67岁，退休干部，因"直肠癌"入院，得知需行造瘘术，术后要从肚子上的造瘘口排便，他认为余生没有脸面和意义。向医护人员及家属表示拒绝手术，不要造口，自生自灭好了。

13. 该患者的心理护理诊断是
   A. 焦虑　　　　　B. 自我形象紊乱　　　　C. 精神困扰
   D. 角色障碍　　　E. 无效性否认

14. 该患者的长期心理护理目标是
   A. 患者心理自助能力的提高
   B. 提出问题，解决问题
   C. 治愈患者的身心疾病
   D. 消除患者不良情绪反应
   E. 解决患者内心的激烈冲突

二、简答题

1. 心理护理的概念、原则是什么？
2. 如何制订、书写一份心理护理计划？

三、案例分析

患者，女，66岁，患高血压病十余年，5天前因"左侧肢体无力伴恶心呕吐12小时"以"高血压性脑出血"收入院治疗。今日听到同病房相同疾病病友今后将会瘫痪卧床，生活不能自理，需家属或护工长期照顾。患者出现情绪低落，食欲差，睡眠差，不配合治疗，自诉"残废了，没用了，活着没意思了，就是别人的拖累"。

1. 请写出该患者的心理护理诊断？
2. 请制定该患者的心理护理计划？

（王　译）

第七章 临床心理护理方法

学习目标

1. 说出心理咨询与心理治疗的概念。
2. 描述心理咨询与心理治疗的原则并分析其异同。
3. 列举常用临床心理护理方法,并能区分各种方法的适用范围。
4. 说出放松技术的基本原理和操作步骤;通过体验学习之后,能够独立开展放松训练。
5. 能够运用支持性心理疗法的技术解决患者的一般性心理问题。
6. 树立依法执业的法律和伦理观念,保护患者隐私,尊重患者人格和个人信仰。
7. 建立"术业有专攻"的理念,施仁爱之术,为人类健康服务。

在临床护理工作中通过心理护理与患者建立良好的护患关系,满足患者的心理需求,帮助患者更好地适应和应对疾病,解决患者的心理困惑。运用具体心理护理方法对患者存在的认知、情绪、行为等方面的问题进行干预,是心理护理实践的核心内容。

第一节 心理咨询与心理治疗

案例 7-1

某咨询师见朋友李先生因为婚姻问题痛苦不堪,咨询师非常清楚问题的根源在于李先生总会采用以偏概全的认知模式对待婚姻问题,从而引发了糟糕的情绪。咨询师本着为朋友好的目的主动与其交流该问题。李先生对此非常敏感,觉得作为心理咨询师的朋友找我聊天,那肯定是我的问题了。本来就情绪不佳的李先生与咨询师发生激烈争吵。咨询师不但没有帮助李先生解决心理问题,反而失去了朋友,也对自己的咨询技术产生了怀疑,最终放弃了心理咨询这个职业。

问题与思考:
1. 在案例中,咨询师违反了心理咨询的哪些原则?
2. 在心理咨询中应注意哪些问题?

一、心理咨询

(一)心理咨询的概念

心理咨询(psychological counseling)是咨询者给求助者以心理上的指导和帮助的过程。具体来说,咨询师运用心理学的原理和方法,帮助求助者发现自身的问题,找出问题的根源,然后通过挖掘求助者的自身潜能,改变或调整其原有的认知结构和行为模式,提高其应对能力,促进其人格发展,维护其身心健康,从而帮助求助者更好地适应环境。

正确理解心理咨询的含义,要注意以下几点:①心理咨询的主要对象是正常人,也包括临床治愈的精神病患者。②心理咨询师与求助者的关系简称咨访关系。咨访关系的建立是心理咨询成功的关键因素之一。在这种关系下，咨询师与求助者之间是一种"求"和"帮"的关系，求助者主动的"求"在先，心理咨询师的"帮"在后。③心理咨询要解决的是心理层面的问题，或是由心理问题所引发的行为问题。④心理咨询的最终目标是让求助者获得心灵上的成长，促使求助者在心理、行为方面的积极改变，生活更加快乐，实现自身价值，最终达到自我实现的目的。

在临床护理工作中，护士是心理咨询的咨方，求助者主要是患者或寻求心理帮助的人。心理咨询的目的是帮助患者改善由疾病导致的负性情绪反应，正确认识疾病，调整心态，以进一步提高各种护理措施的有效性，促进患者早日康复。

（二）心理咨询对护理的意义

由于很多疾病的产生与心理社会因素密切相关，此类心身疾病，除依靠生物医学方法之外，还需要通过心理咨询澄清疾病的性质，采取适当的心理干预措施进行调整。如A型性格的人，在生活中易患冠心病，通过心理咨询予以指导和训练，可以预防冠心病的发生与发展。其他各种躯体疾病患者往往伴随不同程度的不良心理反应，如糖尿病、高血压等慢性疾病患者常因疾病无法根治而情绪低落或抑郁；冠心病患者害怕突发心肌梗死、恐惧死亡等而常有过度焦虑或紧张反应。疾病的治疗和转归与心理社会因素关系密切，患者的情绪状态和心理变化直接影响着疾病的治疗效果和康复程度。因此，在护理工作中开展心理咨询，帮助患者创造有利于治疗和康复的最佳心理状态格外重要。

作为护理人员，掌握心理咨询的相关知识与技能将有助于临床护理工作的顺利开展。首先，利用心理咨询的相关知识，针对不同的患者进行心理护理，可以使护患关系更和谐，对疾病的治愈起到事半功倍的效果；其次，护理工作压力大，许多护理人员自身易患心身疾病，掌握心理咨询相关知识，可以避免或缓解心身疾病；最后，有助于改善医护、护患、护士之间的人际关系，缓解人际交往矛盾与冲突，提高其生活质量，使之生活愉快。

（三）心理咨询的分类

1. 按咨询性质分类

（1）发展咨询（developmental counseling）：指针对个体成长过程中遇到的问题进行的咨询，包括环境适应、职业选择、人际关系的处理等，通过咨询，帮助个体顺利度过成长阶段。

（2）健康咨询（health counseling）：指针对个体因遇到刺激或挫折而产生心理、行为问题而进行的咨询，包括焦虑、紧张、抑郁等情绪问题和各类行为问题。

（3）医学咨询（medical counseling）：是针对临床患者因疾病而产生的各类心理问题进行的咨询。

2. 按咨询的规模分类

（1）个体咨询（individual counseling）：指咨询师与求助者一对一进行心理咨询，主要解决求助者的个人问题。

（2）团体咨询（group counseling）：指一种在团体情境下提供心理帮助与指导的咨询，即由咨询师根据求助者问题的相似性或求助者自发组成项目小组，通过共同商讨、训练、引导，解决成员共有的心理问题，促进成员共同发展。

3. 按咨询采用的方式分类

（1）门诊咨询（outpatient counseling）：是指咨询师与求助者进行面对面的心理咨询，一般由综合医院、卫生保健部门、精神卫生中心和心理咨询机构等设立。门诊咨询的优点是咨询师和求助者直接当面进行会谈，可以深入了解求助者的情况，评估判断病情并进行咨询，问题的解决有针对性。门诊咨询是一种较为有效的咨询方式，也是心理咨询最主要的方式。

（2）电话咨询（telephone counseling）：是指通过电话对求助者进行支持、劝慰并给予问题解决建议的一种咨询方式。电话咨询起源于国外开设的热线电话，主要是为了预防由心理危机导致的恶性事件，如自杀、自杀、犯罪、暴力行为。电话咨询的优点是方便、快捷，求助者通过电话咨询可达到一定的情绪宣泄，对处于危机状态的求助者可以及时开展心理危机干预。有的求助者基于自身的考虑，不愿与咨询师见面，也可以用电话咨询的方式。

（3）网络咨询（network counseling）：指咨询师借助网络，运用心理学理论和方法，帮助求助者以恰当的方式解决其心理问题的过程，其主要形式有即时聊天软件、电子邮件等。网络咨询的优点是便捷、灵活，具有一定匿名性。缺点是求助者与咨询师缺乏互动，网络咨询无法提供与传统咨询相同的肢体语言和面部表情交流。对于一些严重的心理健康问题或危机状况，虚拟咨询无法提供紧急支持。网络咨询依赖于稳定的互联网连接和通信技术，如果遇到网络问题，可能会影响咨询的质量和连续性。同时，涉及通过互联网传输的敏感信息，可能存在隐私和安全风险。

（4）专栏咨询（column counseling）：指在报纸、电台、电视或其他传播媒体上介绍心理健康的一般知识和应对技巧，或者针对典型心理问题进行分析、解答的咨询方式。其优点是受众面广，传播广泛，具有科普教育意义；缺点是个性化不足、互动缺乏和信息不确定性等。

（5）信函咨询（letter counseling）：指咨询师与求助者以通信的方式进行心理咨询。求助者来信描述个人情况，提出问题，咨询师去信回答问题，提供帮助。该方式主要为距离咨询地点较远，或不愿见面的求助者使用。咨询效果受到求助者书面表达能力和理解能力影响较大。由于互联网技术的广泛应用，信函咨询逐渐少被采用。

（6）现场咨询（on-site counseling）：指咨询师深入到基层单位、社区，当场对求助者的问题给予指导、帮助的咨询形式。这种形式对于一些有共同背景或共同特征的心理问题有较好的效果，但求助者可能会有隐私泄露压力。

（四）心理咨询的原则

1. 保密原则（principle of confidentiality） 此原则贯穿心理咨询的整个过程，是心理咨询最为重要的原则，也是职业道德的集中体现。关于求助者的所有信息都应该被保密，如因工作需要引用咨询案例时，应该获得求助者的授权并遵照伦理守则的要求隐去求助者的相关信息。但是需要注意以下保密例外的情况：求助者的行为即将对自身或他人造成严重伤害，未成年人等不具备完全民事行为能力的人受到性侵犯或虐待，或司法机关出于工作需要要求咨询师进行披露。执行保密例外时一定要注意保护求助者的生命安全及心理健康，不能因为执行保密例外而加重对求助者的身心伤害。

2. 自愿原则（principle of voluntariness） 确定咨访关系的首要条件是求助者必须出于完全自愿。咨询者不应主动去寻找没有咨询愿望和动机的人，并为其进行心理咨询。只有自己感到心理不适，为此烦恼并愿意找咨询师诉说烦恼以寻求心理援助，才能够获得问题的解决。

3. 尊重原则（principle of respect） 尊重求助者的需求和选择权利，无论是咨访关系确立的时候，还是在咨询过程中，或是在咨访关系终止时，是否继续接受或结束心理咨询完全尊重求助者个人的选择，咨询师不得强求。

4. 助人自助原则（principle of win-win） 咨询师的工作是通过启发引导求助者，提高其心理能力，促进其心理成长，解决自身心理问题。而不是教育、说教，替求助者解决问题。在咨询过程中，咨询师通过调动求助者参与解决问题的积极性，发掘其内在潜力，提高其独立解决问题的能力。

5. 价值中立原则（principle of neutrality） 是心理咨询的前提，咨询师要观察和理解自己的价值观,不能以自己的主观价值标准来评判求助者的行为,不应该对求助者的价值观、生活态度、生活方式做出倾向性的评价,更不能批评和指责。

6. 时间限定原则(principle of time limitation) 心理咨询必须遵守一定的时间限制。咨询时间一般规定为每次50分钟左右(初次受理时咨询时间可以适当延长),约谈的时间和频率相对固定。除非特殊情况,不能随意延长咨询时间或间隔时间。

7. 亲友回避原则(principle of avoiding relatives and friends) 咨询师应尽量回避为自己的亲属、朋友、同事等有直接或间接关系的人进行咨询,一方面因为两者之间的关系使求助者很难真正敞开心扉,毫无保留地提供心理问题的细节,影响咨询的有效进行;另一方面作为咨询师来说,基于人的本性容易偏袒求助者,丧失中立,影响咨询过程,产生负面作用。同时,由于亲友在场时来访者不便于谈及自己的隐私,因此在心理咨询时,对亲友和熟人进行回避是十分必要的。

 考点提示

心理咨询的基本原则。

(五)心理咨询应注意的问题

1. 尊重求助者的知情权 应如实告知咨访双方的权利与义务。在目前心理卫生知识并不是很普及的情况下,相当一部分人并不明确心理咨询工作的性质及其相关问题,在初诊时护士应明确告知患者有关双方的权利与义务,这有利于患者的接受与配合。

2. 关注求助者的文化背景 求助者的文化背景差异决定了不同的咨询方式。在临床中,只有了解不同患者的文化背景,才能根据其具体情况进一步交流与探索,帮助患者更好地解决问题。

3. 延期做出重大决定 心理咨询期间,如果求助者情绪过于不稳定,原则上应规劝其不要轻易做出诸如放弃工作、调换工作、退学、转学、离婚等重大决定。在咨询结束后,求助者的情绪得以安定,心境得以整理之后再做出相关的决定,往往不容易后悔或后悔概率较小。对此应在咨询开始时予以告知。

4. 做好转介工作 咨询中,咨询师一定要清楚自己的工作范围,不属于工作范围的应及时告知求助者,经其同意后给予转介。并非所有心理问题都适用心理咨询,如果某些求助者有器质性疾病的可能,或有些求助者出现了幻听、妄想或严重的心理障碍,应建议其到专科医院进行治疗,一方面可以避免贻误治疗时机,另一方面也是一种自我保护手段,可防止日后出现问题时发生纠纷。

5. 遵守伦理守则 咨询师在专业工作中应遵守有关法律和伦理要求,努力解决伦理困境,和相关人员进行直接而开放的沟通,在必要时向同行及督导寻求建议或帮助。心理咨询师应将伦理规范整合到日常专业工作之中,如果咨询师不能确定某种特定情形或特定的行为是否违反伦理规范,可向伦理委员会寻求建议。

知识链接

《中国心理学会临床与咨询心理学工作伦理守则》(第二版)

《中国心理学会临床与咨询心理学工作伦理守则》(第二版)由中国心理学会授权临床心理学注册工作委员会在《中国心理学会临床与咨询心理学工作伦理守则》(第一版,2007)基础上修订,于2018年7月1日起实施。

> **总　则**
>
> 善行：心理师的工作是使寻求专业服务者从其提供的专业服务中获益。心理师应保障寻求专业服务者的权利，努力使其得到适当的服务并避免伤害。
>
> 责任：心理师在工作中应保持其服务的专业水准，认清自己的专业、伦理及法律责任，维护专业信誉，并承担相应的社会责任。
>
> 诚信：心理师在工作中应做到诚实守信，在临床实践、研究及发表、教学工作以及各类媒体的宣传推广中保持真实性。公正：心理师应公平、公正地对待与自己专业相关的工作及人员，采取谨慎的态度防止自己潜在的偏见、能力局限、技术限制等导致的不适当行为。
>
> 尊重：心理师应尊重每位寻求专业服务者，尊重其隐私权、保密性和自我决定的权利。

二、心理治疗

（一）心理治疗的概念

心理治疗（psychotherapy）也称精神治疗，是指专业人员通过心理学的理论和技术，对患者的心理障碍和行为异常进行干预，达到改善心理状态和行为方式的治疗过程。

护理领域中的心理治疗主要包括以下要素：①治疗者具备一定的心理学知识和技能；②被治疗者是患者，不仅包括有精神疾病或行为障碍的患者，还包括其他心因性疾病、躯体疾病患者；③使用各种心理学的理论和技术，并按一定程序实施治疗；④中介物是言语、表情、姿态和行为，以及特意安排的情境或药物；⑤心理治疗的目的是通过影响患者的认知、情绪和行为，调动主体的积极性，增强抗病能力，改善或消除病理状态，使病情得到好转或康复。

护理领域中的心理治疗，是在良好治疗关系的基础上，由接受一定专业训练的医护人员运用心理治疗的相关理论和技术，对患者的心理障碍和异常行为进行干预，以增强患者的抗病能力，改善或消除患者的病态心理和由此引起的各种躯体症状，恢复和重建个体与环境之间的平衡，从而达到治疗目的。

广义上讲，在临床上，凡是能改善患者心理状态和对疾病康复过程产生良性作用的措施都含有心理治疗的意义。

（二）心理治疗对护理的意义

如果临床医生和护士在对患者进行治疗和护理时，没有充分认识到心理治疗的重要性和必要性，就会对患者只采用药物、手术和理疗等治疗方式。实际上，医护人员在接诊患者的过程中，其言语、行为都会影响到患者的心理活动。如果医护人员能有意识地利用这种影响来改善患者的心理状态，消除或减轻其心中的痛苦，改变其对人、对事的态度和行为方式，就能起到心理治疗的作用。随着医疗技术水平的提高，人们也越来越重视临床护理中的心理治疗，其配合药物、手术治疗及基本护理，可以提高疗效，并能促进患者康复，改善护患关系。一些个体的患病感觉或不适的主观体验由心理社会因素引起，单靠生物医学的方法不能很好地理解和消除这些症状。护理人员在对患者进行护理时，恰当地运用心理治疗的一些方法和技术，对其疾病的治疗和康复具有重要的意义。

（三）心理治疗的原则

心理治疗的程序要比心理咨询严格，除了要遵循心理咨询的基本原则外，还需遵循一定的心理治疗原则，如计划性、灵活性、针对性、综合性原则。

三、心理咨询与心理治疗的关系

心理咨询和心理治疗两者有共同的理论基础、一致的行为目标，不同的是采取的具体手段不同，解决的问题严重程度不同。面对严重心理问题，需要用心理治疗的标准化手段，而面对一般心理问题，需要心理咨询的非标准化手段。在多数实际操作过程中，两种方法交替使用，很难截然分开，所以不能将两者看成对立的关系。

1. 心理咨询和心理治疗的相似之处　心理咨询与心理治疗二者之间没有本质的区别，主要表现在：①二者所用的心理学理论体系和技术方法通常是相似的；②二者都以良好的人际关系为沟通桥梁，认为这是帮助求助者改变和成长的必要条件；③二者都希望通过与求助者的互动，达到使求助者改变和成长的目的。

2. 心理咨询与心理治疗的主要区别列于表7-1。

表 7-1　心理咨询与心理治疗的主要区别

区别	心理咨询	心理治疗
工作对象	正常人	心理异常的患者
工作内容	适应和发展方面的问题，如人际关系问题、学业问题、婚姻家庭问题	严重心理障碍和心理疾病的患者，如神经症、人格障碍、行为障碍、心身疾病、性心理异常
工作特点	强调教育和发展的原则，帮助求助者发掘、利用其潜在积极因素，自己解决问题，促进身心健康发展	强调人格的改造和行为矫正，重视症状的消除，弥补已形成的损害，促进人格成熟和发展
治疗时间	治疗时间一般较短，从一次到数十次不等	治疗费时较长，从数周到数年不等

第二节　护理工作中常用的心理干预方法

案例 7-2

患者，男，43岁，某单位领导，平素性格随和，爱好运动，身体健康，婚姻美满，育有1男1女，2个子女均未长大成人。最近，在单位的例行体检中被确诊为胃癌（早期），一向事业顺利、家庭和美的他难以接受这一现实。目前，患者已入住医院胃肠外科，准备行手术治疗，在准备手术的这段时间里，患者表现出明显的焦虑情绪和睡眠障碍，对未来充满了悲观和绝望。

问题与思考：

1. 患者从得知患癌到住院，经历了哪些心理变化？
2. 为了帮助该患者，可使用哪些心理干预方法？
3. 这些心理干预方法的治疗方法有哪些？

一、支持性心理治疗

（一）概念

支持性心理治疗（supportive psychotherapy）又称支持疗法，是指护理人员应用心理学的理论与技术为患者提供精神支持的心理治疗方法，也称一般性心理治疗，是所有特殊心理治疗的基础,也是护理人员在心理护理实践中常用的方法之一。其基本原理是护理人员在与患者建立良好的护患关系的基础上,应用心理学的知识和方法,采取倾听、解释、鼓励、保证等方式,帮助和指导患者分析并认识当前所面临的问题,促使其发挥自身潜能,正确面对现实和处理问题,以度过心理危机,起到治疗目的。

(二)治疗方法

1. 倾听　是支持疗法的主要技术。由患者叙述自己的问题,护理人员接受其发出的信息,然后对信息进行加工,最后反馈自己理解到的信息等环节构成。通过倾听,一方面可以使患者被压抑的情感或痛苦得以表达和宣泄,另一方面也能让护理人员深入了解患者的心理活动、心理需要以及可能存在的心理问题。在倾听过程中,护理人员要尊重、耐心、冷静、用心地倾听,适当给予患者回应,让患者感受到护理人员的重视和支持。

2. 解释　指护理人员运用自己的知识和经验框架向患者就疾病情况、治疗过程、疾病预后等方面进行阐述,以消除患者的疑虑和误解,更好地配合治疗。需要注意的是,在对患者进行解释时,要把握合适的时机,不可操之过急,解释要通俗易懂,深入浅出,多打比方,少用专业术语。

3. 鼓励　主要是针对消极悲观、缺乏自信的患者。在临床上,有些患者总是将疾病看得过分严重,对病情有很多顾虑和担忧,如果这时护理人员用医学知识客观评论患者的病情,用患者的微小进步来进行行为强化,介绍其他患者战胜疾病的事例等形式对患者进行鼓励,就可以使患者充分发挥主观能动性,增强其克服困难及治疗疾病的信心。护理人员在鼓励患者时,要根据患者的实际情况有的放矢,循序渐进,切不可鼓励患者去追求不可能达到的目标。

4. 保证　指对患者的治疗做出适当的保证,以坚定患者战胜疾病的信心。但护理人员只能根据病情做出符合实际的保证,切不可盲目保证。比如当患者过分担心疗效和预后时,只要稍有把握,就尽量用积极和肯定的语言来回答,以消除患者紧张、焦虑的情绪,使其能更客观地看待自身的病情。

5. 指导与建议　是支持疗法的重要手段,指护理人员对患者提出行动建议,并帮助患者采取适当的方法解决问题。有些患者的烦恼和焦虑主要来源于不合理的认知,护理人员可帮助患者认识到主、客观存在的问题,提供新的思维方式,从而改变患者的认知、想法甚至思想、观念和行为。指导和建议的内容包括日常生活方面、学习方面、婚姻家庭方面、人际交往方面等,这就要求医护人员自身必须具有相应的心理学知识,才能给予患者正确的指导和建议。

支持疗法是一种护理人员都可以应用的基本心理干预方法,该疗法多用于对疾病认知不足导致不良情绪、遭遇重大挫折、面临精神崩溃、长期在紧张和压力的环境中生活与工作等情况的患者,他们需要心理上的支持和疏导。

支持疗法还可以和其他疗法协同应用,起到增强疗效的作用。在使用支持疗法时要注意把握程度,鼓励患者行动起来,勇敢地面对问题、解决问题,而过分的关心、关怀可能会导致患者产生依赖心理,丧失自己解决问题的勇气,错过自我成长,导致支持疗法不能起到应有的作用。同时,护理人员也要和家属及时沟通,指导家属支持患者自理、自立,防止家属对患者的过分关注导致患者出现依赖心理,减弱支持疗法的效用。

 考点提示

支持疗法的治疗方法。

二、行为疗法

行为疗法（behavior therapy）是指以行为学习理论为指导，按照一定的治疗程序来消除或纠正人的不良行为的一种治疗方法。其主要观点有：异常行为和正常行为一样，都是通过学习获得的，也可以通过相反或者替代的学习使其消失，所以异常行为和由异常行为造成的躯体的、精神的疾病，都可以通过行为的矫正得到治疗。在临床医疗中，护理人员可以先对患者的异常行为进行检查确认，对影响行为的因素进行分析，从而确定行为矫正的目标，制定干预措施，以改善患者目标行为的数量、质量及整体水平。

作为行为疗法理论依据的行为主义心理学认为，它所要研究的只是可观察和可测量的行为以及引起此行为的外部刺激。因此，"刺激-反应"就被认为是解释行为的普遍公式。它还认定，人的头脑只能被看作一个"黑箱"，人们只能观察进入"黑箱"的和从"黑箱"里出来的分别是什么，至于"黑箱"内部的运转过程，则是捉摸不定和不可测量的，而捉摸不定和不可测量的东西就不是科学研究的对象。因此，人们唯一可以了解和把握的是外部刺激对行为的影响，因此行为治疗的各种措施和方法也就成为主要是对外部刺激和行为表现进行控制和矫正的技巧。

（一）基本理论

1. 联结学习　桑代克通过对动物的研究，提出了联结学习（connecting learning）的学说。在他设计的用猫解决疑难笼问题的著名实验中，笼外放有鱼和肉，放入笼中的猫开始东抓西抓、乱撞乱闯，在这种冲动的过程中，猫会偶然拉动门闩逃出笼外，取得食物。然后再将猫放回笼中，猫仍需经过乱抓乱跳，最后打开笼门吃到食物，不过所花的时间减少了。如此连续实验多次，所需时间逐渐减少，无效的动作被逐渐摒除，最后，猫一入笼内，就能打开门闩取得食物。因此，桑代克认为，学习是一种渐进的尝试与错误的过程。随着错误反应逐渐减少、正确反应逐渐增加，最终形成稳固的刺激-反应的联结。

2. 经典条件反射　也称巴甫洛夫条件反射，是由俄国生理学家巴甫洛夫在研究狗的消化腺生理功能时提出。所谓经典条件反射，是指某一中性刺激（如铃声）反复与一个原来就能引起某种反应的无条件刺激（如食物）相结合进行强化，最终使中性刺激成为条件刺激，引起原来只有无条件刺激才能引起的行为反应。中性刺激和无条件刺激在时间上的结合称为强化，强化的次数越多，条件反射就越巩固。当条件刺激不被无条件刺激所强化时，就会出现条件反射的抑制，主要有消退、抑制和分化。如狗吃食物会分泌唾液，这是无条件反射，食物是无条件刺激，狗最初听到铃声不会分泌唾液，因为铃声和食物无关，所以铃声是中性刺激，如果将铃声和食物同时呈现，反复多次后，铃声转变为条件刺激，狗听到铃声未见食物也会分泌唾液，这时狗已经形成对铃声的食物性条件反射。条件反射建立后，必须反复强化才能保持，如果将铃声和食物分离，反复几次后，听到铃声，狗的唾液分泌会减少直至不分泌，这是条件反射的消退。

3. 操作性条件反射　是根据美国心理学家斯金纳等的实验提出来的。斯金纳设计了一个实验箱——"斯金纳箱"，箱内安装杠杆，按压杠杆时可以掉出食物。在实验中，饥饿的白鼠在箱内会有很多行为，当它无意中按压杠杆时，食物掉入箱内，经过多次重复后，白鼠把按压杠杆和食物联系起来，形成了操作性条件反射，一旦饥饿，就会按压杠杆，这是因为按压杠杆带来的结果（食物）强化了白鼠按压杠杆的行为。如果改变设计，取消按压杠杆和食物的关联，重复几次后，白鼠放弃了按压杠杆的行为，这称为操作性条件反射的消退。操作性条件反射和经典条件反射不同的是，经典条件反射是给予刺激后出现反应（或行为），而操作性条件反射则是反应（或行为）在先，刺激在后。

除上述实验外，斯金纳还有电击白鼠实验和白鸽啄食实验。斯金纳以实验证明，只要实验者对所期望的某种行为进行奖励，这种行为就强化，否则就会消退，若给予惩罚，则消退加速。操作性条件反射重视行为结果对行为本身的作用。操作性条件反射的类型有：①正强化，行为结果导致积极刺激增加，从而使该行为增强；②负强化，行为结果导致消极刺激减少，从而使该行为增强；③消退，行为结果导致积极刺激减少，从而使该行为减少；④惩罚，行为结果导致消极刺激增加，从而使该行为减少。

4. 社会学习理论　班杜拉认为，人类的行为是极为复杂的，很多行为不能用经典条件反射理论或者操作性条件反射理论来解释，实际上人类的大量行为是通过模仿学习获得的。特别是儿童，在他们的成长过程中，学习模仿是其行为形成的重要途径，古语"近朱者赤，近墨者黑"就是对模仿学习理论最形象的比喻。

班杜拉对模仿学习过程进行分析，认为其中包含了4个过程：①注意阶段，即把注意力集中在需模仿的对象上，以便能准确地认知其行为表现；②保持阶段，即把模仿学习获得的信息通过记忆进行编码和存储，以便能重新提取并付诸行动；③行动阶段，即表现出所模仿的行为；④强化阶段，根据强化的原则，增加或减少行为出现的频率。

行为疗法与其他心理疗法的区别在于：行为疗法是以心理学中有关学习过程的理论和实验所建立的证据为基础的。与传统的心理治疗相比，它具有更强的科学性和系统性，可以进行客观的科学检验、演示和量化，即使重复试验，也可得出同样可靠的结果，有一整套定型化的治疗形式，有坚实的理论依据和大量的实验证明，所以临床效果更为显著和稳定。然而，行为疗法也有其局限性。第一，行为疗法忽略人的认识作用，只着眼于对可见的行为和刺激进行治疗和矫正，使得行为疗法的治疗效果很可能出现"治标不治本"，容易反复；第二，行为疗法研究的实验对象多数为动物，其单一的学习机制很难全面解释人的复杂行为。

（二）治疗方法

1. 放松疗法（relaxation therapy）　又称松弛疗法，是按照一定的练习程序，学习有意识地控制或调节因紧张反应所造成的机体功能紊乱的一种行为治疗方法。放松疗法既可以单独使用，以克服一般的身心紧张和焦虑，又可以与其他技术合并使用，以治疗有焦虑症状的障碍。放松疗法在临床护理中已得到广泛应用，如高血压、糖尿病、支气管哮喘、各类手术。放松训练的方法很多，主要有渐进式肌肉放松、自生训练法和静默法等。

（1）渐进式肌肉放松（progressive muscle relaxation）：由美国生理学家杰克波逊（Jacobson）于20世纪20年代创立，该疗法是通过对肌肉反复进行紧张—放松练习，从而达到促进肌肉放松和大脑皮层唤醒水平降低的目的。

渐进式肌肉放松的操作如下：①准备工作，训练环境要求安静、光线柔和、尽量减少无关刺激，以保证训练顺利进行。此外，学习者要先找到一个舒适的姿势，如靠在沙发上或者躺在治疗床上，闭上双眼，开始训练准备，调整呼吸，使呼吸频率变慢，快吸慢呼，注意由胸式呼吸逐渐变为腹式呼吸，共进行5～10次。对头脑中的各种杂念不要理会，任其自由发展。②放松顺序，手臂部（手、小臂、大臂）→头颈部（额、眼、口、颈）→躯干部（肩膀、肩胛、胸、腹、背、臀）→腿部（大腿、小腿、足）。③放松方法，身体每一部分的放松过程为：集中注意—肌肉紧张—保持紧张—解除紧张—肌肉放松。如对于手臂部的放松，指导者的指导语可以这样说："好，现在请微微闭上眼睛，伸出手，握紧拳，使劲握紧，保持紧张的状态，坚持……体会紧张的感觉……再坚持……好，放松，完全放松双手，再来体会一下放松的感觉。"每组肌肉紧张持续5～10秒，随即放松15～20秒，如有需要，可重复1～2次。每次训练持续时间20～30分。各部分肌肉放松都做完后，指导者要说结束语："现在想象自己在一个美妙的场景中，你感到很安静、很放松、全身都放松了，请保持这样的状态1～2分钟。好，我现在从 1 数到 5，当我数到 5 时，请你睁开眼睛。"指导者在放松过程中需对学习者进行指导，待学习者对放松感觉进行回忆后能自动放松时，训练可逐步停止。

运用渐进式肌肉放松要注意以下几个方面：①在训练前，要注意和学习者讲明训练的必要性，促使其主动配合，坚持训练；②保证训练环境安静，避免外界干扰，温度、湿度适宜；③以下情况者不适宜进行松弛训练：5 岁以下儿童、精神发育迟缓者、精神分裂急性期、心肌梗死、青光眼眼压控制不好者、训练中出现明显反作用者。

（2）自主训练法（autogenic training）：由德国神经病理学家沃格特（Oskar Vogt）于 1890 年提出，由德国精神病学家舒尔茨（Wolfgang Schults）完成，后来又由舒尔茨的学生卢即（W.Luthe）加以完善。其主要观点是：每个人都能学会控制自己，个体自身的意念可以使个体产生生理变化，个体可以进行自我训练来保持自己的心理健康。

具体操作步骤为：个体在安静的环境中，取舒适的姿势，一般取坐姿，背部轻靠在椅背上；两脚平放与肩同宽，脚底平贴地面，两手平放在大腿上；闭目，深呼吸 3~5 次，排除杂念，静听或默诵指导语，逐步体验肢体沉重训练、呼吸调整训练、肢体发暖训练、心脏调整训练、上腹部发暖训练、前额发凉训练 6 种训练带来的放松感觉。

自主训练的指导语主要有："我的呼吸很慢、很深"；"我的双脚感到了沉重"；"我的双脚感到了轻松"；"我的双手温暖起来了"；"我的肚子很温暖"；"我的前额清凉，这种清凉的感觉让我觉得非常舒服、非常放松"；"我的全身感到安宁、舒适、放松，我感到内心的平静"。训练完成时，深吸气，慢慢睁开眼睛。结束的指导语主要有"我感到生命和力量流遍了全身，感受到了从未有过的轻松和活力"。自主训练法也可以用于身体的其他部位放松，放松顺序一般为自下而上，从双足、双踝关节、小腿、膝关节、大腿、臀部、腰部、腹部、胸部、双肩、颈部、头部。

自主训练法的指导语要言简意赅，不用否定句。在掌握自生训练法后，可在多种环境中使用。目前，自生训练法已被应用到多种心身疾病的治疗当中。

（3）静默法（meditation，M 法）：通常是指个体将注意或意识集中到一个客体、声音、意念或体验而进行的一种训练。具体可以划分为东方静默法、松弛反应和超觉静坐等方法。

东方静默法是指个体在意识控制下，通过调身（姿势）、调息（呼吸）、调心（意念）来达到松、静、自然的放松状态，包括中国气功、印度瑜伽、日本坐禅等多种形式。太极拳作为我国的一种运动形式，蕴含东方包容理念，用意念统领全身，强调内修武德、外强筋骨、顺势而为。

松弛反应（relaxation response）是由美国本森在 1975 年根据东方静默法的特点而创造的一种新方法。其方法有 4 个必要因素：安静的环境；全身放松；重复听到声音、词语或短语；姿势舒服。具体步骤为：安静环境取舒适姿势，闭目，平缓地用鼻呼吸。每次呼气时默念"1"字或"松"字、"静"字，将注意力集中在该字上，保持平静、随和，并感受超然。训练完成后，闭目静坐几分钟，再睁开眼睛。每次训练时间为 20 分钟，每日进行 1~2 次。

超觉静坐（transcendental meditation，TM 法）为美籍印度瑜伽师马哈礼师改良的一种简易瑜伽术，是以静为主的气功锻炼方法。超觉是指人的思考活动完全停止，而只有清醒的纯意识存在，人体感觉处于一种超越时空的状态。体验纯净意识时，呼吸变得柔和，身心进入深度休息，整个身体完全松弛，但内心的意识仍然是清醒的。具体方法为个体采用舒适的姿势，心中默念词语，闭目凝神，逐步入静。该方法须有专人传教，具有中度焦虑、抑郁或精神疾病的患者不宜采用此训练方法。

2. 系统脱敏疗法（systematic desensitization therapy）　又称交互抑制法，由美国学者沃尔帕创立和发展。该方法是利用情绪焦虑和放松训练两个过程的交互抑制来达到治疗目的。系脱敏疗法应用的是经典条件反射的原理，在相应情境引起焦虑和恐惧反应时，即用放松训练过程来与之相对抗，在反复的练习中逐渐消退患者已形成的条件反射，直至患者不再对相应情境过度反应而脱敏。

系统脱敏疗法的实施包括以下3个步骤：

（1）放松训练：放松可以产生与焦虑反应相反的心理和生理效果。在实施脱敏之前要学会放松（放松训练方法见前文所述）。

（2）建立焦虑等级表：详细并具体地了解患者的情况，将可能引起患者焦虑或恐惧的刺激按照患者对其的感知程度由轻到重来制定焦虑或恐惧等级表。下面是一个手术恐惧患者的焦虑等级表：第一级，听说自己要做手术；第二级，等待确定手术的具体时间；第三级，与主刀医生交谈手术事项；第四级，看到其他患者接受手术；第五级，做手术前的相关准备；第六级，接受手术。

（3）实施系统脱敏治疗：要求患者在放松状态下，按照等级表由低到高进行脱敏训练。遵循以下治疗规律：放松—刺激—焦虑—放松。当患者对低等级的情境不感到紧张害怕后，就可以进入高一等级的训练，直至达到预先设定的目标。治疗过程可运用现实情境脱敏，也可用图片、幻灯片、影视资料向患者呈现刺激进行脱敏，还可以进行想象脱敏。

现实脱敏是让患者进入到引起焦虑（恐惧）的真实情境中，从最轻的情境开始，进行反复放松，直到患者已经适应该情境，不再引发紧张，然后进入下一级情境，继续刚才的过程。一直到患者对每一级情境的焦虑、恐惧均已消除为止。

图片、幻灯、影视资料脱敏是让患者观看描述焦虑、恐惧的视觉资料，从最轻的视觉资料开始，在观看的同时进行放松，如果面对该资料不再感到紧张，则进行下一个资料的脱敏，直到所有资料播放完毕，患者未出现紧张，全身放松，脱敏完成。接下来，可继续让患者进入现实脱敏，当在现实环境中也能成功脱敏时，治疗即成功。

想象脱敏是指护理人员向患者描述等级表的刺激、情境，让患者想象，当患者感到紧张时，中断想象，进行放松训练，待患者平静后重复上述过程，直到患者进入想象不感到紧张为止，这时表明患者完成了一级脱敏。接着患者开始进入下一级刺激或情境的想象，进行放松训练，直到不再紧张为止。当最后一级脱敏完成，患者消除了焦虑、恐惧，重新建立了一种接触刺激而不再敏感的正常反应，这时可让患者进入到现实中进行不断的练习，以巩固效果。

治疗过程中可以几种脱敏结合进行。系统脱敏疗法的适应证有社交恐怖症、广场恐怖症、考试焦虑等。

3. 冲击疗法（implosive therapy） 又称满灌疗法，是让患者迅速暴露在使患者感到十分焦虑或恐惧的刺激情境中，并持续一段时间，使其出现最大限度的焦虑或恐惧体验，最终消除焦虑或恐惧的一种行为疗法。该疗法分为现实满灌疗法和想象满灌疗法，前者让患者到现实的情境中体验强烈的情绪；后者是在护理人员的言语描述下，让患者想象最可怕的情境，从而体验情绪。

冲击疗法不同于系统脱敏疗法，它一开始就将患者置于最严重的刺激情境中，一般不进行放松训练或实施对抗的措施，每次暴露的时间较长，使患者最终消除症状，疗效较好。但该疗法常使某些患者难以接受，甚至可能出现强烈反应，导致意外事件发生。因此，在治疗之前要将治疗方式与患者讲清楚，征得患者的同意，要鼓励患者努力配合，告知患者在暴露时可能会有一些不舒服的症状，但一定是安全的，只要在情境中坚持下去，恐惧是可以克服的，不要有任何回避的心理，要勇敢面对。暴露结束后，要和患者讨论治疗过程，对患者的表现给予肯定、赞扬，增强患者的信心、决心。随着暴露成功次数的增多，患者对焦虑或恐惧情境的应对能力不断提高，症状日益减轻，直至完全消退。另外，由于冲击疗法是一种较强烈的治疗方法，所以在治疗前还要对患者进行必要的体检，排除心脑血管、癫痫、哮喘等疾病。

4. 厌恶疗法（aversion therapy） 是一种将需要消除的症状和某种不良刺激或惩罚体验结合起来，建立厌恶条件反射，从而消除症状的方法。该疗法是行为治疗中最早和最广泛应用的方法之一。在临床上多用于戒除吸烟、吸毒、酗酒、各种性行为异常和某些不良行为，也可以用于治疗某些强迫症。

厌恶疗法一般有3种形式：

（1）电击厌恶疗法：将患者的习惯性不良行为与遭受电击连在一起，一旦不良行为即将出现或正在出现，立即给予电击，电击一次后休息几分钟，然后进行第二次电击。每次治疗时间为20~30分钟，反复电击多次。治疗次数可从每日6次到每2个星期1次，电击强度的选择应征得患者同意。

（2）药物厌恶疗法：在患者出现不良的行为欲望时，让其服用呕吐药，产生呕吐反应，从而达到戒断行为的目的。该疗法多用于矫治与吃有关的行为障碍，如酗酒、饮食过度。例如，要戒除酗酒的不良行为，可以在酗酒者最喜欢饮酒的时刻进行，使用催吐剂（如阿扑吗啡）导致其呕吐，造成对酒的厌恶反应，从而阻止并消除酗酒的不良行为。

（3）想象厌恶疗法：将护理人员口头描述的某些厌恶情境与患者想象的刺激联系起来，使患者产生厌恶反应，以达到治疗目的。此疗法操作简便，适应性广，对各种行为障碍疗效较好。

除上述3种方法之外，还可用疼痛刺激（如用皮筋弹手腕产生的疼痛）、憋气刺激（主动憋气直至无法忍受）、羞辱刺激和患者的不良行为连接起来，也可起到纠正不良行为的作用。

值得注意的是，厌恶疗法在实施过程中会引发不愉快的情绪反应，因此使用该法时，须事先征得患者同意。同时，在使用厌恶疗法时务必要明确需治疗的靶症状的内容，惩罚刺激强度要高，在治疗中惩罚所产生的不快要超过不良行为产生的愉快，才能起到治疗的作用。另外，在使用时应特别注意使用时间，要确保建立起有效的条件反射，才能达到治疗目的。

5. 强化疗法（reinforcement therapy） 又称操作条件疗法，是指系统地应用强化手段去增加某些适应性行为，以减弱或消除某些不适应行为的心理治疗方法。该疗法建立在操作性条件反射原理之上，即行为的改变是依据行为后果而定的，某种行为得到奖励，该行为的频率会增加；反之，行为的频率会减少。常用的强化疗法有以下几种：

（1）行为塑造法（behavior shaping）：是通过强化手段矫正行为，使之逐步接近某种适应性行为模式的治疗技术。在塑造过程中，多采用正强化的手段，即一旦所需的行为出现，就立即给予强化。这是行为疗法中最常用的技术之一，适用范围包括改善或消除恐怖症、神经性厌食症、肥胖症及其他神经症的行为，也可以用于改善或促进精神分裂症患者的社交和工作行为。

（2）代币法（token economy）：它是用患者感兴趣或对患者有价值的代币来强化患者的适应性行为，而使不良行为逐渐消退的一种行为矫正方法。用作奖励的代币指的是可以在某一范围内兑换物品、服务或权利的票证、筹码、记分卡和粘贴纸等。患者只要表现出预期的良好行为，就可按规定得到相应的代币。持有代币的患者可在规定的时间和地点按特定的兑换规则，去换取某种物品、活动或优惠待遇。具体步骤如下：①确定目标行为；②选定所使用的代币；③确定支持代币的强化物；④制定行为评分标准和等级；⑤建立代币兑换规则、确定时间及地点。代币法不仅可用于个体，也可以在集体行为矫治中实施。临床实践表明，在多动症儿童、药瘾者和酒癖者等的矫治中，以及在精神病患者的康复中代币法都有良好效果。

（3）消退法（extinction）：通过停止对某种行为的强化从而使该行为逐渐消失的一种行为矫正方法。具体步骤如下：①收集相关资料，识别不良行为的特定强化物；②实施消退，并增加良好的替代行为；③促进替代行为的泛化和维持。

在使用强化疗法时应注意以下方面：①护理人员要注意强化物对于患者的影响，强化物要适宜，要能够达到目标；②强化物的呈现要及时，奖励和惩罚的内容和意义要明确。③对于正强化而言，强化的标准要逐步提高，强化的次数要逐渐减少。同时，强化物可以从实物渐变为语言。

6. 生物反馈疗法（biofeedback therapy） 是生物反馈技术在医学中的应用。生物反馈是通过生物反馈仪，将人体内各系统、各器官的生物活动信息加以记录、处理、放大并转换成为个体可认知的信息。生物反馈疗法则是个体通过了解自身的生理变化信息，有意识地采取自我调节措施，进而学会控制和矫正体内生理活动的疗法。该疗法的原理主要来自操作条件反射。

目前常用的生物反馈仪有肌电反馈仪、皮温反馈仪、皮电反馈仪、脑电反馈仪等，实施治疗时，要向患者详细介绍治疗的过程，帮助患者学会自我调节技术，然后确定对疾病反应最敏感的生理指标，配合生物反馈进行训练。除在治疗室进行治疗外，患者也可自我训练。生物反馈疗法对多种与社会应激有关的疾病，如紧张性头痛、偏头痛、焦虑症、原发性高血压都有较好的疗效。

考点提示

行为疗法的治疗方法。

三、认知疗法

案例 7-3

患者，女，32岁，已婚未育，因子宫肌瘤反复发作行子宫全切术，丧失生育能力。术后，该患者情绪低落，整天唉声叹气，觉得自己不能生孩子，就不是一个完整的女人了，害怕老公及公婆知道后会嫌弃自己，不知道该如何面对他们，总担心子宫全切之后自己会早衰，因而对未来的生活感到非常恐惧。

问题与思考：

1. 该患者存在哪些不合理认知？
2. 护理人员应该如何帮助患者建立合理认知？

（一）基本理论

认知疗法（cognitive therapy）是20世纪中后期发展起来的，是一组通过认知和行为技术来改变患者不良认知的心理治疗方法的总称。认知疗法认为人的情感、行为及其反应均和认知有关，认知是心理行为的决定因素，人的不良情绪和行为与不良的认知或错误的思维方式有关，治疗的关键在于纠正错误的认知过程和由此形成的错误观念。具有代表性的认知理论是美国心理学家贝克（Beck）的认知理论和艾利斯（Ellis）所提出的 ABC 理论。

1. 贝克的认知理论 贝克是认知疗法的创始人，他的基础理论来自信息加工的理论模式。他认为，认知产生了情绪及行为，异常的认知产生了异常的情绪及行为。认知是情感和行为的中介，情感问题和行为问题与歪曲的认知有关。人们早期经验形成的"功能失调性假设"或称为图式，决定着人们对事物的评价，成为支配人们行为的准则，而不为人们所察觉，即存在于潜意识中。一旦这些图式为某种严峻的生活实践所激活，则有大量的"负性自动想法"在脑中出现，即上升到意识中，进而导致抑郁、焦虑和行为障碍。如此，负性认知和负性情绪互相加强，形成恶性循环，使得问题持续加重。常见的负性认知有：任意推断、选择性抽象、过分概括、放大和缩小、个人中心、二分法思维。

2. 艾利斯的 ABC 理论　它是理性情绪疗法的理论与实践的核心。A 是指诱发情绪发生的事件；B 是指个体在遇到诱发事件之后相应而生的信念，即对这一事件的看法、解释和评价；C 是由此引发的情绪和行为结果。艾利斯指出，通常人们认为情绪和行为结果是直接由诱发事件 A 引起的，即 A 是引起 C 的直接原因，但实际上，A 只是 C 的间接原因，个体对诱发事件的信念 B 才是引起 C 的直接原因。艾利斯把信念区分为合理信念和不合理信念，认为引起人们情绪、行为失调的是不合理信念，不合理信念主要有三个特征：

（1）绝对化要求：是指个体以自己的意愿为出发点，对某一事物怀有其必定会发生或不会发生的信念，它通常与"必须""应该""完全""绝对"这类词语连在一起。例如"我必须得到别人的赞赏""朋友应该要对我好"等。怀有这样信念的人极易陷入情绪困扰中，因为客观事物的发生、发展都有其规律，是不以人的意志为转移的。当某些事物的发生与其对事物的绝对化要求相悖时，就无法接受，难以适应并陷入情绪困扰。

（2）过分概括化：是一种以偏概全的不合理思维方式。一方面表现为对自身的不合理评价，如做错一件事情就认为自己"一无是处""一文不值"等。以自己做的某一件事或几件事的结果来评价自己作为人的价值，其结果常常会导致自责自罪、自卑自弃的心理及焦虑和抑郁情绪的产生。另一方面表现为对他人的不合理评价，别人稍有差错就全盘否定，一味责备他人，以致产生敌意和愤怒等情绪。

（3）糟糕至极：指一种认为一旦某事发生将会非常可怕、非常糟糕的想法，使个体陷入到极端不良的情绪中，犹如受到了灭顶之灾。糟糕至极常常是因个体对自己、对他人及对周围环境的绝对化要求而出现的，即个体要求的"必须"和"绝对"的事情并非像他们所想的那样发生时，他们就会感到无法接受，走向极端，认为事情已经糟到了极点。

考点提示

不合理信念的主要特征。

（二）治疗方法

认知疗法的治疗关键在于要和患者找出存在的不合理认知，并提供帮助使患者改变这些认知，使其更接近现实，随着不合理认知的解决，患者的心理问题也会得到解决。认知疗法的治疗步骤包括诊断、领悟、修通和再教育 4 个阶段。

1. 心理诊断阶段　这是治疗的最初阶段。首先要与患者建立良好的工作关系，帮助患者建立自信心；其次是明确患者所关心的各种问题，根据问题所属性质和患者对它们的情绪反应进行初步分析和诊断。

2. 领悟阶段　这一阶段主要帮助患者认识到自己不良的情绪和行为表现或症状是什么，产生这些症状的原因是自己造成的，要寻找产生这些症状的原因，即不合理信念。具体步骤如下：①以某一典型事件入手，找到诱发事件 A；②询问患者对这一事件的感觉和对 A 的反应，即找出 C；③询问患者为什么会对事件产生负性情绪，找出造成这些负性情绪的不合理信念；④分析患者对事件 A 持有的信念哪些是合理的，哪些是不合理的，将不合理的信念 B 列出来。

3. 修通阶段　在这一阶段，护理人员主要采用辩论的方法动摇患者的不合理信念。采用辩论技术时，护理人员必须积极主动地、不断地向患者发问，对其不合理的信念进行质疑，使其对不合理的信念产生怀疑，并认识到信念的不合理直至最终放弃。一般有两种提问方式：①质疑式，护理人员针对患者的不合理信念，可直接发问，如"你有什么证据证明你的观点是对的呢？""有什么证据证明你必须获得成功？""别人有什么理由必须友好对待你？""是不是别人做事情都必须符合你的要求？"等等。②夸张式，护理人员针对患者的不合理之处，故意提出一些夸张的问题，目的是引发患者思考，使其认识到自身信念的不合理，如"如果这件可怕的事情发生了，你会因此而死去吗？"提问会引发患者主动思考自己一直持有的信念，只有当患者感到再也无法为自己的信念辩护下去时，才会真正开始考虑放弃不合理信念，接受合理的信念。提问需要不断重复，才会达到动摇不合理信念的目的。

4. 再教育阶段　这是治疗的最后一个阶段，为了帮助患者摆脱原有的一些不合理信念，护理人员还需要探索患者是否存在一些与本症状无关的其他不合理信念，并与之辩论，使患者学会与不合理信念进行辩论的方法，养成用合理信念代替不合理信念的习惯。同时，护理人员对患者进行技能训练，如解决问题的训练、社交能力的训练，以巩固新的思维方式。在再教育过程中，护理人员要平等对待患者，不以教训的口吻与患者对话，要耐心引导患者认识到自己的不合理信念，进而愿意改变。此外，改变不合理认知比较难，需要反复强化，这就需要护理人员帮助患者制订计划，反复练习，逐渐改变自己的思维和行为。

四、人本主义疗法

人本主义疗法（humanistic therapy）又称以人为中心疗法，是由美国心理学家罗杰斯于1940年创立的，是人本主义理论学派的代表疗法。人本主义理论学派认为，每个人都有一种发展自身潜能的内在倾向，包括生物潜能和心理潜能，心理潜能的最高层次是自我实现，能达到这一层次就是最有价值的，也是最健康的。以人为中心疗法强调调动来访者的主观能动性，发掘其潜能，不主张给予疾病诊断，治疗则更多的是采取倾听、接纳与理解，即以来访者为中心的心理治疗。

（一）理论基础

1. 人性观　罗杰斯认为人性本善，而且朝向自我实现、成熟和社会化的方向发展。罗杰斯假定人的内心都存在一种自然成长的力量，会朝向健康、自我实现、自我了解的人格前进。如果一个人的自我实现受阻，就容易人性扭曲，出现心理问题。因此，治疗的目标就是要排除各种障碍，最大限度地帮助患者实现自身各种潜能。

2. 自我理论　"自我"是罗杰斯关于心理失调理论的基础。罗杰斯把自我和自我概念区分开来。所谓自我是指一个人现实的、真实的自我，而自我概念是一个人对自己的主观知觉和认识。当自我和自我概念完全一致时，即达到了自我实现，人的心理就是最健康的；如果自我和自我概念之间出现了不一致、不协调，相互之间出现矛盾时，就会出现心理失调。例如，一个人意识到"我是怎样的人"，同时又认为"我不该是这样的人"的时候，内部的紊乱就不可避免。自我和自我概念相互矛盾的原因在于价值的条件化。罗杰斯认为个体内部存在着两种评价过程：第一种是机体自身的评价过程，这个评价过程可以真实地反映出自我实现的倾向。第二种评价过程是价值的条件化，这是个体为了满足"积极评价的需要"，而把原本属于父母或他人的价值观内化，变成自我结构的一部分，并据此去行动。价值的条件化这一过程不能真实地反映自我实现的倾向，相反却在妨碍着自我实现。罗杰斯的以人为中心的治疗目标是将原本不属于自己的、经内化而成的自我部分去除掉，找回属于他自己的思想情感和行为模式，只有这样的人才能充分发挥出个人的潜能，从而健康发展。

(二) 治疗方法

人本主义疗法的根本原则是人为地创造一种完全无条件的积极尊重气氛，使来访者能在这种氛围下修复其被歪曲和受损的自我实现潜力，重新完成自我实现和自我完善。人本主义疗法强调要建立具有治疗作用的关系，以真诚、尊重和理解作为基本条件。罗杰斯认为，当这种关系存在时，个人对自我的治疗就会发生作用，而其在行为和人格上的积极变化也会随之出现。所以治疗师应该与来访者建立相互平等、相互尊重的关系，使来访者处于主动的地位，学会独立决策。在操作技巧上，这一疗法反对操纵或支配来访者，主张在谈话中采取不指责、不评论、不干涉的方式，鼓励来访者言尽其意，直抒己见，以创造一个充满真诚、温暖和信任的气氛，使来访者无忧无虑地开放自我。

主要治疗技术有：

1. 真诚　指治疗者坦诚地面对来访者，开诚布公、直截了当地与来访者交流自己的态度和意见，不掩饰和伪装自己。真诚的核心是表里如一，治疗师只有做到表里如一，才能让来访者感受到真诚，从而减少不必要的防御和伪装。真诚不等于对来访者毫无保留和无所顾忌，不等于什么都说，什么都直说。真诚的表露要恰如其分，运用不当有时会起反作用。

2. 无条件积极关注　是指治疗师无条件地整体接纳来访者，对来访者言行中表现出来的优点和积极方面给予有选择地关注和强调，相信其具有自我成长地潜力，并给来访者以积极地鼓励和关怀，帮助来访者树立正向的自我价值感的一种态度和方法。

3. 共情　又称"同理心"，是指治疗师进入来访者的现实世界，感受来访者内心世界的能力。根据治疗师共情反应的水平可以将其分为两个级别：一是初级共情，是指站在治疗师自身的参照系统的体验与感受，能够基本体会来访者的内心感受，并给予简单的反馈。例如，"我知道你面对手术时的紧张心情"。二是高级的共情，是指治疗师能从来访者内心的参照体系出发，能深入理解来访者心理问题的实质和矛盾情感，并能将这种感受准确地传达给来访者。例如，"我知道你很想出院，因为家里经济比较紧张，你不想让自己的孩子负债累累"。通过共情，治疗师能准确地将自己的认识和理解传达给来访者，使来访者感受到自己正以某种方式被治疗师理解和接受，从而促进来访者的自我表达、自我探索和自我成长，有利于建立良好的咨询关系。

这三种技术都是围绕着与来访者建立开放、信任的相互关系而进行的，目的是帮助来访者达到自我了解和促进其自我成长。

考点提示

人本主义疗法的治疗方法。

五、其他疗法

(一) 精神分析疗法

精神分析疗法（psychoanalytic therapy）是由弗洛伊德于19世纪末创立的，是世界上首个系统的心理治疗方法，曾在西方心理治疗领域占有重要的地位。精神分析疗法强调幼年时期无意识的心理冲突在一定条件下（如精神刺激、环境变化等），可转化为各种神经症，如癔症、焦虑症。因此，精神分析疗法通过"自由联想"等内省方法，帮助患者将压抑在无意识中的各种心理冲突，主要是幼年时期的精神创伤和焦虑情绪体验挖掘出来，使其进入到意识中，转变为个体可以认知的内容进行再认识，使患者重新认识自己，发展更有建设性的适应方式，并改变原有的行为模式，达到治疗的目的。

精神分析疗法起源于弗洛伊德创立的精神分析理论，又称心理动力理论，精神分析理论包括潜意识理论、人格结构理论、性本能理论、自我防御机制理论等。其常用的治疗方法包括自由联想、阻抗、移情、释梦、阐释等。精神分析疗法主要适合各种神经症患者、某些人格障碍者、心境障碍者以及心身疾病的某些症状的治疗。

> **知识链接**
>
> **弗洛伊德的人格结构理论**
>
> 弗洛伊德认为整个人格由本我、自我和超我三大系统组成。①本我：人格结构中最原始、最隐私的部分，它处于潜意识的深层，由先天本能、基本欲望组成。本我是一切心理能量之源，按"快乐原则"行事，它不理会社会道德、外在的行为规范，追求快乐，避免痛苦。它是无意识的，不被个体所觉察。②自我：个体可意识到的执行思考、感觉、判断或记忆的部分。自我的功能是寻求"本我"冲动得以满足，同时保护机体不受伤害，它遵循的是"现实原则"，为本我服务。③超我：理想的"自我"，代表一个人的良知、良心，是心灵的道德知觉和个体的理想抱负。它是个体在成长过程中通过内化道德规范、内化社会及文化环境的价值观念而形成，其功能主要在于监督、批判及约束自己的行为。超我要求自我按社会可接受的方式去满足本我，它遵循的是"道德原则"。
>
> 弗洛伊德认为人格是由本我、自我和超我3个系统交互作用构成的，是在企图满足无意识的本能欲望和努力争取符合社会道德标准两者长期冲突的相互作用中发展和形成的。在一个健康的人格中，本我、自我和超我之间的作用是平衡的。如果本我、自我和超我3种力量不能保持动态平衡，就会出现各种精神障碍和病态行为。

（二）暗示疗法

暗示疗法（suggestion therapy）是利用语言、动作或其他方式，也可以结合其他治疗方法，使来访者在不知不觉中受到积极暗示的影响，从而接受治疗者的某种观点、信念、态度或指令，以解除其心理上的压力和负担，实现消除疾病症状或加强某种治疗效果的目的。

暗示是一种普通的心理现象，是人类最简单、最典型的条件反射。暗示的治疗作用在于对来访者产生影响，引起一系列的生理、心理和行为的变化。例如，格雷厄姆在1960年所做的"诱导"实验使荨麻疹与雷诺病的受试者皮肤温度发生了与原病症相反的改变。

暗示治疗的具体方法很多，临床常用的有言语暗示、药物暗示、手术暗示、情境暗示等。此外，护理人员对患者的鼓励、安慰、解释、保证等也都有暗示的成分。暗示疗法在心理治疗中有重要作用，但暗示疗法往往不作为一种独立的治疗体系，而是广泛应用于各种心理疗法中。

（三）森田疗法

森田疗法（Morita therapy）又叫禅疗法，由森田正马教授于20世纪20年代创立，经过一个世纪的发展和完善，森田疗法已经成为一种具有浓郁东方色彩的、国际公认的、有效实用的心理治疗方法。该疗法主要适用于所谓的"神经质"，大致包括当今分类中的焦虑症、恐怖症、强迫症、疑病症、神经症性睡眠障碍等。森田教授认为神经质的人都有疑病素质，他们对身体和心理方面的不适极为敏感，而过敏的感觉又会促使其进一步注意体验某种感觉。这样一来，感觉和注意就出现一种交互作用，森田将这一现象称为"精神交互作用"，认为它是神经质产生的基本机制。

森田疗法的治疗原理可概括为"顺应自然，为所当为"。一方面顺应自然，按事物的本来规律行事，承认症状的存在，对症状及相伴随的焦虑苦恼不回避、不排斥、不抗拒、不压制；

另一方面为所当为，不去控制不可控制的事物，但可以控制那些能够控制的事，如正常的工作和学习活动，该做什么马上就去做什么，带着症状积极生活，这样就解除了精神交互作用，症状也随之减轻乃至消失。

（四）音乐疗法

音乐疗法（music therapy）是以音乐的实用性功能为基础，按照系统的治疗程序，应用音乐或音乐相关体验作为手段治疗疾病或促进身心健康的方法。该疗法主要是通过生理和心理两个方面来治疗疾病：一方面，音乐声波的频率和声压会使个体生理上产生反应，引起组织细胞发生和谐共振现象，直接影响人体的脑电波、心率、呼吸频率等。科学研究表明，人体处于环绕着优美音乐的环境中可以改善人体各个系统的功能，促使人体分泌有利于身体健康的激素、酶等活性物质，起到调节生理功能的作用。另一方面，音乐会引起心理上的反应。话宜的音乐会提高大脑兴奋性，改善个体情绪，同时有助于消除心理、社会因素造成的紧张、焦虑等不良心理状态，提高应激能力。

音乐治疗分为被动性和主动性两种。被动性音乐治疗活动中，患者是倾听的角色；主动性音乐治疗活动中，患者是执行者的角色，如唱歌、演奏、创作。需要强调的是，音乐疗法不仅仅是听听音乐，而是控制性地使用音乐，有比较系统、完善的理论和操作程序。在进行音乐疗法前，应该与患者进行诊断性会谈，了解患者当前的家庭社会状况、成长经历、情绪状态以及疾病状况，然后有针对性地选择合适的音乐。

目前音乐疗法已经广泛使用于临床疾病的治疗中，主要用于降低血压、减轻疼痛及消除紧张等。

（五）家庭疗法

家庭疗法（family therapy）又称家庭治疗，是以家庭为对象而施行的心理治疗方法。协调家庭各成员间的人际关系，通过交流、扮演角色、建立联盟、达到认同等方式，运用家庭各成员之间的个性、行为模式相互影响、互为连锁的效应，改进家庭心理功能，促进家庭成员的心理健康。家庭治疗的目标，在于协助家庭消除异常或病态的情况，以执行健全的家庭功能。家庭治疗的理论基础源于系统论。在家庭系统内，任何成员所表现的行为，都会受家庭系统内其他成员的影响；个人的行为影响系统，系统也会影响其成员。这种系统相关的连锁反应，可导致许多所谓病态的家庭现象；而一个人的病态行为，也常因配合其他成员和心理需要而被维持。基于这种观念，家庭疗法主张：要改变病态的现象或行为，不能单从治疗个人着手，而应以整个家庭系统为其治疗对象。家庭治疗通过疏通家庭关系，指导生活模式，对家庭成员进行心理治疗，以改善患者生活环境，从而促进患者康复。

> **思政园地**
>
> **重视国民心理健康和精神卫生**
>
> 2022年10月，在党的二十大报告中，习近平总书记提出："重视心理健康和精神卫生。"新中国成立后，我国不断建立健全精神卫生服务体系，心理健康服务从二十一世纪初开始规模化，2020年国家心理健康和精神卫生防治中心正式成立。2023年2月中科院心理研究所发布的《中国国民心理健康发展报告（2021-2022）》显示，我国社会对心理健康的投入持续增加，国民心理健康服务的便利性和满意度较之以往显著上升。超80%成年人自评心理健康状况良好，成年人抑郁风险检出率为10.6%，随着年龄的增长和月收入的增加，心理健康状况水平更高。青少年群体有14.8%存在不同程度的抑郁风险，高于成年群体。工作时间的变化、工作倦怠、朋友支持、婚恋关系、运动与午睡均对心

理健康存在显著的积极或消极影响。基于调查，报告建议，未来需继续提高心理健康服务的可及性和规范性；推动心理体检普遍开展；重点关注低收入群体、失业/无业群体；关注与支持青年群体的心理健康状况；关注职业人群工作倦怠问题；加强对健康生活方式的倡导与支持。

【学习感悟】

1. 在《中国国民心理健康发展报告（2021-2022）》提及"超80%成年人自评心理健康状况良好"，你如何看待这一调查结果？
2. 你对心理健康的认识是怎样的？

自 测 题

一、选择题

1. 针对临床患者因疾病而产生的各类心理问题进行的咨询为
   A. 发展心理咨询　　　B. 个体心理咨询　　　C. 健康心理咨询
   D. 专门心理咨询　　　E. 医学心理咨询

2. 心理咨询与心理治疗成功的基础是
   A. 立场中立原则　　　B. 明确的心理诊断　　C. 高超的心理治疗技术
   D. 良好的医患关系　　E. 心理医生丰富的社会经验

3. 下列不属于支持疗法的是
   A. 倾听　　　　　　　B. 解释　　　　　　　C. 鼓励
   D. 消退　　　　　　　E. 指导与建议

4. 在心理咨询和治疗中，能坦诚面对来访者，开诚布公、直截了当地与来访者交流自己的态度和意见，不掩饰和伪装自己的技术是
   A. 真诚　　　　　　　B. 中立　　　　　　　C. 明理
   D. 共情　　　　　　　E. 积极关注

5. 为了戒除酒瘾，在每次酗酒后，应用某种引起恶心、呕吐的药物，反复几次，就再不想喝酒了。这种戒酒的治疗方法是
   A. 暴露疗法　　　　　B. 系统脱敏疗法　　　C. 厌恶疗法
   D. 行为疗法　　　　　E. 冲击疗法

6. 以自己的意愿为出发点，对某一事物怀有其必定会发生或不会发生的信念。这种认知歪曲属于
   A. 绝对化要求　　　　B. 过分概括化　　　　C. 糟糕至极
   D. 夸大或缩小　　　　E. 灾难化

7. 某高三学生，女，18岁，因高考失利，未考上理想的大学，整个暑假将自己关在房间，不愿意出门，不肯见外人，父母十分担心，建议带她去看心理医生，她大发脾气不肯去。后来父母强行带她去，见了心理医生她又十分不配合，一直默不作声。这一案例中心理咨询效果不理想的最主要原因是违背了
   A. 保密原则　　　　　B. 自愿原则　　　　　C. 信任原则
   D. 中立原则　　　　　E. 回避原则

8. 张女士，48岁，10年来因婆媳关系不好，经常迁怒丈夫，因为一点小事就会争吵不断，家庭不和睦，总想离婚，但又舍不得孩子，怕丢面子。来心理咨询室问心理咨询师该离婚还是不离好。此时心理咨询师最应该注意采用的原则是

    A. 真诚原则   B. 保密原则   C. 中立原则

    D. 回避原则   E. 灵活原则

9. 李某，女，28岁，某公司职员，自述不能见花圈，一看到花圈就想到死亡，因此十分恐惧，来心理门诊就诊。对于这个来访者，最好采用的方法是

    A. 自由联想   B. 厌恶疗法   C. 代币法

    D. 系统脱敏疗法   E. 行为塑造法

10. 张某，因身体不适引起焦虑而来到医院就诊。医生在详细了解病史和进行周密的检查后，很肯定地回答张某的疑惑，认为张某的躯体症状是功能性的而非严重的器质性疾病。这使张某减轻了焦虑，唤起信心和希望。医生给予张某的心理支持是

    A. 鼓励   B. 保证   C. 建议

    D. 暗示   E. 倾听

11. 某患者，45岁，在下班路上突然出现严重的胸闷、呼吸困难，被送到医院急诊室，医生经检查没有发现任何器质性病变，最后决定给患者静脉注射生理盐水，并跟患者说明此药对缓解症状有帮助，患者没有注意到使用的是何种药，因而接受了医生的解释，不久后症状消失。医生给患者治疗时采用的技术是

    A. 行为疗法   B. 认知疗法   C. 暗示疗法

    D. 人本主义疗法   E. 精神分析疗法

（12～13题共用题干）

患者，男，35岁，近3年来一直在购买和收藏女性丝袜，每晚要拿着丝袜睡觉，并通过抚摸丝袜获得性满足，被诊断为"恋物癖"。

12. 对于这一患者，首选的心理治疗是

    A. 精神分析疗法   B. 行为疗法   C. 认知疗法

    D. 支持疗法   E. 人本主义疗法

13. 下列不属于这一理论的治疗方法是

    A. 系统脱敏疗法   B. 冲击疗法   C. 厌恶疗法

    D. 强化疗法   E. 自由联想

二、简答题

1. 心理咨询与心理治疗的异同点是什么？
2. 心理咨询的基本原则有哪些？
3. 认知疗法的治疗步骤是什么？
4. 人本主义疗法的主要技术有哪些？

三、案例分析题

1. 2017年3月，杜某某在某医院心理门诊预约咨询，并签订《心理咨询协议》。协议中写明："尊重来访者的个人隐私，任何个人信息都不会被泄露，除非有来访者本人的授权。但在来访者的信息暗示将危及自己或他人或社会安全时，咨询师有权和有关方面联系"。随后，杜某某开始接受心理咨询，咨询师为王某，共进行20余次。2018年6月，杜某某得知自己的个

人情况被王某在医院组织的团体督导中公开讨论，双方遂产生争议。杜某某认为，其个人隐私未经本人同意即被公开讨论，在咨询师之间进行了传播，存在泄露其隐私的故意，并对其造成了伤害，医院的行为应属于个人侵权行为。医院方面则认为，王某在团体督导中并未披露来访者姓名，只说了来访者存在的状况。王某为赵某某提供心理咨询及参加团体督导的行为是履行工作职责，目的是为其提供更专业的咨询，属职务行为。

（1）该案例中，来访者杜某某与医院争议的内容涉及心理咨询的什么原则？

（2）该案例中，我们遵守该原则时候应该注意哪些问题？

2. 患者，女，56岁，患肾衰竭，每周需做3次血液透析，感到非常痛苦。刚开始，由于不了解透析技术，患者感到十分焦虑和不安。后来，她了解到透析并不能治好她的病，只能缓解症状，因此越来越沮丧，觉得自己成了家庭的负担，担心会给家人带来很大的压力。小张是患者的责任护士。为帮助患者尽快适应血液透析，保持情绪稳定，小张给患者介绍透析方面的知识和治疗计划，并耐心倾听患者讲述其对疾病的看法及由疾病产生的不愉快感受，鼓励患者积极配合治疗，增强治疗疾病的信心。当患者遇到烦恼时，小张也会跟患者一起讨论如何解决问题，并提供适当的建议。

（1）小张在照顾此患者时，采用的心理治疗方法是什么？

（2）该案例给我们什么启示？

（周洁　张金莲）

第八章 患者心理

第八章数字资源

学习目标

1. 说出患者角色的概念、特征。
2. 解释患者角色适应的类型。
3. 分析患者的心理需要。
4. 简述心理危机的概念、原则、目标。
5. 能识别患者可能出现的心理危机并能开展初步的干预。
6. 能与患者共情,培养关爱患者、敬佑生命的职业操守。

希波克拉底曾言:"了解什么样的人得了病,比了解一个人得了什么病更重要!"这就告诉我们对患者的心理认识要比单纯熟悉并治疗患者的疾病更为重要。当一个人的社会角色转变成患者角色后,会有一系列的生理、心理变化,从而对疾病的转归和预后产生重要的影响。护理人员要了解患者的心理特征,满足患者的心理需要,学会识别患者的心理危机并掌握心理干预的技能,这对于促进患者康复有非常重要的意义。

第一节 患者心理概述

案例 8-1

患者,女,62岁,家居山区,5年前就时不时出现头晕、头痛,有时犯恶心,看东西也有点模糊。由于不是太严重,也不影响日常的田间劳作,因此一直没有重视。近两年头痛发作比较频繁,视力下降,视野改变,还无缘无故呕吐,儿女劝其抽空到医院去检查一下,但该患者认为年纪大了难免出现头疼眼花腰疼的,认为自己的症状是正常现象,加之家住山里,出入多有不便,故一直拒绝去医院检查。在一次严重发作后,儿子将其送到省城医院检查,结果诊断为晚期恶性脑瘤。

问题与思考:
1. 该患者不愿到医院就医的原因是什么?请简要分析。
2. 从患者角色适应角度分析,该患者属于哪一种问题?

一、患者角色概述

角色(role)一词源于戏剧,指舞台剧中演员所扮演的人物,带有人物特定的语言及行为模式。社会心理学中,社会角色(social role)是指个体在特定的社会关系中的身份,以及由此而规定的行为规范和行为模式的总和。用来描述社会生活中人所具有的身份、地位和与之相符合的行为模式、心理状态,还有与角色相对应的权利和义务。患者(patient)指由于疾病或不适而需要帮助的人,包括那些在医院经过医生检查,诊断为某种疾病,以及那些没有检查出疾病却有病感的人，一般表现为客观性的组织器官结构功能和生化的变化、主观性的病感以及社会功能异常3个方面。医学社会学认为，"患者"是指那些寻求医疗护理或正处在医疗护理中的人，从临床的角度，患者被看作社会群体中与医疗卫生系统发生关系的有疾病行为和求医行为的社会人群。

患者角色（patient role），又称患者身份，是指处于患病状态并有求医要求和医疗行为的一种特殊的社会角色。患者所患疾病和病情不尽相同，但患者角色是相同的。

1951年，美国社会学家帕森斯（Parsons）提出患者角色应该具有以下特征：

1. 免除或部分免除社会角色的职责　免除程度可视疾病的严重程度而定，医生的诊断可以证明患者角色的成立，并酌情免除一些原来承担的社会责任。

2. 对陷入疾病状态没有责任　因为患者是不能靠主观努力而康复的，只能处于一种需要得到帮助的状态，所以不应责怪患者为什么得病，而应尽可能地使他从患病状态中解脱出来，恢复原来的健康状态，但吸毒、自杀者例外。

3. 寻求医疗帮助的责任　患者应寻求医疗、护理、心理方面的帮助和支持，一方面需要医护人员提供医疗和护理的帮助以促进疾病的康复，另一方面也需要亲人朋友和医护人员的关心、爱护，在精神上支持帮助他们。

4. 有恢复健康的责任　即患者自身也需要为健康而努力，例如配合医疗护理工作、适宜的锻炼，以加速康复。

我国学者认为患者角色包括以下内容：①有生理或心理异常的阳性症状；②得到医疗机构的确认；③处于患者角色的个体有特殊的权利、义务、行为模式。

总结起来，患者有从常态社会职责中解脱出来的权利，同时也有积极寻求医疗，以早日恢复起社会责任的义务。

知识链接

慢性病患者不求医的原因

美国布鲁姆（Blum）（1964）研究得出，约75%的急性病患者求医，而只有20%慢性病患者求医，他列举有病不求医的原因包括以下10个方面：①没有钱；②医疗费用太高；③对疾病的症状没有觉察出来；④对所患疾病的意义和重要性认识不足或自认为没有多大关系；⑤对于医生、诊断过程以及外科处置的恐惧心理；⑥对个人健康的态度冷漠；⑦存在一种自我惩罚的心理；⑧存在一种认为患了病乃是羞耻的观念；⑨缺乏交通工具；⑩忙于工作，不愿请假。

二、患者的权利和义务

任何角色都有其特定的权利和义务，患者也有自己明确的权利和义务，医护人员一方面应尊重患者的合法权利，另一方面也要督促患者履行自己应尽的义务。这不仅有利于患者疾病的康复，也能很好地减少医疗纠纷，有利于建立和谐的护患关系。

（一）患者的权利

患者的权利是指患者患病后应享有的合理、合法的权利。因此，患者的权利既包含法律所赋予的内容，也包含对于患者角色医护道德或伦理所赋予的内容。根据中国的国情，患者的权利应包括：

1. 因病免除一定社会责任与义务的权利　患者在患病后可以根据疾病的性质、病情发展的进程等要求免除或部分免除其在患病前的社会角色所承担的社会责任。

2. 享受平等医疗待遇的权利　任何人患病后，不论其社会地位、教育程度、经济状况等有何差异，他们所享受的医疗、护理、保健和康复的权利是平等的，医护人员应为患者提供平等的医疗和护理服务。

3. 隐私保密的权利　对在治疗、护理过程中所涉及的患者个人隐私和生理缺陷等，患者有权要求医护人员为其保密。

4. 知情和同意的权利　患者有权了解有关自己疾病的所有信息，包括疾病的性质、严重程度、治疗和护理措施、预后等。对一些实验性治疗，患者有权知道其作用及可能产生的结果并有权决定接受或拒绝。

5. 自由选择的权利　患者有权根据医疗条件或自己的经济条件选择医院、医护人员、医疗及护理方案。

6. 监督自己的医疗及护理权益实现的权利　患者有权监督医院对自己所实施的医疗护理工作，如果患者的正当要求没有得到满足或由于医护人员的过失造成患者身心的损害，患者有权向医院提出质问或依法提出上诉。

（二）患者的义务

患者的义务是指患者应尽的责任。义务与权利是相对应的，患者在享有权利的同时，也应履行下列义务：

1. 自我保健的义务　作为患者有责任改变自己的不良生活习惯，发挥自身在预防疾病和增进健康中的能动作用，掌握自身健康的主动权。

2. 及时寻求和接受医疗和护理帮助的义务　患者生病后有义务及时寻求专业性帮助，并积极配合各种治疗和护理活动，如糖尿病患者应根据病情控制饮食。疾病好转出院后也应按要求定时复诊，尽早恢复健康，减少疾病复发。

3. 自觉遵守医院规章制度和提出改进意见的义务　遵守医院的规章制度是保证良好的治疗环境所必需的。

4. 按时、按数缴纳医疗费用的义务　这是医院正常医疗秩序得以维持的必要保证。

5. 尊重医疗保健人员的义务　医护人员在工作中如果出现失误，患者及家属可以按正常途径提出或上诉，但决不允许出现患者打骂医护工作者、侵犯其人身安全的行为。

6. 支持医学科学发展的义务　患者有义务用自己的实际行动支持医疗护理工作的发展，如新药、新技术的使用以及死后捐献遗体或部分器官组织。

 考点提示

患者角色的定义。

三、患者角色的适应问题

人们期望患者的行为模式、心理活动完全符合患者角色的要求，但是现实中的实际表现往往和期望有差距，从正常状态向患病状态转化或从患病状态向正常状态转化均有一个角色适应的过程。

（一）患者角色转化的影响因素

进入患者角色意味着个体多方面的变化，不论从以往角色的权利和义务，人际交往的对象和内容，生活、工作环境，行为模式，主要任务均有所改变。患者角色适应的快慢存在个体差异，一般来说影响患者角色转化的因素主要有：

1. 个人情况　主要指患者的年龄、性别、心理健康水平、文化程度、职业、社会经历、社会支持系统、医学常识水平等。

2. **疾病情况** 主要指疾病的性质、严重程度、发展水平、治疗效果、预后转归等。

3. **医疗机构情况** 主要指医护人员专业水平、沟通能力、医疗设备情况，机构运行情况等。

一般认为进入患者角色需经历3个阶段：①否认阶段，在得知自己患病后，持怀疑态度，不愿承认现实。②焦虑、恐惧阶段，在现实面前，患者接受了患病的现实，转而开始担心疾病带来的影响和疾病本身的发展、转归，产生恐惧、焦虑情绪。③接受阶段，患者此时已经和患者角色基本吻合，能够冷静、客观地面对现实，遵从医嘱，主动采取措施帮助自己恢复健康。

（二）患者角色转化类型

1. **角色行为适应** 能够顺利实现角色转变，适应患者角色的患者常表现为：能客观看待疾病和自身所具有的资源，接受现实，不因患病而自责或自卑，能保持良好的情绪；对疾病的治愈充满信心，能积极主动地配合治疗，和医护人员保持良好的人际关系，对治疗过程有充分的心理准备，遵从医嘱。患者角色适应的结果有利于疾病的康复。

2. **角色行为缺如** 指患者意识不到，或者对疾病持否定态度，对自己疾病的严重程度过于疏忽，拒绝按患者角色行事。有的人可能因为对突然患病缺乏心理准备，不相信自己会患病，满不在乎；还有的人对疾病的严重程度和后果过于疏忽，或因为经济紧张害怕花钱，其后果可能是拒绝就医延误了治疗，致使病情进一步恶化，患者不能进入患者角色。

3. **角色行为冲突** 指患者在角色转换时，不能够或不愿意放弃原有的社会角色，当其角色行为表现不符合社会期待时，就会引起心理冲突。患者常表现为焦虑不安、愤怒、烦恼、茫然和悲伤，冲突的程度随患病种类及病情轻重而有所不同。这种情况多见于承担社会或家庭责任过多，且事业心、责任心比较强的人，正常角色的重要性、紧迫性及个性特征等，也会影响角色转变的进程。

4. **角色行为恐惧** 指患者对疾病缺乏正确的认识和态度，患病后表现为对疾病的过度担忧、恐惧等消极的情绪反应，对疾病的后果过分夸大，对进一步治疗缺乏信心，对康复过度悲观失望。他们往往四处求医，希望马上从疾病中解脱，因而病急乱投医，甚至滥用药物，一旦疗效不好，还可能放任疾病的发展，拒绝继续治疗。

5. **角色行为强化** 有的患者在进入患者角色以后，表现出对疾病状态的过分认同，甚至对疾病康复后要承担的社会角色感到恐惧不安，出现患者角色强化。这些患者主要表现为对自身所患疾病的过分关心，过度依赖医院环境，在治疗好转或痊愈后，不愿从患者角色转为常态角色，往往不承认病情好转或痊愈，常说一些无法证实的主观症状，不愿出院，不愿离开医务工作者，不愿重返原来的工作、学习和生活环境。有些患者角色强化是由于"继发性获益"所致，如患病时，即从工作、生活的压力中得到解脱，得到亲人和医务工作者的关心照顾，可以得到补贴或者赔偿等。

6. **角色行为减退** 指患者进入患者角色后，疾病还未痊愈，由于某种原因导致患者过早地退出患者角色回到社会常态角色，与角色强化的情形相反，常常是因为家庭、工作中的突发事件，如亲人突然生病、工作单位考核考评、晋升职称等。角色减退多发生于疾病中期，也是一种患者角色冲突的表现，对疾病的进一步治疗和健康不利。

7. **角色行为异常** 患者受到病痛的折磨而产生悲观、失望等不良情绪，由此出现了异常行为。比如对医护人员和家属的攻击性言行、病态固执、厌世、自伤、自杀行为等。护理人员要注意观察，如果患者出现了严重影响疾病康复或生命的行为，要及时干预。除此之外，有的患者还出现者角色隐瞒，即由于某些原因，患者不能或不愿意承担疾病所造成的影响和后果，故隐瞒疾病真相，如艾滋病患者、心理障碍者，对自己的患者角色保密，还有患者为宽慰家人而隐瞒自己的疾病。有的患者出现患者角色假冒，即并无疾病，但为了逃脱某种社会责任和义务，或为获得某些利益而暂时假冒患者角色。

了解患者角色转化中的问题，可以帮助患者尽早实现角色的转化，帮助患者更好地适应角色并以积极、良好的心态促进治疗。同时，对患者出现的问题进行及时有效的帮助和干预。在医疗工作中要尽量避免不利于患者角色转化的相关因素。随着疾病的好转、康复，医护人员要把帮助患者摆脱患者角色，恢复正常社会角色作为重要的工作之一。

 考点提示

患者角色适应问题。

四、患者的心理需要

（一）患者心理需要的特点

1. **心理需要错综复杂** 人的需求本是复杂的多维结构，时常有多种需要交错并存且随境而迁，在疾病的特殊状态下，疾病行为及患者角色引发的多种心理活动，促使患者的需要变得更加错综复杂，在短时间内同时产生多种较高强度的需要。面对复杂的需要，就会引发其内在动机的多重趋避式冲突，继而导致其身心健康遭遇较大挑战。

2. **患者需要的不可预料性** 进入患者角色后，个体日常需要的内涵可发生较大改变，一些平时未意识到的需要突然上升成为患者需要的重心，患者可因始料不及产生较强挫折感，如身强体壮的成年患者，突然因严重病残不得不整日卧于病床，陷入凡事都需求助他人照顾的窘境，进而导致其内心的激烈冲突，产生强烈挫折感。

3. **主导性需要随病程而变化** 在疾病的整体过程中，低层次需要较突出。病情严重时，安全感的需要表现突出；病情平稳时，社交需要逐步上升；病情好转后，社会信息需要替代疾病信息需要成为患者的主导性需要。

4. **心理需要和疾病的相关性** 某些特定疾病对某种特定的生理需要特别敏感，如哮喘患者对呼吸空气的需要，禁食患者对食物的需要，尿潴留患者对排尿的需要，这些需要如果不能满足，则会造成患者极大的痛苦，影响到患者的心理，进而影响治疗的后续进程。

（二）患者的心理需要

人类在健康发生问题时，无法按照通常的方式满足需要。医护人员的职责之一，就是帮助患者满足基本需要，医护人员不仅应关注患者生存的需要，还需要了解其高层次需要。

1. **生理需要** 一旦患病饮食、呼吸、排泄、睡眠、躯体舒适等基本生存需要的满足即受到障碍或威胁，对患者情绪也有极大的影响。护理人员应该在尊重患者喜好的基础上，根据病情满足患者基本生存需要。

2. **安全的需要** 安全是个体生存本能的需要，也是最重要的需要。患病本身就是对患者人身安全的威胁，病情越严重或是患者自认为严重，其对安全的需要就越强烈。患者在疾病诊断和治疗过程中，往往会面临一些影响安全的治疗措施，比如某些诊断性检查、手术、药物治疗、交叉感染，等等，也使患者产生安全的需要。

3. **爱与归属的需要** 情感关怀、仁慈、亲密以及理解等需要，如果缺少了会造成不愉快的情绪，患病时这类需要不仅不消失，甚至更为强化，在疾病过程中，患者过去的社交生活被不同程度地干扰或限制，在病房这个小空间中，需要患者尽快适应环境，和病友打交道。护理人员可引导患者和病房的其他患者交流，且指导患者家属、亲友如何与患者进行良好的沟通，以期通过社会支持系统来帮助满足患者的社交需要，帮助患者尽快进入角色，以良好、积极的心态对待治疗。

4. 尊重的需要　患者进入患者角色后，原有的社会角色随之丧失或减弱，成为弱者，经常处于被帮助和受支配的地位，在新的人际群体中，特别是在医务工作者中被重视、被尊重的需要变得更加迫切。因此，建立完善的医疗规章制度，规范医务工作者的行为，建立良好的医患关系，尊重每一位患者，使他们都获得平等友善的对待，就显得十分重要了。

5. 信息的需要　患者对信息的需要集中反映在他们对自身疾病相关信息的关注，特别是患者进入医院，急需了解新环境中的新信息，不仅需要知道医院的各种规章制度，治疗设备及治疗水平等情况，还急于知道疾病的诊断、治疗、护理、预后的信息，患者对院外的其他信息，如家庭、工作单位的某些情况，医疗费用的支付问题等也有一定的关注。提供适当的信息，不仅可以消除患者的疑虑，还可避免产生消极情绪反应。

6. 良好环境的需要　住院患者被束缚在病房这个单调狭小的环境中，容易产生单调、乏味感，感到厌烦、度日如年。患者需要生活在一个和谐的环境里，调节和改善自己的心境。人的心理和环境是相互影响的，良好的医疗环境、整洁专业的病房、规范化的流程都可以使患者对医疗机构产生信任感，所以医疗机构的管理水平、文明程度、环境陈设等方面对患者产生的影响也非常重要。

7. 患者自我实现的需要　自我实现的需要是患病期间最难满足的，因为实现自我既需要精力又需要体力。疾病往往使患者感到力不从心，需要他人照料，易导致患者产生挫败感，患病期间的自我实现主要体现在战胜疾病的过程中。安全感和早日康复是每个患者求医的最终目的，患者希望生命不再受到威胁，希望得到可靠、确切、安全的治疗而减少痛苦，因此护理人员对患者实施任何重要的新的诊疗措施，都应事先进行耐心细致的解释说明，以增强患者的安全感，利用过去恢复良好的患者实例适当地激励患者，增强患者战胜疾病的信心。在诊疗和护理过程中要认真负责，熟练操作，杜绝差错、事故的发生，而使患者积极主动配合治疗，促进早日康复。

总之，作为护理人员，面对患者种种心理需要应认真对待，尽力给予满足，不论在病程的哪个阶段，都以温暖亲切的语气、专业的理论知识加上耐心细致的护理操作来增强患者在治疗中的信心和决心。

五、患者的一般心理特征

疾病这一应激源作用于患者，可引起心理应激反应，使个体感到可能丧失或即将丧失一些有价值的东西。个体患病后产生的心理反应是多种多样的，各类躯体疾病的心理反应的轻重取决于患者对所患疾病的认识、患者的心理素质、性格特点及其患者想象中的病情轻重程度等因素。

（一）患者的认知活动特征

患病后，患者在感知、记忆、思维及判断能力等方面都会发生一些变化。

1. 感知觉异常　在感知方面，患者的注意力由外部世界转向自身的体验和感受，感知觉的指向性、选择性及范围都相应地发生了变化。患者的主观感觉异常，敏感性增加，对周围的刺激特别敏感，如光线、声音、温度，稍有动静就会紧张不安。躯体感受性提高，有的患者甚至能感觉到自己的心跳、血压、胃肠蠕动等，有的患者还会出现时空知觉异常。例如，住院患者常有"度日如年"之感；久病卧床的患者有时会感觉房间或床铺在摇晃或转动等；还有的患者出现一些奇特的不适感觉，如截肢患者会出现"幻肢痛"，觉得已被截除的肢体依然存在，并有剧烈疼痛的幻觉现象。

2. 记忆和思维能力受损 因为患病，患者的记忆受到不同程度的破坏，一些躯体疾病常伴发明显的记忆减退，如某些脑器质性病变、慢性肾衰竭。患者的思维活动也受到一定的影响，判断能力下降，猜疑心理明显，往往影响到患者对客观事物的正确判断。多数脑血管疾病患者均伴有不同程度的认知功能损害；血糖的波动可直接影响糖尿病患者的注意力、定向力、记忆和思维等；慢性阻塞性肺疾病的后果是呼吸衰竭和脑缺氧，患者可出现一般智力及数学问题解决等认知功能的损害。

3. 否认 是指个体对患病的事实表示怀疑和否定的心理表现。有些患者对医生作出的病情诊断难以接受，他们常常以自我感觉良好来否认疾病存在的事实，要求多次复查，常见于患有恶性肿瘤等预后不良疾病的患者。一些患者虽能接受医生对疾病的诊断，但仍然存在不同程度的侥幸心理，误认为医生夸大病情的严重性，所以对自己所患疾病的严重程度半信半疑，我行我素。特别见于对疾病信息不敏感的患者，由于缺乏医药知识和科学的态度，按自己的主观意愿办事而耽误了治疗的良机。

患者存在不同程度的否认心理是常见的，否认在一定程度上能够起到缓解心理上的应激和自我保护的作用，可避免过分的刺激，减轻过分的焦虑与恐惧感，是应对危害情景的一种自我防御方式。

（二）患者的情绪特征

在患病期间，患者对刺激的情绪反应强度明显大于正常人，患者的情绪会变得不稳定，表现为易激惹、情感脆弱、不易控制情绪波动等，其中以焦虑、抑郁等负性情绪为主导心境；并且消极情绪持续时间较长，积极的情绪却持续时间较短。这里介绍几种常见的情绪反应。

1. 焦虑 是人们感受到威胁时或预期要发生不良后果时所产生的负性情绪体验。患病后患者的焦虑程度往往加重，调查发现焦虑在等待就诊、检查结果和手术时较为明显。焦虑主要表现在交感神经系统的功能亢进，可表现为肌肉紧张、出汗、握紧拳头、面色苍白、血压上升、烦躁不安、心慌、出汗及呼吸加速等症状。焦虑的患者往往对困难估计太高，过分关注躯体的微小变化，对环境刺激过分敏感，情绪波动明显。

患者的焦虑可以分为3种类型，即期待性焦虑、分离性焦虑和阉割性焦虑。期待性焦虑指的是对即将发生的未明确事件的焦虑反应，常见于诊断或预后不明确的患者。分离性焦虑是患者因离开了熟悉的环境和亲人而产生的情绪反应，常见于平时依赖性很强的老人和儿童。阉割性焦虑是一种因自我完整性的破坏或受到威胁而形成的心理反应，最常见于即将进行重要脏器和肢体切除的患者。适度的焦虑可以提高患者的警觉性，调动患者的防御机制，对患者是有益的。但过度的、长期的焦虑会使患者过于敏感、过分关注自身状况，甚至加重躯体疾病，影响治疗效果，对患者的身体康复是不利的。

2. 抑郁 是一组以情绪低落为特点的情绪状态。患病意味着患者可能或实际的丧失，诸如健康、家庭、工作、前途、经济收入等，因而容易导致其情绪的抑郁。多数患者都会产生抑郁情绪，只是其程度不同而已。有的患者故作姿态、极力掩饰，有的患者变得言寡行独、厌恶社交，有的患者自我评价下降、不自信、悲观、绝望，出现失眠等。

3. 恐惧 恐惧是无力摆脱某种危险或不良后果时出现的负性情绪。恐惧的对象可以是某种人、事或场所，人在恐惧时主要表现为自主神经兴奋，如心悸、呼吸加快、尿频尿急、出汗，并可能伴发逃避行为。许多患者在患病期间会出现恐惧情绪，如进行骨髓穿刺、胃镜膀胱镜检查、切除病理组织等比较特殊的检查或治疗时，这些操作会给患者带来疼痛、不适和痛苦，会引起患者恐惧和不安的情绪。

4. 愤怒 是个体在追求某一目标受阻时出现的负性情绪反应。患者出现愤怒的原因很多，如患者往往认为自己得病是不公平的、倒霉的，加上疾病造成的身体上的痛苦，患者会感到愤怒；同时由于多种原因使患者的治疗受阻或病情恶化，或发生医患冲突等，也会使患者产生愤怒情绪。愤怒会导致攻击行为，患者可能会向周围的人，如亲友和医护人员发泄不满，谩骂甚至殴打医护人员；也可能把愤怒指向自身，表现为自我惩罚和自我伤害，拒绝正当的治疗，甚至破坏正在采取的治疗措施和已经取得的疗效。

（三）患者的意志特征

治疗过程是一个患者为达到康复的目的而进行的意志活动。在这个过程中，患者会产生意志行为的变化，临床上主要表现为主动性降低，耐受能力和自控能力下降，顺从依赖。进入患者角色后，患者被动性行为增加，甚至带有幼稚的色彩，希望获得家庭和社会的支持。值得注意的是过分依赖并不利于患者主观能动性的发挥。

（四）患者的人格改变

一般来说人格是比较稳定的，但在患病的情况下，部分患者也会出现一些人格特征的改变。比如一些慢性迁延性疾病或疾病导致的体像改变，对患者的生活影响很大，改变了患者原有的行为模式或思维方式，患者常常很难适应新的方式或模式，就会发生人格的改变。如有的截肢患者会变得自卑、冷漠，脑卒中可致患者变得孤僻和退缩。

第二节 患者心理危机及干预

案例 8-2

患者蒋某，年过七旬，因患晚期食管恶性肿瘤，于12月14日到医院住院治疗，住在内科病房内。病史资料显示，蒋某曾有多次放弃生命的迹象，院方告知家属加强陪护，防止意外发生。次年2月10日上午6时30分许，蒋某死在病房阳台外楼下。其女婿在当日8时许在公安机关询问笔录中确认蒋某系跳楼自杀。

问题与思考：

1. 根据自杀风险评估知识，"蒋某有放弃生命的迹象"可能有哪些表现？
2. 对于患者的自杀行为，护理人员可采取哪些干预措施？

一、心理危机概述

（一）心理危机的概念

危机（crisis）是超越个体或者群体承受力的事件或境遇，以个体精神结构为媒介，最终导致个体处于心理失衡状态。或者说危机是指个体运用通常的应对方式和机制，仍不能应对目前所面临的外界或内部应激源时所表现出的一种偏离常态的反应。

心理危机（mental crisis）是指个体由于遇到突然的、严重的重大事件或情况，无法利用现有资源或惯常的应对方法来解决，导致个体心理出现失衡的状态，通常表现为认知失调、情绪失控等。心理危机的特征是高度紧张伴之以焦虑，对人的影响程度依赖于当事人对面临的急剧变化着的危机事件的熟悉程度。心理危机的出现是因为个体意识到某一件事和情景超过了自己的应对能力，而不是个体经历的事件本身。

确定危机须符合下列标准：

1. 存在对个体具有重大意义、产生较大心理影响的事件；
2. 引起急剧的情绪变化或躯体、行为改变，但是均不符合精神疾病的诊断；
3. 个体使用惯常解决问题的方法、手段不能应对或应对无效。

对于患者而言，突发威胁生命的恶性疾病，如恶性肿瘤、遭遇突发事件造成肢体残疾、受到长期慢性病困扰均有可能诱发患者的心理危机。有些患者心理承受能力弱或者患者角色适应不良，在面对严重程度不高的疾病时也会诱发其心理危机，产生较为严重的心理和行为问题。

（二）心理危机的特征

1. 通常有时间限制　通常持续最多4～6周，在危机后期，主观不适的感觉会减轻。但危机有可能会转化为慢性状态，在相当长的时间内反复出现一系列的症状。

2. 个体有求助愿望　在危机期间，患者会发出需要帮助的信号，并愿意接受外界提供的帮助或干预。

3. 危险与机遇并存　一方面危机可能会造成危险，如果危机过于严重，威胁到患者的生活或家庭和谐，则个体可能会采取某种不恰当的方式来应对或解决问题，导致严重后果，对自身、他人或社会造成危险；但另一方面，危机也是一种特别的机遇，如果通过危机，患者成功的学会应对危机的技能，得到及时的干预、指导和治疗，甚至重新建构了个体的心理结构，从混乱到有序，那么患者不仅达到了心理平衡，甚至还获得了心理的进一步发展，对于疾病的治疗和今后的发展均产生重大的促进作用。

4. 危机程度与多种因素有关　危机程度和发生事件的强度并不一定成正比，主要取决于患者对事件的认识、患者的应对能力、患者个性特征等因素。但如果事件强度非常高，那么发生危机的可能性会大大提高，可以提前准备干预。同时，危机的预后也和患者的心理素质、适应能力、主动性、社会支持系统等有关。

5. 危机症状复杂　危机对于患者的影响是多方面的，可以渗透到个体的住院生活、治疗过程等方方面面，就像一张网，将患者所处的医疗环境的所有方面都交织在一起。一旦危机出现，就会产生很多复杂的问题需要干预，患者所处的环境决定着处理危机的难度。

6. 危机缺乏万能的或快捷的解决方法　一般而言，不存在快速解决危机的方法。遭受严重刺激的患者总希望能找到快速解决问题的方法，比如加强药物治疗，但这种方法虽然可以延缓极端反应的出现，却未从根本上解决问题，没有改变造成危机的原因，甚至可能会加重危机程度。

（三）心理危机的干预

1. 概念　危机干预（crisis intervention）又称心理援助、危机介入，是指对处于困境或遭受挫折，即处于危机状态下的个体给予关怀、支持及使用一定的心理咨询和心理治疗方法予以援助，使之恢复心理平衡，达到或超过危机前的水平。危机干预因特别需要治疗者倾听个体的陈述，所以也有人称其为倾听治疗。心理危机干预不是一种程序化的心理治疗，而是一种心理服务。

2. 危机干预的原则

（1）迅速确定要干预的问题，强调以目前的问题为主，并立即采取相应措施。

（2）必须有其家人或朋友参加危机干预。

（3）向个体提供信息，鼓励个体提高自信。

（4）把心理危机作为心理问题处理，而不要作为疾病进行处理。

（5）在危机中不责备、不抱怨，防止个体采取消极、回避的方式应对危机。

3. 危机干预的目标　危机干预的目标可分为3个层次：

（1）最低目标：处于危机中的个体重新获得心理控制，避免自伤或伤人。

（2）中级目标：帮助个体恢复心理平衡，恢复到危机前的功能水平。

（3）最高目标：使个体达到高于危机前的功能水平，促进人格成长。

考点提示

心理危机特征及干预原则。

二、患者心理危机干预

（一）患者心理危机的识别

对于患者来说，突然的疾病状态或患者本身心理承受能力低都有可能导致心理危机的出现，这就要求护理人员掌握一定的心理危机干预知识和技能，在危机出现后及时予以快速的干预和指导，这对于患者来说具有重要的意义。

> **知识链接**
>
> **三维筛选评估模型和分类评估量表**
>
> 1992年迈尔（Myer）和威廉姆斯（Williams）等人提出三维筛选评估模型和分类评估量表。该模型评估了个体面对危机事件时的情感、认知和行为反应，为干预中理解个体的危机反应提供了一个框架。
>
> 1. 情感评估　包括愤怒或敌意、恐惧或焦虑、沮丧或忧愁三项内容。情感的变化范围从轻微到极其严重，并且不适的情感反应是个体经历危机的最大特点。
>
> 2. 认知评估　包括侵犯、威胁和丧失三项内容。侵犯通常被看作为了减少对自我的攻击，一般发生在危机事件之初；威胁，就是潜在的危机，即在未来可能出现的事件；丧失就是发生在过去并且不可能挽回的一种知觉。
>
> 3. 行为评估　包括接近、回避、失去能动性三项内容。接近是指在危机事件中个体主动尝试解决问题；回避是指个体逃避或忽视危机事件中存在的问题而采取的方法；失去能动性是指个体丧失了能动性，或者不能保持一致的信念来化解危机。

患者的心理危机表现在认知、情绪、行为3个方面。

1. 认知反应　认知上出现感觉过敏、感觉减退、思维紊乱、注意障碍、记忆下降等。

2. 情绪反应　情绪反应中较常见的有情绪低落、焦虑、恐惧，易激惹，严重者可出现精神症状。

3. 行为反应　行为上则表现为攻击、敌对，退缩、回避，或坐立不安、举止不协调，还可出现口味改变、拒食或暴饮暴食、大量饮酒或服药等，甚至产生自杀、自伤或伤人等极端危险的行为。

（二）患者心理危机干预常采用的技术

1. 建立良好护患关系的技术　与患者建立良好的人际关系是保证干预策略贯彻和执行的基本前提，在建立沟通关系时需注意：①消除内外环境的干扰，以免影响双方顺畅的沟通和表达；②避免矛盾的信息传递，如护理人员仅仅在口头上表示理解患者，但在行为上并未表现出来；③避免给予过度的保证，一旦保证无效，就会使患者产生不信任感；④避免使用专业术语，应尽量使用患者能理解的语言与患者沟通，传递信息；⑤护理人员要利用可能的机会改善患者的认知、情绪等心理问题。

2. 支持技术　该技术的主旨在于尽可能地解决目前危机，稳定患者情绪。要注意支持技术是给予患者心理上的支持，而不是支持患者错误的观念或行为。

3. 解决问题的技术　其目标主要是帮助患者学会应对困难和挫折的一般性方法，不仅可以应对当前危机,也为患者以后的适应打下基础。其基本策略为:①主动倾听并热情关注;②提供疏泄机会,鼓励患者表达内心的真实感受;③解释危机发展过程,提供危机的相关信息,使患者理解当前的处境并能接受现实,客观看待自己和他人,建立自信;④给予患者希望,使其保持乐观的态度;⑤鼓励患者培养多种兴趣爱好并参加社会活动;⑥注重社会支持系统所起到的作用,鼓励患者和家属、朋友、社会人员接触和联系,减少孤独感。

三、危机中护理人员的角色和作用

护理人员在整个危机护理过程中起到的作用非常重要,不仅是治疗的实施者,也是患者信息的观察者和反馈者,承担着掌握患者的整体情况、及时观察患者、评估危机、实施干预的角色。具体任务如下:

1. 建立良好的护患关系 营造真诚、温暖、平等、尊重的氛围,强化护患的交流沟通,帮助患者增强对抗疾病的信心。

2. 保证患者的安全 实行全天24小时监护。

3. 迅速评估患者的危机程度、性质及水平 了解引发危机的原因或诱因,评估危机对患者、家庭、社会造成的损害及其程度,观察患者的心理活动和行为等有无异常,特别是有无自杀、自伤、伤人等极端危险的行为倾向。

4. 制订危机干预计划 按照危机干预的原则制订干预计划:①根据问题的紧急程度确定优先级;②根据患者的具体情况进行设定干预目标。

5. 实施干预 实施干预前应得到患者的承诺,明确达成同意合作的协议。并要求患者复述计划,陈述在干预中采取的避免危机升级的行动。在实施干预时密切关注患者的表现,一旦患者出现预期之外较为危险的反应,应立即解决当下问题,必要时需要精神科医生和专业人员介入,防止危机严重化。

6. 及时反馈、总结和评价 危机干预完成后,及时对危机干预的结果和效果进行反馈和评价,通过科学化评价干预后患者的心理状况与干预目标的符合程度,优化干预计划,提高干预效果。

四、心理危机干预需注意的问题

1. 心理危机干预是指针对处于心理危机状态的患者,及时给予适当的心理援助,这不是一种程序化的心理治疗,而是一种心理服务。

2. 心理危机干预的最佳时间是遭遇创伤性事件后的24~72 h。24 h内被视为麻木、否认时期,一般不进行危机干预,而是给予陪伴,以恢复个体的正常生活为主要目标。若是72 h后才进行危机干预,效果下降。若在四周后才进行危机干预,作用明显降低。

3. 心理危机干预的方法是采用最简易的心理治疗方法,包括倾诉、心理支持、松弛训练、心理教育、严重事件集体减压等。

4. 心理危机干预必须和社会支持系统结合起来,尤其是面对遭遇重大疾病的患者的时候,心理危机干预和社会工作服务是紧密结合在一起的。

 考点提示

患者心理危机的识别。

思政园地

听懂患者的心声

患者张某，被诊断为心脏病，需进行心脏移植手术。张某的内心非常恐惧、不安，对手术充满了抵触情绪，但并没有直接表达出来反而是变得沉默不语。其责任护士李欣经过两天细心的观察，察觉到了张某的不良情绪，决定对他进行心理疏导。李护士每次完成护理工作后都到张某身边与他闲聊，关切地询问张某的情况。经过与张某的深入交流，了解到他其实害怕的不是手术本身，而是手术后需要面对的种种问题。李护士从张某的角度出发，为他分析了手术的必要性和术后康复的可能性，并针对术后需要面对的问题提出了建设性的建议。通过专业的心理支持和鼓励，张某逐渐消除了心中的恐惧和不安，积极配合治疗，最终顺利完成手术，并在医护人员的指导下开始了新的生活。

李护士深知，作为护理人员，不仅要关注患者的身体状况，还需关注患者的心理状态，及时察觉到患者的心理问题并有效地进行心理疏导，展现了她对患者心理的敏锐洞察力和对患者的仁爱之心。通过专业的心理治疗技术，不但帮助张某走出了心理阴影，战胜了疾病，其关爱和支持也为张某的康复及适应术后的生活注入了强大的力量和信心。

【学习感悟】
1. 李护士具备了哪些优秀的职业素养才能察觉到患者的心理变化？
2. 护理工作中我们怎样才能做个"有心人"，听懂患者的心声？

自 测 题

一、选择题

1. 患者最常见、最重要的心理变化是
   A. 意志行为变化　　　　B. 情绪变化　　　　　C. 认知功能变化
   D. 人格改变　　　　　　E. 自我概念紊乱

2. 患者因不堪病痛折磨而抑郁、厌世，以至自杀，这属于
   A. 角色行为强化　　　　B. 角色行为异常　　　C. 角色行为冲突
   D. 角色行为减退　　　　E. 角色行为缺如

3. 患者在患病后变得以自我为中心、过分关注自己的机体功能，显得幼稚，稍有疼痛就喊叫，这种心理反应属于
   A. 猜疑加重　　　　　　B. 行为退化　　　　　C. 感情淡漠
   D. 焦虑增强　　　　　　E. 情绪低落

4. 器官切除或截肢患者较容易出现
   A. 分离性焦虑　　　　　B. 期待性焦虑　　　　C. 阉割性焦虑
   D. 短期焦虑　　　　　　E. 长期焦虑

5. 李大爷因病住院，因病情需要整日卧床，住了一段时间，李大爷就跟护士投诉说病床不稳，老是在摇，一翻身还感觉有很响的吱吱声。护士反复检查李大爷的病床，发现很稳当，用力摇动床铺时声音也不太响。李大爷的这种心理属于

A. 感知觉异常　　　　　B. 思维力受损　　　　　C. 焦虑
D. 控制力减退　　　　　E. 恐惧

6. 患者，女，49岁，5个月被确诊为乳腺癌并接受了手术治疗，术后患者仅休息了3个月，便回到单位全身心投入工作中，工作状态与患病前无异，并且没有按医生要求回到医院复查。该患者角色行为适应问题类型属于
A. 角色行为缺如　　　　B. 角色行为强化　　　　C. 角色行为异常
D. 角色行为减退　　　　E. 角色行为冲突

7. 患者，女，55岁，经理。因护理人员为其做治疗时喊其床号而不高兴，这是因为患者哪方面的需要未满足
A. 生理的需要　　　　　B. 安全的需要　　　　　C. 爱与归属的需要
D. 尊重的需要　　　　　E. 自我实现的需要

8. 患者，女，50岁，患甲状腺功能减退症2年。家属主述患者记忆力严重减退、反应迟钝，经常猜疑别人，家人都无法和其进行交流和相处，该患者目前存在的主要心理问题是
A. 焦虑　　　　　　　　B. 恐惧　　　　　　　　C. 社交障碍
D. 角色紊乱　　　　　　E. 自我形象紊乱

（9～10题共用题干）

患者，男，48岁。多饮、多尿、多食，体重下降，被诊断为1型糖尿病收入院，经治疗已稳定血糖，医生建议出院回家，可继续工作。而患者自感头晕无力，整日卧床不起，不愿出院，觉得无法应对工作。

9. 患者出现了哪种行为适应不良
A. 患者角色缺如　　　　B. 患者角色强化　　　　C. 患者角色消退
D. 患者角色消失　　　　E. 角色认同差异

10. 下列不属于患者角色强化的是
A. 对自身疾病过分关心
B. 过度依赖医疗机构及医护人员
C. 过度要求亲友照顾
D. 在病感的陈述中有所隐瞒，急于摆脱患者角色重返社会
E. 不愿承认病情好转或痊愈

二、简答题

1. 简述患者角色的特征。
2. 患者的一般心理需要有哪些？
3. 患者心理危机可以从哪几方面进行识别？

三、案例分析

42岁的王女士，因患有乳腺癌而入院接受治疗。在手术和化疗过程中，她表现出了明显的心理负担和情绪问题，如失眠、焦虑、恐惧和抑郁，影响了她的治疗效果。

1. 作为护理人员，应该如何帮助王女士应对这些心理问题？
2. 请根据患者心理提出可行的解决方案。

（雷　雨）

第九章 临床各类患者的心理护理

学习目标

1. 说出不同年龄阶段患者的心理特点。
2. 描述临床各类患者的心理特点。
3. 简述不同年龄阶段患者的心理护理和临床各类患者的心理护理。
4. 能运用所学的心理学知识和技术分析患者心理特点并开展有效的心理护理。
5. 养成与患者共情的能力,培养关爱患者、敬佑生命的职业操守。

第一节 不同年龄阶段患者的心理护理

案例 9-1

患儿韩某某,女,6岁,诊断为"小儿急性肠炎"入院治疗,该患儿从入院就诊到进入病房,一直紧紧偎依着其母亲,因家中有急事,母亲不得不离开她时,该患儿便大吵大闹,紧紧抓住妈妈不放,无论如何也不让母亲离开,医护人员对其进行检查时有反抗行为,极不合作。

问题与思考:
1. 请分析该患儿的心理特点。
2. 如何对该患儿开展心理护理?

一、儿童患者的心理护理

儿童患者的特点是年龄小、病情急、变化快,对疾病缺乏全面认识,又不善于表达,加之疾病带来的痛苦,住院治疗有时需要离开父母,面对陌生的环境常引起一系列的心理变化。不同年龄阶段儿童的心理发育程度不一,在患病时的反应也有所不同。因此,护士对待不同年龄阶段儿童患者,应针对其不同的心理特点开展相应的心理护理。

(一)儿童患者的心理特点

1. **分离性焦虑(separation anxiety)** 是婴幼儿患病住院无亲人陪伴后最突出的心理反应,患病儿童住院治疗,离开母亲或亲人,会引发极大的情绪反应,首先出现分离性焦虑,表现为3期。①抗议期:患儿连续呼喊妈妈、拒绝护理、拳打脚踢、胆怯、不配合治疗。②失望期:患儿感到没有希望找到父母,表现出悲哀、压抑、面带愁容,没精打采,对周围的一切不感兴趣,如吸吮自己的手指或紧抱玩具不放,当父母来探视时表现哭泣,以安慰自己。③否认期:住院时间长的患儿易发生,他们感到回家找父母已经没有希望,于是克制自己的情感,与周围的人交往出现适应医院环境的表面现象。出现此期反应的患儿更需要精神上的支持和安慰。学龄期儿童的分离性焦虑较7岁以下的患儿轻,但由于担心自己的病情及能否继续上学,也会烦躁、焦虑，想尽快出院。

2. 恐惧　恐惧是儿童患者最普遍的心理反应，可发生在所有患儿身上。儿童对疾病和住院尚缺乏认识，毫无思想准备。医生护士穿着白色工作服，其严肃的表情，医院治疗及抢救的气氛，疾病及各种检查、治疗带来的痛苦都会加重患儿的恐惧心理。一旦患病住院，突然离开父母和家庭，来到完全陌生的环境，生活方式发生改变，使患儿心理上难以适应，产生恐惧感。特别是3岁以下的儿童，可能将住院与父母分离认为是一种对自己的惩罚，从而产生被父母抛弃的恐惧感。年幼的患儿看见医务人员会惶恐不安，出现"见针即哭"，个别患儿甚至出现逃跑等现象。

3. 行为退化（behavior degradation）　是儿童丧失已经学会的与自身年龄相当的行为，出现过去发展阶段的行为。疾病的痛苦、住院期间的分离，加上活动受限而产生反抗心理，儿童可能会出现行为退化，例如不吃奶、不吃饭、尿床、剧烈哭闹、过度依赖等，是儿童逃避压力常用的一种行为方式。

4. 担忧、自卑　疾病久治不愈，长期病痛的折磨，会使患儿丧失治愈的自信心。年龄较大的患儿已能意识到某些疾病的严重后果，难免有所担忧。主要表现为沉默寡言、唉声叹气；或认为病已不能治好，不愿继续治疗；当某些疾病引起外貌、体型的改变时，有的患儿会产生自卑心理，拒绝别人探视；还有的患儿担心学业落后，低估自己的能力，出现严重的自卑感。

（二）儿童患者的心理护理

1. 提供符合儿童心理特点的病房环境　适宜的环境可以影响儿童心理行为，因此，儿科病室墙壁、窗帘、寝具及工作人员的工作服，应采用明快、柔和的颜色。病室可用色彩鲜明、活泼的图画装饰，摆放适量的能吸引儿童又安全的玩具，必要时播放悦耳动听的音乐。有条件的医院可设立母子病室、儿童活动场所等，以适应儿童心理需要，减少陌生感和离家所产生的焦虑，使患儿愿意交流并与医护合作，对疾病康复起到辅助作用。

2. 解除或缓解患儿的焦虑、恐惧情绪　护理人员和蔼的态度、娴熟的技术可以消除或减轻患儿的恐惧情绪。护士应首先与患儿建立良好的相互信任的护患关系，向患儿解释患病并不是他自己的错，父母只是暂时离开，会经常来医院看望。避免当着孩子的面讨论病情，以免引起误解和恐慌。向儿童讲解病情或解释操作时，避免使用令人恐惧的词汇，如"开刀""切除"，要用儿童熟悉、可以理解的语言，采用讲故事、打比方的方式传达信息。在有条件的病房，护理人员应相对固定，对患儿实施全面护理，像亲人般（如父母）关心、爱护他们，允许患儿把自己喜欢的玩具和物品带到医院，减轻分离性焦虑。操作时要动作轻柔，防止因操作粗暴而增加患儿的恐惧情绪。适当的情绪宣泄有助于稳定患儿的心理，让患儿有机会、有途径宣泄自己的情绪。

3. 保护患儿的自尊　护士应理解儿童患病后的各种心理反应，在言语、行为中要尊重儿童的人格，保护患儿的自尊。对待患儿应一视同仁，不要有明显偏爱，以免影响其他患儿的自尊心。患儿出现反抗、退化等行为时，应尽量安慰，多加鼓励，不可训斥。可利用儿童的好奇心和善于模仿的心理特点，通过游戏和榜样的树立，鼓励患儿遵守病房规则、配合治疗和护理，引导他们适应新环境。学龄期的患儿开始怕羞，在治疗与护理操作中应注意保护患儿的隐私，维护患儿的自尊。

4. 不同年龄阶段患儿的心理护理

（1）婴儿期：6个月左右的婴儿，住院心理反应较小，但非常需要母亲的爱抚。6个月以后的婴幼儿，出现认生，住院心理反应明显。皮肤的接触和抚摸是婴儿天生的心理需要，母亲的爱抚对儿童心理健康发展至关重要。年龄较小的住院患儿，由于离开了母亲或亲人，这种特殊需要常得不到充分的满足，会引起哭闹、食欲减退、睡眠不安、咬手指、啃玩具等现象。护士应兼母亲的角色于一身，尽量满足患儿的生理和心理需要。住院后，护士经常轻拍、抚摸、搂抱患儿或哄逗、讲话、微笑等，可使患儿产生一种在母亲怀里的安全感、依恋感，有利于患儿适应环境，消除不良情绪。有条件时可允许家长陪护，参与护理过程，促进母子的情感联结，指导患儿父母对患儿进行系统的身体抚触，满足患儿亲情的需要。

（2）学龄前期：学龄前儿童有一定的判断分析能力，但往往接受直观印象。护士应主动接近患儿，与其沟通感情，建立良好的护患关系。帮助患儿熟悉环境，介绍小伙伴给其认识，讲明生病需住院的道理，设法尽快解除患儿紧张不安的情绪。游戏是幼儿的基本活动，是儿童克服恐惧和焦虑的一个重要手段。在病情允许的情况下，可组织患儿进行做游戏、绘画、看电视、讲故事等活动，使患儿感到在医院和在家及幼儿园一样快乐。根据此阶段儿童模仿性强的特点，可在病房开展一些学习竞赛活动，如评选"优秀患儿"，通过榜样的作用，帮助患儿更好地配合治疗。对性格脆弱的儿童，以鼓励为主，增强其心理承受能力。对有退化行为的患儿要倍加关照，对尿床、尿裤子的患儿不要责备和讥笑，以免引起紧张和自卑，应及时为他们更换衣裤、被褥，使他们摆脱困境，并注意训练他们的排尿习惯。

（3）学龄期：学龄期患儿已懂得一些事理，并能较好地进行语言沟通，能够与其他患儿建立伙伴关系。护士应耐心进行安慰，争取患儿的信任和配合。可以告知生病、住院、治疗等大概情况，让其理解疾病治疗的重要性，为他们安心治疗做好心理准备。对抑郁、自卑的患儿要加倍爱护，并给予他们积极的支持。运用强化理论，对患儿多鼓励、多表扬，强化好的行为，鼓励患儿坚强、勇敢。还可让患儿做一些力所能及的工作，强化他们自尊、自爱的心理。可组织患儿看书、做作业及开展娱乐活动，以调节他们的精神生活，消除住院生活的枯燥乏味感。还应注意培养患儿的良好情感，提倡患儿之间互相帮助，团结友爱。

5. 给予患儿家属的心理支持　孩子一旦得病，家长最初是否认，继而会感到内疚，甚至产生焦虑、恐惧、悲观等情绪。有时有些家长对孩子的溺爱，也会成为医疗工作的障碍，因此，做好对患儿家长的心理护理，也是儿科医护人员的重要工作之一。医护人员应及时与患儿家长沟通，向家属介绍患儿的病情、治疗方案和护理计划以及医院的各种规章制度，促使其配合护理和治疗工作。对家长的心情要有充分的同理心，以缓解他们的负性情绪，共同促进对患儿的护理计划的实施。加强巡视，及时解决患儿及家长出现的各种问题。

 考点提示

各年龄阶段患儿的心理护理。

二、青年患者的心理护理

青年早期的心理发展水平处于迅速走向成熟而又尚未成熟的状态。因此，疾病状况下的青年患者心理活动错综复杂，情绪反应强烈，变化无常，具有明显的两极性。护理人员应密切观察患者的心理变化，重视和预防可能发生的后果，给予更多的心理支持。

（一）青年患者的心理特点

1. 震惊与否认　青年人正是人生朝气蓬勃的时期。当得知自己患病尤其是患有严重疾病时，往往感到震惊，难以接受事实。大多数青年人会经历明显的"否认"阶段，他们不相信医生的诊断，拒绝接受治疗，迟迟不愿进入患者角色。

2. 急躁与焦虑　青年人的情绪强烈而不稳定，当发生疾病时，由于缺乏心理准备，对病痛反应强烈，表现为急躁、焦虑。患者往往对行为失去控制，容易激动、敏感、缺乏耐心、发脾气、自责和谴责他人。治疗过程中，患者常幻想能很快根治疾病，渴望早日痊愈出院。若病情稍有好转，则容易盲目乐观，不再认真执行医疗护理计划，不按时吃药，导致病情反复。如果不能如期达到愿望，则会再次陷入急躁、焦虑之中，常以发泄的方式对待疾病，往往迁怒于家人或医护人员，出现攻击性行为。

3. 寂寞与孤独　青年人活泼好动，希望拥有宽阔的生活领域，尤其需要刺激和新鲜感。一旦住院，则会受到多种条件的限制，不能和家人朋友在一起等。这些往往使青年患者难以适应，茫然不知所措，产生寂寞、无聊和孤独的感觉。如果住进隔离室或重病室，会因感知觉单调和获得外界信息骤然减少而更加孤独和不安。

4. 失望与悲观　青年人担心患病会影响学习或工作，对恋爱、婚姻、生活和前途不利。尤其是慢性病、意外事故或留有后遗症的患者，其心理受到很大打击，易悲观、失望，情绪变得抑郁而捉摸不定。有的患者因患病而辍学、失去工作，深感不如同龄人而产生失落的心理。当感到前途渺茫时，有的患者会出现抑郁、自卑，在思想和行为方式上易走向极端，自暴自弃，拒绝一切治疗和照顾，甚至失去理智，产生自杀的念头，发生难以想象的不良后果。

（二）青年患者的心理护理

1. 认知调整和心理疏导　护士应当针对青年患者的性格、文化层次、经历的不同，采用消除疑虑、说服劝慰、启发建议等方式改变患者的不良认知，使患者发挥自身内在潜力，面对现实，处理好心理上存在的问题，协助患者渡过难关。对有不良情绪的患者进行心理疏导，激发患者的领悟能力，指导患者通过谈话、书写、运动等方式宣泄不良情绪。

2. 增加社会支持激发生活热情　优雅舒适的治疗环境、热情和蔼的工作态度，可使患者对医护人员产生安全和信任感。根据青年人较注重友谊，具有向群性这一特点，护士应尽量把青年患者安排在同一病室。对不能安排在一起的，要向他们介绍同龄患友，鼓励他们相互沟通。护士应调动患者的积极性，引导他们参与自己的治疗和护理工作。在病情允许的范围内，让患者进行一些力所能及的活动，如照料自己的日常生活，帮助患友，参与病区的公益活动等，可减轻患者的焦虑，满足其心理需求。此外，护士还可以指导患者进行适当的娱乐活动，丰富住院生活，转移患者对自身疾病的注意力，激发他们生活的情趣，消除寂寞感。

3. 保护患者的自尊心　青年人自尊心强，重视自我价值，希望得到他人的承认和尊重，任何消极刺激都可能对其心理产生不良的影响。护士应关心患者，尊重患者的人格；讲话应和蔼，回答问题要耐心；护理操作前解释并征求患者同意，保护其隐私；对患者的某些不良情绪和行为，应给予理解。当患者心境不佳时，主动与之谈心，了解其心理活动，用积极、鼓励的语言进行疏导、宽慰。当患者负性情绪非常强烈、表现很冲动时，其认知水平往往下降，且不易配合治疗。此时，护士应在保证安全的前提下，提供一个独处的环境，使其冷静，护士可在一旁给予非语言的支持。

三、中年患者的心理护理

中年人既是家庭的支柱，又是社会的脊梁，患病后对工作和家庭必然产生巨大的冲击。来自家庭、事业的多重责任和负担，加之生理上的疾病，导致中年患者的心理反应最复杂。护士应针对患者的疾病种类、个体反应、家庭情况、经济情况、个性特征等进行认真细致的评估，准确判断患者的心理问题，给予相应的心理护理。

（一）中年患者的心理特点

1. 焦虑急躁　中年人具有较强的事业心。当患病被迫停止工作，常为工作、事业的损失而忧虑，强烈的工作责任感使患者焦虑、急躁，不能安心养病，迫切要求早诊断、早治愈，有时甚至将自身健康放在从属地位，以致中断治疗而提前出院。

2. 悲观抑郁　中年人家庭负担沉重。昂贵的住院治疗费用，会让患者忧虑住院过久或致残后不能正常工作，使家庭经济窘迫。患者常常心理负荷加重，忧心忡忡，产生悲观、抑郁的心理反应。若身患重症或绝症，面对家庭生活安排、老人赡养、子女教育等一系列问题，患者悲观、抑郁的情绪则更加明显，对一切失去兴趣，感到前途渺茫，有时甚至出现轻生的念头。

3. 敏感多疑、行为退化　中年人的体力和精力开始向老年期过渡，体力和精力都开始走下坡路。在患病期间，有些患者会怀疑自己得了不治之症，对各种检查和治疗疑虑重重，非常关心疾病的预后。多疑心理使患者变得十分敏感，以至出现食欲减退、失眠、多梦等症状。有些中年患病者会出现不同程度的退化行为，如兴味索然、情感脆弱、好发脾气，以自我为中心，希望得到医护人员更多的关注。

（二）中年患者的心理护理

1. 尊重患者的人格　中年人是家庭、社会的主要角色，有较强的受人尊重的心理需要。护士应充分了解、尊重患者，视患者为合作者，在交往中言谈礼貌，多征求和倾听他们的意见和要求，利用中年人理智感强的特点，充分调动其自身能动作用，鼓励患者参与对自己的护理，帮助其树立治疗信心。当患者不服从治疗、违反规章制度时，护士应以温和的态度加以开导或善意地进行批评，不要伤其自尊心。

2. 主动关心患者，缓解其不良情绪　护士应主动关心患者，尽量为患者创造良好的治疗和护理环境，满足患者的合理要求。病情许可时，准许患者带适量工作任务到病房，并酌情为之创造工作条件。必要时，向患者介绍有关疾病的诊断、转归、检查结果等，以消除患者的疑虑。对敏感多疑患者，护士应当体谅，不要与之争辩，待患者心情好转后，可通过耐心、诚恳的交谈来消除误解。教会患者调控自己的情绪，保持有规律的生活，注意劳逸结合。引导患者接纳和正确对待疾病，使其认识到身体恢复健康是家庭和事业的根本，劝导其重视疾病，配合治疗。

3. 协助患者调用社会支持系统　护士可协助患者与其工作单位、家庭取得联系，及时反映患者的需求，取得患者家属、单位领导和同事的支持，尽量消除患者的后顾之忧。例如联络其单位尽量安排好患者的工作，让家属、子女定期来医院探望，以减少患者的牵挂，有利于其安心养病。

四、老年患者的心理护理

案例9-2

患者，女，75岁，家庭主妇，主因右侧肢体无力、活动障碍伴恶心、呕吐5小时，诊断为"高血压脑出血"入院治疗。平素体健，自理能力强，并热衷于社区服务活动。住院后情绪低落，沉默寡言。想到自己今后瘫痪在床，凡事都需要人照料，成为家庭的负担，觉得自己活着没意义了，整天忧心忡忡。

问题与思考：

1. 请分析该患者的心理特点。
2. 如何对该患者开展心理护理？

老年阶段是个体发展过程中的特殊阶段，具有独特的心理和生理特点。一旦患病住院，意味着对健康产生了重大威胁，故而产生一系列比较强烈的心理反应。因此，老年患者的心理护理，除了一般患者的心理护理要求之外，还要考虑到他们生理、社会适应方面的特点。

（一）老年患者的心理特点

1. 自尊心强，适应性差　老年患者希望被重视、受尊敬，住院后希望家人、朋友以及医生和护士经常到病室探望。有的老年患者情感变得幼稚，为一些小事发脾气，与人争吵。心理需要一旦得不到满足时，便表现出不耐烦、易激怒、好挑剔责备他人。随着年龄的增长脑功能及身体能力退化，老年人性格逐渐发生改变，性情比较怪癖、固执，喜欢以自我为中心，生活方式较为刻板，对周围环境的适应能力差。患病后常表现为不听他人劝告，不愿服从他人安排，有时甚至拒绝进行治疗和护理。

2. 不安全感　主要表现为对身体健康的关注和对经济保障的关心。老年人患病后往往对疾病的治愈缺乏信心，害怕出现并发症，担心无人照料，可表现出明显的焦虑。当病情加重，意识到死亡可能来临时，可出现恐惧、易激惹等负性情绪反应。

3. 自卑和无价值感　老年患者住院后，对病情评估比较悲观，身体稍有不适便会认为与衰老有关，心理压力大，突出表现为老朽感与无价值感。为住院带来的经济负担忧虑，担心拖累子女，许多想做的事又力不能及，导致患者自卑和无价值感。有的患者甚至自我孤立、自暴自弃、拒绝治疗，产生轻生念头。

4. 敏感与多疑　老年患者，易敏感多疑，恶性联想，常把一些无关的病情同自己联系起来，推测自己的病情可能很严重，怀疑和猜测医护人员和亲人对自己隐瞒病情。患者多表现为情绪低落，常暗自伤心落泪，不愿与人交谈，对治疗及疾病的转归表现漠然，消极等待着"最后的归宿"。这种心理常常导致患者精神恍惚，身体疲惫，影响治疗。

5. 孤独与寂寞　多数老年人因为退休而社会交往减少，加之感知觉的退行性变化明显，视听功能衰退，反应迟钝，因而比其他患者更易感到孤独与寂寞。如果亲属、子女不常来看望，还会产生被抛弃感。失去配偶或子女者孤独感则更为严重。

（二）老年患者的心理护理

1. 尊重老年患者的人格　老年患者突出的心理需求是受重视和尊敬。因此，护士需尊重老年患者的地位和人格，对于老年患者的各种心理行为表现，护理人员要给予理解。在交往中，对老年患者称呼要尊敬，言行要有礼貌，举止要庄重；做事主动征求他们的意见，对非原则性的问题不与之争辩和计较，尽量满足其需要。专心倾听老年患者诉说，尤其是老人多次重复过去往事时，不可随意打断患者的谈话或表现出厌烦的情绪。老年患者一般都有不同程度的健忘和视听能力下降，护士谈话要有耐心，说话速度稍慢，声音要稍大。

2. 关心老年患者住院生活　对老年患者的关心应做到精神上的支持和生活上的照顾。护士要密切关注老年患者的心理变化，准确地评估他们的心理需求，在精神上排解老人的忧虑。平时多巡视病房，尤其对丧偶或无子女者，要多与他们交谈，关心其冷暖及生活上的需要，并设法帮助解决。由于老年人的生活方式刻板，除治疗需要外，尽量照顾他们的饮食及生活习惯，创造安全舒适的环境，使他们尽快地适应医院生活。病区设备和布置要考虑老年患者大多行动不便，应设置一些自助设备，如病室放有轮椅、手杖，走廊和卫生间设有扶手等，保持地面干燥不滑，使他们感到方便，并获得安全感及独立感；日常用物最好放在易拿取的地方，使他们感到便利，不必经常求助于人，以减轻患者的自卑和无价值感。

3. 确立生活意义、正确对待身体变化　老年患者的生活起居如果完全依赖他人照料，反而会使他们更加无所事事，产生多余感和末日感，不利于心身健康。所以，护士既要尊重、帮助老年患者，也要向他们宣传老年心理卫生知识，鼓励老年患者培养多种兴趣，丰富生活内容。指导其在病情允许的情况下适当安排一些安全、有趣和力所能及的活动，使老年患者维持心理上的适度紧张，不使其生活过于松懈。这样既可以分散其对疾病的注意力，消除孤独、寂寞心理，有助于增加其对生活的热爱，增强战胜疾病的信心，又可锻炼机体功能，维持神经系统的兴奋性，有利于疾病康复。

4. 帮助老年患者克服不良心理　对于那些情绪低落、悲观失望的老人，护士要让他们认识到衰老是人生历程中自然的发展变化过程，改善其不良心境；还可以提供与疾病作顽强斗争的生动事例来启发老年患者,增强他们的心理承受能力,应对其不良心理反应。对于猜疑心理较重的老人,多做耐心细致的解释和引导,提供有关的科普医疗书籍供其阅读,使其彻底消除疑虑。鼓励他们参加力所能及的社会活动,发挥生命的余热。

5. 增进社会支持　充分调动老年患者的各种社会关系,在精神和物质上给予更多的关怀和支持。让患者家人、亲友、同事多来看望,给予老人更多心理安慰。

> **考点提示**
>
> 老年患者的心理护理。

第二节　慢性病患者的心理特点及心理护理

案例 9-3

患者,男,43 岁,近一周无明显诱因出现阵发性头晕、头疼伴心慌到当地医院就医,诊断为"原发性高血压",患者认为自己身体一直很健康,认为"不可能得高血压",怀疑化验结果和医生的诊断。当赴多家医院得到一致的诊断结果后,患者不得不接受事实。医生告知其需要终身药物治疗,但患者自觉"是药三分毒",肝肾都要被吃药吃坏掉了,对治疗采取了消极的态度。

问题与思考:
1. 该患者从第一次去医院看病后有哪些心理变化?
2. 为了让该患者配合治疗,如何对其开展心理护理?

慢性病指病程超过 3 个月、症状相对固定、常常缺乏特效治疗的疾病。常见的慢性病主要有心脑血管疾病、癌症、糖尿病、慢性呼吸系统疾病等。慢性病的发病率在我国呈逐年上升趋势,严重危害人们的身心健康,给社会经济发展造成巨大损失。

一、慢性病患者的心理特点

由于慢性病患者长期承受疾病折磨,漫长的病程往往导致各种心理问题,从而出现心理症状。慢性病的症状表现是由躯体和心理两方面构成的,而心理方面的症状表现给患者造成的痛苦和损害也是深远的,同样影响病情的恢复。

(一)主观感觉异常

健康人精力集中于工作或学习,心理活动主要指向外界客观事物。而患病后,注意力转向自身,感觉异常敏锐,总想着自己的病,对其他事物很少关心。患者常会诉说身体的各种不适。

(二)悲观、抑郁

慢性病病程长,药物治疗见效慢,患者在反复治疗过程中,对疾病的发生、发展和预后均有不同程度的了解,往往对疾病的恢复缺乏信心。疾病的发生使患者担心丧失或已经丧失劳动力,家庭、事业、经济均蒙受损失,认为自己成为家庭的累赘。患者又会出现抑郁情绪,表现为对将来的工作和生活失去信心,情绪低落,丧失生活热情,有自罪感,哭闹不止,不配合治疗,甚至产生轻生的念头。这种异常的心理很容易给患者造成心理和生理上的双重压力,不利于疾病康复。

（三）患者角色强化

慢性病患者常出现依赖性增强的表现，尤以长期住院、长期有人陪护和老年住院患者多见。表现为习惯于患者角色，依赖护理人员及家属的照顾，卧床不愿活动，自己能做的事情也不想去做，主观体验与客观不符。情感会变得更加脆弱，依赖性更强，甚至放弃自我管理，总希望得到他人的照顾和关心。

（四）敏感多疑

随着疾病迁延，患者往往会变得敏感多疑，特别注意观察家属和医护人员的言行，稍有小声说话的情形，就怀疑他人对自己隐瞒了病情。此外，患者还会过分关注自己的躯体症状，身体稍有不适就认为是病情加重。

在入院治疗过程中，患者会受周遭环境的影响，特别是在看到周围患有相同疾病的患者死亡时，非常容易产生害怕、恐惧的心理，从而出现动作迟缓、谨小慎微、自我为中心等表现。甚至可对周围的人产生戒备，不愿意任何人亲近自己，对死亡产生极大的恐惧。这种心理对康复极为不利，会削弱患者的主观能动性，使机体免疫力降低。

（五）药物依赖和抗药心理

许多慢性病患者由于长时期服用药物，有时因病情稳定需要停用或因病情需要换用其他药物，患者会表现出紧张和担心，甚至会出现不同程度的躯体反应。而有些患者会因为长期肌内注射、静脉输液、口服药物，对药物治疗产生抵触情绪；加之药物本身的不良反应、药物对血管的刺激作用、药物疗效不佳等，均会导致患者拒绝打针、吃药。也有的患者认为自己"久病成医"，擅自认为某种药物对他不起作用，或认为疗效不佳，则采取不配合的态度，点名要药、私自停用或加用药物。

二、慢性病患者的心理护理

（一）建立良好的护患关系

和谐的护患关系是心理护理成功的关键。护士经常巡视病房，主动、热情地与患者沟通，尊重患者，鼓励患者表达自己的想法和需求。这往往能缓解由于环境改变而产生的陌生感、孤独感和焦虑感，增强患者对治疗和护理的信心，改善对疾病的消极心理，提高治疗的依从性，增强与疾病斗争的勇气。

（二）及时有效的健康宣教

患者的消极情绪不但与疾病的直接刺激有关，也与患者自身的认知评价有关。护士应耐心地向患者及家属介绍疾病的发病原因、临床表现、治疗原则、药物的作用、不良反应、注意事项以及不良习惯和不良情绪对治疗的不利影响，以减少患者的紧张、焦虑、烦躁和恐惧情绪。

另外，对于慢性病的患者，要让其认识到疾病治疗不是一朝一夕的事情，需要做好打"持久战"的心理准备，积极配合医护人员的治疗和护理。加强疾病相关知识宣讲，同时对于患者提出的疾病相关问题及健康咨询问题，要认真回答，耐心解释。

（三）有针对性的心理疏导

心理疏导是医护人员在与患者沟通的过程中对患者的不良心理状态进行疏通引导，以促进患者心理健康的过程。护理人员在采取心理疏导时要与患者产生共情，以温暖的语言、真诚的态度尊重每一位患者，通情达理地理解每一位患者，深入到患者的内心世界，体察其情绪，了解其思想，归纳出患者的问题。针对不同的心理反应，采取不同的心理疏导方法：对抑郁、自信心减弱的患者，要分析其原因，鼓励家属多与患者交流，使患者体会到家人、同事、朋友的支持，得到精神上的安慰，从而提高战胜疾病的信心；对孤独的患者，应根据患者的不同情况，组织必要的活动，如欣赏音乐、绘画、看电视、听广播，鼓励患者多与外界接触，使患者的生活变得丰富多彩。帮助患者学习识别和察觉自己的情绪变化，培养积极乐观的情绪，让患者意识到保持积极乐观的情绪有助于机体的康复，提高患者对慢性病综合干预的依从性。

（四）帮助患者获得更多的社会支持

具有良好社会支持系统的患者能更好地适应疾病，个体在得到家庭成员尤其是配偶的支持时，会感到满足。因此，护理人员应尽可能发挥家属的社会支持作用，向家属讲解家庭支持对患者恢复的重要性，鼓励家人尤其是配偶与患者沟通，给予患者情感支持，以提高家庭支持质量，从而减轻患者不良情绪，促进疾病康复。也可以调动亲戚、朋友和社会支持团体对患者进行心理支持。同时，鼓励患者参加力所能及的社会活动，减少慢性病患者患病后社会功能和价值转变带来的心理落差，使患者感受到其存在的价值，增强对生活的热爱。

（五）运用心理治疗技术

放松训练广泛应用于慢性病患者的干预。放松训练和应激管理、血压监控的联合使用能有效地治疗原发性高血压和哮喘患者；对敏感多疑的患者给予综合性暗示疗法，包括心理支持、言语诱导，配合药物，强化暗示，使患者达到自我暗示，改善心理状态，消除敏感多疑心理。

由于慢性病具有病程长、见效慢、易反复等特点，患者的心理反应也非常复杂，在护理过程中，护理人员应根据患者的具体情况，迅速识别其出现的心理问题及情绪障碍，并找到原因，才能对患者实施有针对性的心理护理。

第三节　手术患者的心理特点及心理护理

案例 9-4

患者，男，71岁，退休干部，因直肠癌收入院。自得知自己的病需要行直肠肛门切除造瘘术后，心情非常紧张，睡眠一向很好的他开始失眠了，觉得术后没有肛门了，大便从肚皮上流出来，他觉得没有做人的起码尊严，认为余生没有脸面和意义。向医护人员及家属表示拒绝手术，不要造口，"让癌症杀掉我算了"。

问题与思考：

1. 该患者在手术前的心理反应是什么？为什么会有这样的反应？
2. 如何对该患者开展心理护理？

手术治疗是临床上治疗疾病的重要手段，会给机体造成不同程度的创伤，且有一定风险性，手术的疗效、并发症是否发生及康复需要的时间等问题具有很大的不确定性。这种治疗于患者是一种强烈的心理应激源，患者会存在不同程度的负性心理，这种负性心理也会直接影响到手术的效果及预后。因此，了解手术患者的心理特点，为患者做好心理护理，是提高外科手术治疗效果的手段之一，也是顺应医学模式的转变和满足患者需求的重要举措。

一、手术患者的心理特点

（一）手术前患者的心理特点

1. **术前焦虑（preoperative anxiety）** 这是手术前最常见的情绪反应。手术前患者的焦虑表现为紧张担心、恐慌、无助、易激动、坐立不安，并伴有睡眠障碍等躯体症状。患者术前焦虑的原因主要有：①患者对手术的安全性缺乏了解，担心手术过程会出现意外，如术中出血过多、麻醉意外；②手术前的心理准备不足，担心手术效果，对手术成功缺乏信心；③害怕因手术引起剧烈疼痛与不适；④其他方面，如担心手术费用增加家庭负担，影响将来的工作学习，对医护人员的技术水平、医德不信任或认为医疗设备落后等。

患者往往表现为坐立不安、沉默寡言、食欲下降、睡眠不佳,甚至引起生理变化。如一见手术推车便血压升高、心跳呼吸加快、面色苍白,有的患者甚至出现大汗淋漓、四肢发凉颤抖、血压下降甚至休克,因此不得不终止手术。术前焦虑水平与疾病的严重程度、手术的大小及患者的年龄、文化水平、职位高低等因素有关。

知识链接

术前焦虑对手术结果的影响

临床上不少患者由于心理上不适应,虽然手术顺利成功,但术后自我感觉却不佳。美国心理学家欧文·贾尼斯(Irving Lester Janis)提出了术前焦虑程度与术后效果之间存在着倒"U"字形的函数关系,即术前焦虑水平很高或很低者,术后的心身反应大而且恢复缓慢,预后不佳。术前焦虑水平适中者,术后效果最好。这是因为焦虑水平高,往往能降低痛阈及耐痛阈,从而在手术中或术后感受到更强烈的剧痛和痛苦,因而对手术效果自我感觉不佳;术前焦虑水平低的患者,由于在心理上采取了回避和否认的应对机制,过分放心,缺乏应有的心理准备,故而容易将实际的手术痛苦体验视为一种严重的打击。只有术前焦虑水平适中的患者,在心理上能够对手术和手术带来的种种问题有正确的认识和充分的准备,故而能较好地适应手术和术后各种情况,结果术后感觉良好,躯体恢复较为顺利。

2. 忧虑、烦躁 患者往往担心家庭经济状况、工作、生活等方面的变化,常常会出现忧虑、愤怒、烦躁的情绪,对医生护士的解释指导没有耐心,对他人的安慰恶言相向,迁怒于他人,无理取闹,甚至出现攻击性行为。

3. 悲观绝望 患者自觉对即将进行的手术无能为力,只能听之任之,感觉自己处于一种被动状态,表现出严重的无助感。尤其存在于肿瘤手术患者,他们往往思想顾虑大,无法接受病情以及担心手术后的效果,常会产生悲观绝望的心理。

 考点提示

术前焦虑与手术效果及预后的关系。

(二)手术中患者的心理特点

手术中的患者与家人分离,会有恐惧和孤独感,加上陌生的环境,使得患者对任何刺激都比较敏感。如躯体的暴露、医务人员的谈话、手术器械的传递与操作时发出的碰撞声、监护仪、吸引器等各种仪器的声响,对切口、出血情况的想象、内脏牵拉的疼痛等,都可能使患者产生紧张、恐惧的情绪。尤其是非全麻患者,他们的恐惧和孤独感会更严重。

(三)手术后患者的心理特点

多数患者在得知手术顺利完成后会产生轻松、庆幸心理,即使有躯体不适和疼痛,仍能积极配合治疗和护理。但也有些患者因手术后疼痛、手术未达到预期效果、部分生理功能丧失、生活不能自理、体像改变、不能恢复工作等因素的影响,出现相应的心理问题。

1. 意识障碍(conscious disturbance) 多在术后2~5天出现,表现为意识不清,一般1~3天后可恢复正常,呈一过性,预后较好,少数可继发抑郁。术后意识障碍多发生于采用全麻的高危性大型复杂手术后,尤其是老年人更易发生。分为觉醒障碍(嗜睡、昏睡、苏醒延迟或昏迷等)和意识障碍(谵妄状态、意识模糊),很多意识障碍患者临床表现轻重不一。轻者表现为定向不全、理解困难、应答缓慢、思维混乱、近事记忆障碍等；重者出现不同程度的幻觉、错觉、烦躁不安，甚至躁狂。

2. **感觉异常** 主要表现为术后持续的疼痛。一般来说，伤口愈合后，疼痛即消失。但如果患者的手术伤口愈合良好，而疼痛却持续存在数周或更长时间，又不能用躯体情况解释时，则是一种术后不良心理反应。可能的原因有：①因手术而"继发性获益"，获得了较长时间的休息、家人的关注等；②对于自己手术伤口的过分关注，出现"臆想性疼痛"。这些因素可能会使患者的疼痛在无意识中保持下去。也有些患者出现其他的感觉异常，如手术伤口麻木或针扎样感觉。

3. **抑郁、绝望** 有时为了挽救生命，外科手术不得不摘除某些器官、截肢或改造某些器官的功能。这样的术后伤残和缺损，给患者心理上、生活上带来沉重的负担，使其对生活失去信心，出现术后抑郁状态，表现为悲观失望、自责自罪、睡眠障碍、不能接纳和认同自我等，如乳腺癌切除术、截肢、脏器移植术患者。

4. **患者角色强化** 有些患者手术后出现依赖心理增强，伤感自怜，行为退化，甚至生活不能自理等患者角色强化现象。

二、手术患者的心理护理

（一）手术前患者的心理护理

1. **术前健康宣教** 医护人员应耐心细致地做好解释工作，向患者及家属说明手术的目的、意义、方法、预后，实事求是、恰如其分地解答患者的问题，以消除患者顾虑。详细地告知患者术前术后的注意事项，如术前备皮、检查、禁食、禁水，术后放置引流管的目的、时间、更换和保护问题等，以及术后有效咳嗽及深呼吸的技巧，减轻切口疼痛的方法等。适当讲解麻醉和手术过程、麻醉师及手术医师的技术水平。对有一定难度或者危险性的复杂手术，应请权威专家研究病情并确定最佳方案，使患者感到医护人员对他的重视和责任心，获得最大的安全感。由于术后多数患者需要卧床休息，因此还应做好床上排便、排尿及床上下肢运动的训练，以减少术后不适和并发症的发生。

巡回护士手术前访视患者，了解基本情况，向患者及家属说明访视目的，倾听患者对手术的期望、感受等，了解其焦虑程度。同时，向患者及家属说明手术当日的相关程序，详细介绍麻醉方法、手术目的、手术过程、配合要点及手术室的环境、布局等，以减少患者的顾虑，稳定其情绪，使其以最佳的心态接受手术。

2. **心理干预** 及时有效地干预和处理术前焦虑反应，可增强患者对手术的心理应对能力，有利于促进患者术后的躯体和心理康复。鼓励患者把引起焦虑、恐惧的原因讲出来，并尽力给予解决，对患者关心的问题耐心给予解答，解除顾虑，消除恐惧心理。应用放松技术减轻患者的术前焦虑，常用的方法有音乐疗法、放松训练、深呼吸、分散注意力法等。采用示范法，通过观看录像或让手术效果良好的患者介绍自己的经验，学习他人缓解焦虑、恐惧的方法。术前给患者积极的暗示，使其相信施术者的医术、医德会确保手术的成功和患者的安全，降低患者的心理应激程度。

3. **社会支持** 护士应以热情诚恳的态度、亲切柔和的语言来接待患者，使其尽快熟悉医院环境，消除陌生感，产生安全感，增强对医护人员的信任。安排家属、亲友及时探视，引导他们安慰和鼓励患者，帮助患者稳定情绪，减轻患者对手术的焦虑情绪，使其积极配合治疗。

（二）手术中患者的心理护理

患者进入手术室，陌生的环境可能刺激患者使其出现紧张情绪，护士应主动、热情地向患者简单介绍手术室的布局和设备，以打消其对手术室的恐惧及神秘感；有时手术患者需要使用约束带固定，以保持正确的手术姿势，应向患者说明原因，以取得患者的配合。

手术过程中，如出现紧急情况，要临危不乱、沉着冷静、反应迅速、操作准确，同时给患者以心理支持，让其以稳定的情绪安全度过手术期。在局部麻醉和椎管内麻醉时，患者会始终处于清醒状态，医务人员谈话应谨慎，避免说出让患者恐惧、担心、误解的话，如"包块太大""刀子太钝了""针脚太长了"；不谈论与手术无关的话题，不闲谈嬉笑、不窃窃私语。对于做术中快速冰冻病理检查，需要等待检查结果以决定是否进一步实施手术的患者，医护人员应及时给予安慰。

整个手术过程中，巡回护士应密切观察患者的病情变化及心理反应，对于精神紧张的患者，应及时安慰、及早发现问题，果断做出正确的判断和处理，使手术顺利完成。还可采用音乐疗法，在手术室内播放一些柔和、舒缓、悠扬的乐曲，这样可平复患者的紧张情绪。

（三）手术后患者的心理护理

1. **及时反馈手术信息**　患者麻醉苏醒后，医护人员应以亲切和蔼的语言告知患者手术的情况和效果，传达有利的信息，给予患者鼓励和支持，以免患者术后出现疑虑和焦虑。不利的信息，一般只告诉家属，做好保护性医疗措施。

2. **处理术后疼痛等不适**　患者术后疼痛不仅与手术部位、切口方式和镇痛剂应用是否得当有关，而且与个体的痛阈、耐受能力和对疼痛的经验有关。告诉患者术后24小时内疼痛最明显，2~3天后逐渐缓解，使患者有充分的心理准备。此外，患者的情绪、注意力、意志力及所处的环境等因素均可影响患者的疼痛感觉。积极的情绪可减轻疼痛，消极的情绪（焦虑、不安、恐惧等）可加重疼痛。个体对疼痛的注意力越集中，疼痛的感觉越强烈，疲劳、意志力薄弱也会加剧疼痛。从环境方面来说，噪声、强光和暖色会加剧疼痛。因此，护理人员除遵医嘱正确使用镇痛剂外，还应正确引导患者，帮助其消除那些会加重患者疼痛的诱因，以减轻疼痛。对患者进行必要的心理调整，适当放松以分散其注意力，如听他自己喜欢的音乐；还可以用暗示的疗法减轻疼痛，如使用安慰剂等；提供舒适整洁的环境，满足患者的需求来减轻疼痛。有些患者因惧怕疼痛，也担心活动后伤口开裂，不愿尽早下床活动，切不可训斥患者"太娇气"，应告知患者尽早下床活动可增加肺活量减少肺部感染，预防肠粘连，避免尿潴留、下肢血栓形成等。此外，患者还可能出现体温升高等不适，应向患者说明术后一周体温偏高是正常的，是"外科热"或"吸收热"，这种现象是术后患者常见的症状，是暂时的，不必过于担心。

3. **心理疏导**　帮助患者克服各种负性情绪。有些患者术后会出现抑郁情绪，表现为不愿说话、不愿活动、易激惹、食欲缺乏及睡眠不佳等，患者的这种心理状态不及时排解必将影响康复。护理人员应根据患者病情特点、手术情况及术后检查情况，实施有针对性的心理护理，帮助患者恢复自信，争取早日康复。

术后患者需要一段时间的恢复过程，对手术效果不好或预后不良（如恶性肿瘤已转移）的患者，应执行保护性医疗制度，不宜把真实情况告诉他们。有部分患者术后出现部分功能永久或暂时的丧失，如截肢、偏瘫、失语、视力下降，易产生缺陷心理，会给患者心理上带来极大创伤。护理人员要做好患者的心理疏导，同情、支持、鼓励他们，多与患者进行沟通和交流，以减轻患者的心理压力。指导患者如何适应今后的生活、学习和工作，提供克服困难的方法，例如安装假肢、义眼等，克服心理障碍适应现实。设法帮助患者得到更多的社会及家庭支持，通过外因的良性刺激激发患者的内在潜能，给患者以精神力量，让他们勇敢接纳现实，积极地对待人生。

4. **做好出院心理准备和出院指导**　有些患者在住院期间习惯了别人的照顾，习惯了一切听从医护人员的安排，对于出院后的护理、康复、复诊和复治存在一定的顾虑，出院时不能及时转化患者角色。医护人员应做好出院指导，让患者安心出院。向患者及家属介绍出院后的注意事项，如饮食指导、用药指导、自我功能锻炼及复诊、复治的时间和计划等。还可告知科室电话，让患者有问题可以随时询问医护人员，解除患者的后顾之忧。另外，患者出院后，也可采用电话随访的方式，随时了解患者的康复情况，提醒患者按时服药，按时就诊，对患者提出的疑问给出合理解释，以满足患者的需求。

手术作为一种直接针对患者身体安全的应激源，不可避免地会引起患者出现各种心理问题，不同的患者表现各不相同，围手术期的不同阶段，患者的心理反应也均有所不同，护理人员应准确观察，针对不同患者、围手术期不同阶段的心理问题，采取有针对性的心理护理措施，帮助患者应对各种不良情绪，获得更多的信息、情感支持和社会支持，以积极的心态应对手术，促进患者早日康复。

 考点提示

手术患者的心理护理。

第四节　妇产科患者的心理特点及心理护理

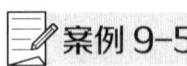 案例 9-5

患者，女，36 岁，农民。两月前剖宫产一女孩，手术过程顺利。术后听说是女孩，且因剖宫产 3 年内不能再次妊娠。产后情绪低落，不思饮食，身体比较虚弱，奶水很少，孩子老是吃不饱而哭闹。渐出现情绪消沉、对任何事都提不起来兴趣，反应迟钝，如与别人谈话时总是断断续续接不上话茬、对老公的安慰感到不耐烦，对新生的孩子情感平淡，甚至不理不睬，休息差，每天下半夜就醒了，然后不能再入睡一直持续到天亮。昨日患者在深夜里突然割腕，幸好被其丈夫及时发现。

问题与思考：

1. 根据该患者产后症状可诊断为什么疾病？
2. 如何对该患者开展心理护理？

一、妇科患者的心理特点及心理护理

对妇科患者来说，疾病不仅改变了其正常的生理状态，女性敏感的特质也更容易引起一系列心理反应，不利于妇科患者的康复，从而影响到患者的健康。因此，护士要做到善于理解与沟通，帮助其解决心理问题，做好心理护理工作，促进患者的身心健康。

（一）妇科患者的心理特点

1. 紧张、羞怯　受到传统道德观念的影响，妇科疾病患者不愿在人前谈论自己的疾病，妇科检查也会让很多患者感到羞怯。尤其是未婚、未育的女性初次就诊于妇科，或者是面对异性医务人员时，加之对妇科相关知识认知的缺乏，对治疗过程不了解，处于完全陌生的氛围，又担心被熟人发现，主要的心理特点是恐惧、焦虑、紧张、羞怯。例如人工流产患者常因害怕刮宫术的疼痛、出血多或者不孕等并发症，表现出紧张情绪。特别是未婚先孕者，担心被熟人发现，紧张、害羞，不能很好地配合手术。

2. 焦虑、恐惧　女性患者由于感受性强，对疾病的体验深刻且敏感，常出现明显的忧愁、恐惧、悲痛、哭闹等情绪。某些患者需要实施切除术治疗，在此过程中患者会出现明显的失落感，有丧失女性角色的感觉，患者会出现"阉割性焦虑"。另外，妇科的一些特殊的检查及操作所带来的痛苦、手术和麻醉的风险、术中术后的疼痛及手术室的陌生环境都会使患者感到恐

惧和无助。

还有一些危重症患者，起病突然、发展迅速、病情凶险，患者受到病痛和死亡的威胁，此时如果缺乏足够的思想准备和咨询指导，就容易产生失助感，常出现"预感性悲哀"，及极度的焦虑不安、恐惧。

3. 急躁不安，挑选医生　患者普遍存在着"早就诊、早治疗"的迫切心理，急于得到医务人员的关注和安慰，常表现为：自我认为病情复杂，应先予诊治，常表现为坐立不安或者来回踱步。多数刚进入患者角色的患者，行为退化，感情幼稚，依赖心强，希望得到高年资、医术高明的医师诊治，以尽早明确诊断，了解到最佳治疗方案，怀疑年轻医师的医术，害怕男医师诊疗。

4. 忧郁、多疑　多见于一些中年或者更年期的患者。常瞻前顾后，处于紧张多疑状态，表现为忧心忡忡、固执、爱挑剔、易激惹、猜疑心重等心理，严重者甚至精神失常。久病不愈或一时不能确诊者，易盲目猜疑，对医生的表情、语言、神态、行为特别敏感。别人低声细语，就认为自己病情严重或无药可治；担心误诊，怕用错药，有的凭一知半解的医学知识，推断预后，害怕药物不良反应，担心医疗差错和事故降临在自己身上。有些妇科疾病需要手术切除才能治愈，比如子宫肌瘤、卵巢囊肿等，手术会摘除部分内生殖器官，如子宫、卵巢。患者会担心自己术后丧失生育能力；有些患者则担心术后会改变内分泌、体形以及影响性生活，心理负担严重，情绪忧郁。

5. 自卑　常见于不孕和性病患者。受传统观念影响，生育被看作是妇女基本社会职责之一，不孕妇女往往会受到来自家庭和社会各方面的压力，在心理上长期处于孤独、苦闷、压抑的状态，产生自卑心理，严重者可导致身体意向紊乱和自尊紊乱。曼宁（Manning）曾将不孕妇女的心理反应描述为震惊、否认、愤怒、内疚、孤独、悲伤和解脱。

性病患者，早期症状较轻时因羞愧而讳疾忌医，当病情加重时因恐惧而就诊。大多数患者在精神和心理上充满了痛苦、恐惧和懊悔，她们怕受到医务人员的歧视和耻笑，担心家庭婚姻破裂，担心朋友、同事知道后冷落自己，担心治愈困难和以后的生育问题。情绪低落，从而产生悲观失望、自卑、自责心理。

> **知识链接**
>
> **不孕妇女的心理反应**
>
> 1. 震惊　生育能力被认为是女性的自然职能，所以女性对不孕症诊断的第一反应是震惊。
> 2. 否认　特别是被确诊为不可治疗性不孕症的妇女反应更为强烈，如持续时间过久会影响到心理健康。
> 3. 愤怒　检查过程中的挫折感、失望感和困窘感会转变为愤怒发泄出来。
> 4. 内疚和孤独　是缺少社会支持者常出现的一种心理反应。这种心理状态可导致夫妇缺乏交流、降低生活的幸福感，造成婚姻的压力和紧张。
> 5. 悲伤　是确诊后妇女的一种明显反应，来源于丧失生育能力。
> 6. 解脱　解脱不代表患者对不孕的接受，此阶段会出现一些负性的心理状态，如挫败、愤怒、自我概念低下、紧张、疲乏、强迫行为、焦虑、歇斯底里、恐惧、抑郁、失望和绝望。

（二）妇科患者的心理护理

1. 建立良好的护患关系　妇科患者心思细腻、问题多，医护人员要正确评估不同患者的心理需求，推测她们可能出现的心理变化，制订切实有效的预防措施和心理护理方案。与患者沟通过程中，应在尊重、同情患者的基础上，倾听患者诉说，了解患者对疾病的看法，耐心解答患者提出的各种问题，想患者之所想，急患者之所急，使患者获得安全感。另外，妇科护理中，与患者家属沟通很重要，护士在减轻患者家属心理负担的同时，让他们对护士产生信任感，从而共同为患者解除思想负担和心理压力。

2. 提高患者对疾病的认识　患者患病后的心理状况与疾病密切相关，妇科疾病或手术大多涉及性生活、生育等方面问题，不仅影响患者自身健康，也影响夫妻生活及家庭和睦，给患者带来多方面压力。医护人员应加强疾病相关知识的介绍，根据患者的文化素质、心理承受能力，让患者对疾病有一个正确的认识，减轻患者的压力。

3. 有针对性的心理疏导

（1）对于紧张、羞怯的患者：进行妇科检查时，提前向患者解释，介绍检查过程及患者需要配合的注意事项，缓解患者的紧张、羞怯心理。检查时注意保护患者的隐私部位，耐心细致地给予患者指导。

进行人流手术的患者，在操作前，做好精神上的鼓励，稳定患者情绪，介绍治疗过程中及术中的相关问题、应对疼痛的技巧。护士应陪护在旁，关心照顾患者，促进手术顺利进行。针对未婚先孕的患者，医务人员要尊重、同情她们，主动关心、安慰，消除思想顾虑，严禁冷嘲热讽，更不能伤害她们的自尊心，并适时把未婚怀孕的危害告知她们，避免再次怀孕，并为之保密，使她们从内心痛苦中解脱出来。

（2）对于焦虑、恐惧的患者：对于需要进行手术的患者，医护人员应向患者介绍手术前的检查项目、手术目的、手术的大致过程、手术的安全性及必要性，手术医师技术水平，尤其是手术后对于患者生活、内分泌、形象的影响，以减轻其焦虑情绪。

（3）对于急躁不安、挑选医生的患者：对急躁的候诊患者，护士要主动迎接和引导，和蔼地询问患者就诊的目的和症状，耐心解答患者提出的问题，组织有秩序的候诊。对复诊患者尽量安排原经治的医生诊治，以保证其治疗的连续性。对于挑选医生的患者在获得最佳治疗的前提下尽量满足其要求。不能避免异性医生为患者进行检查或操作时，一定要有女性护理人员陪伴，以减轻患者的不安情绪。

（4）对于忧郁、多疑的患者：医护人员在与忧郁、多疑的患者沟通时，语言应诚恳、大方、得体、流畅，眼睛直视患者，避免窃窃私语。同时应注意介绍疾病相关知识，以减轻其忧郁、多疑心理。对更年期患者，应理解其特殊的心理反应，给予更多的心理指导，同时争取家属、朋友及同事的关怀和同情，为其提供更多的心理支持，增强战胜疾病的信心。

（5）对于自卑的患者：对于不孕不育的患者，向患者及家属介绍一些先进的生殖技术，同时给予患者心理上的安慰，还要说服患者的家属尤其是配偶，给予患者更多的关心和爱护。对于性病患者，要以热情、保密的态度来接待，不讥讽、嘲笑；介绍疾病的可治性和预防的必要性，强调疾病的传播途径及不正常的性行为给个人、家庭和社会带来的痛苦和危害，增强患者心理健康意识，并进行相关知识宣教。

4. 利用社会支持系统

（1）社会支持：女性患者家庭观念较强，温暖的家庭和亲人们亲切的关怀是她们生活的动力。应经常向家属讲解陪伴、安慰患者的重要性，劝导他们不要在患者面前流露出焦虑的情绪，要正视现实，乐观对待。对愤怒阶段的患者要给予理解并允许患者自由表达自己的情绪，鼓励患者适当参加社会活动，去找到属于自己的快乐时光和来自周围人们的关爱，学会发泄，找到值得信赖的人诉说，从周围的人们或朋友处得到帮助和快乐，也学着帮助别人，融入社会，让患者体会到自己的存在感和价值感。

（2）给予患者精神上的鼓励：医护人员要理解、关心患者，用坚定而又体贴的言语让患者的情绪稳定下来，以科学负责任的态度耐心、详细地解答患者提出的问题，避免在言行方面给患者造成心理伤害，为患者解决实际存在的困难。根据患者不同心理特点、不良心理因素采取适当的心理疏导，使患者相信医师的医术，建立健康合理的诊疗信念。

二、孕产妇的心理特点及心理护理

妊娠、分娩是女性一个正常的生理阶段，但对于多数妇女而言是一种挑战，是家庭生活的转折点。孕期女性的情绪、情感复杂易变，容易产生焦虑、抑郁甚至恐惧等不良情绪。因此，了解妊娠期妇女及家庭成员的心理变化，并做好心理护理，是保证孕妇顺利生产的重要条件。妊娠期良好的心理适应有助于产后亲子关系的建立和母亲角色的完善。

（一）孕妇的心理特点及心理护理

1. 孕妇的心理特点

（1）焦虑与担忧：妊娠早期常出现早孕反应，伴随的症状主要有恶心呕吐、厌食挑食、易疲乏、嗜睡等生理反应。有些孕妇呕吐剧烈，容易产生焦虑、紧张、易激惹、情绪不稳定等心理反应。随着妊娠的进展，尤其是出现胎动时，孕妇感受到"孩子"的存在，但同时又会担心孩子是否正常、有无畸形，这也是大多数孕妇产生焦虑的主要原因。妊娠晚期，孕妇担心的重点又转至能否顺利分娩，害怕自然分娩的疼痛，怕生产时大出血，担心生产时胎儿缺氧或发育异常，害怕暴露身体及失态等，对于重男轻女的家庭还担心被婆家嫌弃，孕妇常出现茫然与无助，加重焦虑情绪。

（2）依赖性增强：怀孕后孕妇往往会成为家庭保护中心，家人对妊娠期过度重视，这种保护加重了孕妇的依赖心理；到了孕晚期，随着胎儿的成长，孕妇行动不便，对家人的依赖心理进一步加强，表现为娇气、挑剔、偏食、被动型依赖增强。

（3）情绪波动：怀孕后体内激素水平的变化及妊娠生理性改变，会导致孕早期的呕吐、妊娠晚期的水肿、腰背痛、行动不便及睡眠不佳等。这些躯体的不适容易引起孕妇情绪上的波动，常为一些小事生气、哭泣，使配偶茫然不知所措。某些孕妇还会产生自骄自怜的心理，稍有不满就发泄怒气。另外，在怀孕期间经历重大生活事件或危机事件也会加重孕妇的不稳定情绪。

2. 孕妇的心理护理

（1）提供保健指导：护士应根据孕妇不同的社会文化背景、不同的孕周及信息需求情况，选择合适的时间、方式、内容进行有效的孕期保健指导，并对孕妇即将面临的问题进行讲解，告知其应对方法。内容包括：孕期营养、休息及活动等注意事项，孕期贫血的预防，妊娠呕吐的应对方法，胎动的观察，孕中期合理补钙，孕期水肿的预防，如何正确进行胎教，临产的识别等内容。同时也对孕妇家属进行相应的宣教，并强调孕期保健过程中家属的作用。

（2）心理疏导：指导孕妇学会克服不良情绪，避免过度焦虑。闲暇时听一些轻松、舒缓的音乐，阅读一些孕期保健知识以及育儿方面的书籍。做一些自己喜欢的事情，尽量保持心情舒畅。医护工作者也可以按照孕妇具体情况，进行有针对性的心理咨询和指导。教会孕妇一些有效缓解负性情绪的方法，用以应对不良情绪的困扰。通过干预，使孕妇在认知、情绪以及态度等方面更好地适应环境，保持身心健康和谐。

（3）增强社会支持系统：孕妇周围重要的家庭成员，如丈夫、父母及公婆应当了解孕期妇女这一特殊时期的心理特点，建议他们在生活上多关心体贴孕妇，多进行情感交流。增加孕妇的社会支持，共同创建一个温馨和谐的家庭环境，减少应激事件的发生。引导家属多给孕妇正确积极的评价，增强其自信心，减少负性情绪体验，让其感到舒适、安慰，减轻心理负担，全身心地投入到分娩的准备中去。

(二)产妇的心理特点及心理护理

1. 产妇的心理特点

(1)焦虑、恐惧:产妇出现阵痛、进入产房,由于剧烈疼痛、对产程的不了解或分娩的时间过长,会产生焦虑、恐惧感,表现为紧张不安,拒绝饮食和休息,哭闹不停,情绪不稳定。有产妇缺乏自信,思想上不接受阴道分娩,因疼痛和担心而要求行剖宫产术。实施剖宫产的产妇由于手术的创伤(如担心留下难看的瘢痕)及手术的并发症同样会产生恐惧情绪。

(2)孤独与烦躁:产房陌生的分娩环境、周围待产妇痛苦的呻吟或哭喊都会形成一种恶性刺激,增加待产孕妇的心理压力。某些医护人员对产妇痛苦的喊叫早已习以为常,使产妇得不到关心和照顾,再加上连续数小时的宫缩痛,都会对产妇造成不良刺激,导致其缺乏安全感,使产妇一直处于高度紧张的状态,感到孤独、恐惧和焦虑,表现为烦躁不安、无所适从、紧张恐惧,甚至大喊大叫。这样会消耗过多的体力,导致宫缩无力,产程延长,甚至威胁母婴生命,形成恶性循环。

(3)产后抑郁:产后是妇女一生中发生精神障碍的高危时期,随着社会经济生活节奏的加快,产后抑郁也逐渐成为临床妇产科常见的疾患。产后抑郁是一组非精神病性的抑郁综合征,包括了从严重程度不等的不良情绪到符合常用诊断标准的情感性障碍,即泛指产后处于抑郁的情绪状态,涵括了产后心绪不良(maternity blues,MB)、产后抑郁症以及超出产后心绪不良界线又未达到产后抑郁症诊断标准的"产后抑郁状态"。

产后沮丧即短暂的抑郁,发病率为50%~70%。主要表现为情绪不稳定、易哭、情绪低落、感觉孤独、焦虑、疲劳、健忘、失眠等。这种状态可持续数小时、数天至2~3周。可发生在产后任何时间,通常在产后3~4天出现,产后5~14天为高峰期。

知识链接

产后抑郁症(postpartum depression,PPD)

产后抑郁症又称为产后抑郁障碍,是指女性于产褥期出现明显的抑郁症状或典型的抑郁发作,与产后心绪不宁和产后精神病同属产褥期精神综合征。典型的产后抑郁症可在产后6周内发生,常于产后2周发病,产后4~6周症状明显,病程可持续3~6个月。主要临床表现为:①情绪的改变:患者最突出的症状就是持久的情绪低落。患者经常感到心情压抑、郁闷,常因小事大发脾气。在很长一段时期内,多数时间情绪是低落的,即使其间有过几天或1~2周的情绪好转,但很快又陷入抑郁。患者本人也能够觉察到自己情绪上的不正常,但往往将之归咎于他人或环境。②自我评价降低:患者对婴儿健康过分焦虑、自责,担心不能照顾好婴儿,甚至出现自暴自弃、自罪感。同时对身边的人充满敌意,与家人、丈夫关系不协调。③对生活缺乏信心:患者表现为不情愿喂养婴儿,主动性降低,觉得生活无意义,严重者有自杀意念或伤害婴儿的行为。④躯体症状:患者特别容易感到疲倦,出现失眠,入睡困难和睡眠维持困难,同时出现食欲下降,性欲减退乃至完全丧失。

2. 产妇的心理护理

(1)建立良好的护患关系:医护人员应克服"习以为常"的心态,要关心、理解、尊重、爱护产妇。护士应做好心理疏导工作,增加患者对医护人员的信任感,耐心倾听她们诉说心理困惑和烦恼。

(2)提供保健指导:护士应向产妇介绍分娩的相关知识,如产程及宫缩的特点等,帮助产妇做好分娩的心理准备，教给产妇一些分娩过程中的放松技巧，以缓解其紧张、恐惧心理。其次，还要教授产妇一些育儿的知识与技能，如婴儿的喂养、脐带的护理。

（3）导乐陪伴分娩：由经验丰富的助产士的全程观察指导、陪伴、照顾，能有效减轻产妇对分娩的焦虑、恐惧和疼痛，避免了由于心理、精神紧张造成的难产，使产妇在生理和心理上得到支持、安慰和帮助，在整个分娩过程中保持最佳的心理及精神状态，产妇情绪稳定、增强了分娩的信心，且助产士对产程异常及时处理，从而缩短产程，降低剖宫产率，提高了阴道分娩率。也可以允许一名家属，尤其是丈夫参与分娩的全过程，使产妇在舒适、安全、轻松的环境下顺利分娩。

知识链接

导乐陪伴分娩

导乐陪伴分娩又称舒适分娩，它将妊娠期、分娩期和产褥期视为一个完整的自然过程，是由美国克劳斯医生提倡的。导乐是希腊语"Doula"的音译，原意为"女性照顾女性"，即在产妇分娩的全过程中，一位女性始终陪伴在产妇身边，在产前、产时、产后，给予产妇持续的生理上的支持、帮助及精神上的安慰，使其顺利完成分娩的过程。这位陪伴女性即为导乐，她们不一定是医务人员，但她们均有生育体验，富有爱心和耐心，态度和蔼，善解人意，并且接受过专门系统培训，具有丰富经验和产科专业知识。

目前在中国实施的导乐陪伴分娩通常由一名有生育经验并富有爱心的护士（助产士）担任Doula。随时为产妇提供全方位的服务以及个性化的护理，充分发掘产妇的自然分娩能力和潜力，从而帮助其实现自然分娩。

有资料表明，导乐陪伴分娩使产程缩短25%，对硬膜外麻醉的需求减少60%，催产素应用减少40%，镇痛药的应用减少30%，产钳助产减少40%，同时还使产后出血、新生儿窒息、产褥感染等母婴并发症的发生明显降低。该方法是一种创新的、科学的、理想的产时服务新模式，也是世界卫生组织所倡导的最理想的自然分娩方式。

（4）心理治疗和疏导：在分娩过程中可以采用音乐疗法，缓解产妇的抑郁和焦虑。产妇进入待产室后，为其播放轻松柔和的音乐，音量在70分贝以下，音乐刺激产生的内啡肽具有镇痛作用；同时，优美的旋律可以引导产妇进入一个轻松愉快的境地，能分散产妇注意力、掩盖和缓解疼痛。针对产后心理脆弱、易受暗示及依赖性强等心理特点，护士应采用积极的语言暗示产妇，如"这孩子真强壮""您恢复得很好"，提高产妇自信心。

（5）帮助产妇克服沮丧、抑郁情绪：对于产后沮丧、抑郁的妇女，医护人员更应注意观察其行为，及时与家属沟通，了解患者的性格特点和气质类型，并分析产妇出现沮丧、抑郁的原因，有针对性地帮助产妇解决问题，减轻焦虑。同时也要告知产妇，产后沮丧、抑郁对于自身健康和婴儿健康的不良影响，希望能获得其配合。对于抑郁严重，有自杀倾向的产妇，要及时通知家属，提供心理辅导或建议进行心理治疗，并严密观察，以防发生意外。

（6）利用社会支持系统：做好产妇家属的宣教工作，注重配偶的支持作用，为产妇和婴儿创造温馨的环境。对于有心理障碍的产妇，鼓励配偶及其他家庭成员多关心、体贴产妇，帮助她们解决一些实际困难。

实践表明，心理护理是降低心理压力的有效途径，是调节患者最佳心理应激状态的必要措施。对住院的待产孕妇或临产孕妇做好分娩期的心理护理，有利于调动产妇的主观能动性，使产妇在最佳的心理状态下进行分娩，达到缩短产程、减少出血量、降低难产率，促进产妇正常分娩，维护母婴健康的目的。有些特殊产妇的心理特点和心理护理措施也引起了医护人员的注意,是目前心理护理研究的热点之一。

 考点提示

产妇心理护理方法。

第五节 急危重症患者的心理特点及心理护理

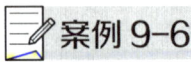 **案例9-6**

患者,女,78岁,患有高血压、冠心病、糖尿病。因3小时前无明显诱因突然出现剧烈胸痛,放射至右上肢伴麻木感,呕吐胃内容物一次。于2022年12月18日10:10分急诊平车入院,急诊心电图提示"交界性逸搏心律,急性下壁心梗"。立即予告病危、补液、阿司匹林100mg口服等处理后送入冠心病监护病房。入院后患者烦躁、呻吟不止;陌生的环境,频繁的抽血、输液令她紧张、痛苦及焦虑;机器的响声,其他患者的呻吟声使她心烦意乱;没有家人陪伴使她感到孤独、无助和忧郁,她担心增加儿女的经济负担,害怕自己死在医院。

问题与思考:
1. 分析该患者患病后的心理问题有哪些?
2. 如何对该患者实施心理护理?

急危重症患者由于起病急骤、病情严重、生命垂危,常面临生命危险,需要立即抢救。对急危重症患者一般遵循"先打枪,后瞄准"的原则,因此,过去一般认为,医护人员的主要任务是以最佳的技术和最快的速度抢救患者,无需实施心理护理。但随着现代医学的进步,越来越多的人认识到,急危重症患者面临着强烈的应激状态,大多缺乏足够的心理准备,往往产生复杂的心理反应,心理问题往往直接影响到患者的病情稳定、疾病转归和生活质量等。因此,医护人员不仅要挽救患者的生命,同时,还要注意患者的心理问题,给予有效的心理干预,提高抢救成功率,促使患者尽快康复。

一、急危重症患者的心理特点

急危重症患者中有危、重、急症及普通急诊患者,他们共性的心理特征为心理反应强度很高,并且高度关注疾病的发展与结果。在心理需求上非常强调一个"快"字,其表现多为:①希望立即得到医务人员的高度关注;②尽快明确诊断、减轻痛苦;③检查、交费便捷;④护理技术娴熟等。急危重症患者的心理活动是复杂多变的,影响因素也涉及多方面。常见的共同心理特征有否认、情绪冲动、认知狭窄、孤独与抑郁、意志减弱、焦虑和恐惧等表现。

(一)焦虑、恐惧

急危重症患者及其家属在刚入院1~2天内,大多出现明显的焦虑、恐惧。产生焦虑、恐惧的主要原因包括:①疾病因素。急危重症常伴随明显的症状,如剧烈疼痛、呼吸困难、发热,给患者造成难以忍受的痛苦,患者毫无心理准备,担心抢救不及时性命堪忧,常常产生对死亡的恐惧。如急性心肌梗死患者心前区的剧痛,常使其感到濒临死亡的危险,更易产生十分明显的恐惧感。而大出血、四肢断伤、面部毁容等急症,更易产生焦虑、恐惧的情绪。②环境因素。进入急诊室或重症监护室这个特殊的环境,患者面对的是各种监护仪、除颤器、吸氧用具等医疗设备;看到的是医护人员严肃、紧张的表情;听到的是医护人员严肃的谈话、同室患者的呻吟声以及仪器报警声，甚至医护人员的抢救声和急促的脚步声。在这个环境下，患者往往感到巨大的压力和恐惧。③治疗因素。患者入院后常需进行一系列检查和采用各种综合治疗措施。这些诊断方法和治疗措施对患者来说，都是陌生的，甚至有些还会增加患者的痛苦。如肾结石患者，入院后除进行血、尿常规和生化检查外，还要进行B超、X线腹部平片、尿路造影等检查，在治疗上除了服用药物，还要进行各种注射，必要时还要手术等。患者要在一定时间内接受那么多平时不熟悉的医疗操作，会产生恐惧情绪。④社会因素。担心住院治疗给家庭带来重大经济负担，肢体伤残导致身体残缺，病后生活和工作能力能否恢复等，这些都可能引起患者焦虑不安。

（二）否认

患者入院后第2天可出现否认心理，第3～4天达到高峰。患者否认自己患病，或承认患病的事实，但否认疾病的严重程度。相关的调查结果显示，约50%急危重症患者出现否认心理。否认是一种心理防御机制，短期的否认有利于缓解患者的恐惧情绪，具有一定的保护作用，但长期存在否认心理，则不利于患者的治疗和康复。

（三）愤怒、冲动

主要表现有：敌意、行为失控、烦躁不安、吵闹哭泣、寝食难安等。由于起病突然或病情凶险，患者缺乏足够的思想准备，且对医疗知识了解较少，对疾病的预后及其对健康的危害缺乏足够的认识，同时强烈的疼痛等不适使其渴望得到最快的抢救以结束痛苦，所以容易情绪急躁，缺乏理性，进而引起医患矛盾。在事故中受害的患者常常情绪激动，抱怨他人，常表现出敌意，爱发牢骚，一见到医护人员，就大呼小叫，并伴有纠缠医护人员的行为。有的患者及其亲属感到病情严重，甚至无视必要的秩序，一味强调自己应优先就诊的理由，动辄与医护人员或其他患者起冲突。

（四）认知狭窄

急危重症患者易出现典型的应激反应。在应激状态下，个体的认知范畴变得比较狭窄，注意力较多局限于自身病情变化，对周围其他事物的判断更多地依靠主观感受，因此很容易出现偏差，导致一些过激行为的发生，影响到医患关系的建立且干扰疾病的治疗过程。

（五）意志减弱

伴随着急危重症患者的认知、情绪等方面的各种变化，在每个患者身上几乎都会出现不同程度的意志改变，表现为自我约束力减弱、独立性下降、依赖性增强等。本来很有主张的人突然变得犹豫不决、优柔寡断。他们较多寄希望于高明的医生、现代化的设施、先进的救治手段等尽快解除病痛，却较少考虑如何发挥自身主观能动性，积极配合医护人员。

（六）孤独抑郁

入院5天后，约有30%的患者出现抑郁、孤独等不良情绪。由于患者在监护室，面对的多是冰冷的仪器，医护人员由于工作任务繁忙没有足够的时间与之谈心，同时患者与家人隔离，家属探视时间少等，这些都会使患者感到孤独无助。而抑郁的原因主要有：孤独感；身体连接多种设备带来的捆绑感；因严重创伤导致躯体缺损，如器官摘除、截肢或头面部毁容；疾病预后不良，治疗前景悲观，如严重后遗症、生活自理能力不能恢复而使今后的生活、学习和工作受到影响。

二、急危重症患者的心理护理

急危重症患者发病急骤，病情发展迅速，所以应以抢救患者的生命为先。同时针对患者出现的各种心理问题，采取切实可行的心理护理措施。由于随时可能发生生命危险，或遭受躯体伤残，急危重症患者的心理处于高度应激状态，此时，如果进行良好的心理护理，减轻或消除患者的不良情绪，有助于转危为安。否则，如果在患者心理高度紧张之时，再加上抢救时的种种不良刺激，就会加重病情，甚至造成严重后果。

（一）安抚患者情绪，缓解紧张气氛

患者的恐惧、焦虑、抑郁、愤怒等负性情绪可使病情加重，不利于患者的治疗和康复。由于发病突然，通常没有心理准备，造成患者出现恐惧和焦虑心理，因此，患者入院后护理人员要及时接诊，以热情的态度耐心倾听患者感受，全面了解患者的病情，通过握手、拍肩等方式，拉近与患者的距离，建立良好的护患关系，多使用肯定性回答，给予患者关心与安慰，使患者感觉被重视、被关爱，使其心情慢慢平复，依从性提高，积极配合治疗。区分急诊患者中的轻重缓急，在危重患者及陪同人员面前，用沉着冷静与稳定的情绪缓解患者及家属的焦虑和恐惧心理。对孤独抑郁的患者，护理人员应积极主动与患者沟通，通过自己的语言及表情、姿势等非言语沟通，使患者感到被关心，同时可留一名家属陪伴，既可协助看护患者，又可减轻其孤独感。以敏捷、娴熟的护理技术与医生默契配合，迅速提供患者最需要的救护措施，让患者从心理上获得安全感。

（二）增强患者的安全感，提高患者战胜疾病的信心

除了言语的关心和照顾外，护理人员扎实的医学知识、丰富的临床经验、所提供的精细护理及解决实际问题的能力，能增强患者的安全感，是减轻甚至消除患者不良情绪、赢取患者信任的前提，是实施心理护理的基础。如护士在抢救时动作快而不慌乱、态度和神情镇定自若，这些都可使患者感到医护人员是可以信任的、可以依靠的，从而感到安全。而这种安全感能够给患者带来心理上的支持和鼓舞，有利于患者稳定情绪。另外，无论预后如何，原则上都应给予患者肯定性的支持和鼓励，以调动患者内在的积极性，使其勇敢面对疾病，树立战胜疾病的信心。尽量避免消极暗示，尤其注意来自家属、病友方面的消极暗示，保证患者能够身心放松，以最佳的心理状态接受治疗和护理。

（三）做好解释工作，加强患者的社会支持

护士应向患者及时反馈病情诊断、治疗等方面的信息，向患者耐心解释病情、发展及其预后，根据患者的个体差异、心理承受能力，尽量说得客观、具体，满足患者的心理需要。同时，在救治过程中，抓住一切机会向患者持续提供心理支持。可采用简短的语言或眼神、手势等肢体语言安慰、鼓励患者，增强其战胜疾病的信心，促进患者以积极、稳定的心态配合各种急救处置。

另外，在急救过程中，家属多数也有焦虑、担忧、易激动等特点，这种状况会加剧患者本人的心理负担。因此，医护人员要给予充分理解，在做各项抢救护理操作时尽可能向其介绍患者病情，使其认识到安静、镇静对患者治疗的重要性及必要性，使其保持良好的急救环境以确保抢救工作顺利开展。在与患者家属交流的过程中，医护人员应耐心、细致地倾听患者家属，多站在其立场与角度去沟通，把家属统一到有利于患者的阵营中，为患者战胜疾病提供强有力的支持。对病情突然告急，生命可能有危险的患者，要提前做好通知，使家属有一定的思想准备。对经抢救无效死亡的患者，也尽量使家属知晓病情并给予一定的心理缓冲时间。

第六节 癌症患者的心理特点及心理护理

案例9-7

患者，男，65岁，经检查确诊为肺癌。自拿到诊断书后，患者先是惧怕癌症，每日哭泣不止，觉得自己的病情已不可能医治，只有等待死亡；后又觉得自己不可能也不应该得癌，可能

是医生诊断错误。化疗期间，该患者不是积极地配合医生进行治疗，而是胡思乱想，不敢正视现实，每日以泪洗面，放心不下子女、家庭，以为死亡将至，失去了生活信心，整天唉声叹气。

问题与思考：
1. 该患者得知自己患癌后经历了哪些心理变化？
2. 如何对该患者开展心理护理？

癌症是当今世界严重威胁人类健康和生命的疾病之一，在欧美一些国家癌症的死亡率仅次于心血管系统疾病而位居第二位。近年来，我国癌症的发病率和死亡率均呈上升趋势，成为威胁人民生命的头号杀手。随着医疗技术的不断进步与发展以及手术方法的不断改进，癌症的生存者在逐年增多，生存期也在逐渐延长，但是其高死亡率及由疾病引发的生理痛苦、治疗不良反应、体形改变、经济负担等往往导致患者产生复杂的不良心理，这些心理反应不仅直接影响治疗效果和预后，更会导致癌症的恶化与复发。因此，对癌症患者实施必要的治疗和基础护理仅是临床治疗的一个方面，要想达到理想的治疗效果，更重要的是认识和掌握患者的心理特征及发展规律，在患者治疗时，配合有效的心理护理和医学知识宣教，为患者提供一个良好的休养环境，增强患者战胜疾病的信心。

一、癌症患者的心理特点

（一）癌症患者的心理反应分期

1. **休克-恐惧期** 当患者得知自己身患癌症的消息时，心理受到极大的冲击，会表现出强烈的恐惧和震惊，头脑一片空白，同时可能伴随生理反应，如眩晕、心慌，有时出现亚木僵状态。

2. **否认-怀疑期** 当患者从惊恐的情绪中冷静下来后，便开始怀疑医生诊断的正确性，这种否认是患者应对癌症引起的紧张所使用的心理防御机制。此时，患者急于求医确诊并存在侥幸心理。一方面怀疑自己可能患了癌症，但另一方面又四处求医，辗转各个医院，以求得到不同的信息，甚至以患者或家属的身份找医生咨询，希望得到否定癌症诊断的结论，以逃避死亡的威胁。在癌症这种应激状态下，患者的否认心理是一种正常的、防御性心理反应，可缓冲患者的心理压力，减轻其恐惧和痛苦。但是，若长期否认，则使患者不能正确面对患病事实，延误最佳治疗时机。

3. **愤怒-沮丧期** 当患者四处求医结果都明确指向癌症诊断后，患者情绪会变得易激惹、愤怒，也会伴随着沮丧和悲哀的情绪。表现为埋怨、沮丧、愤怒、悲伤、痛苦、不思饮食，以至拒绝治疗、要求出院等情绪和行为反应。常因小事对家人或医护人员大发脾气，借以发泄内心痛苦。同时他们又认为老天不公平，让自己患上绝症，感到悲观绝望，出现睡眠障碍，有些患者甚至会出现轻生念头或自杀行为。

4. **接受-适应期** 经过一系列检查和治疗后，患者最终不得不接受和适应患癌症的事实，但很多患者不能恢复到患病前的心理健康状态，常常进入到慢性的抑郁和痛苦状态。有的患者对各种疗法失去信心，厌世轻生，消极等待生命之终结，产生绝望心理。也有的患者在了解自己的最终结局后，能正确认识和评价生命终点的到来，为了不给家人增加麻烦和痛苦，努力克制自己悲愤的心情，甚至表现得异常平静，有条理地安排后事，默默地准备离开人间。

 考点提示

癌症患者的心理反应分期。

（二）癌症患者常见的心理问题

1. 焦虑与恐惧　由于人们对癌症的认识不够全面，认为患了癌症等于被宣告死刑，导致患者患病之初出现极度恐惧心理。患者常常害怕死亡，害怕离开自己的亲人，离开美丽的世界，精神紧张，反应过于敏感，此时患者特别想了解关于疾病的信息，并有强烈的求生欲望。需手术的患者手术前后多有不同程度的恐惧心理，怕手术不成功或复发。而癌症不论是采取何种治疗方式，几乎都具有损伤性，如繁琐的各项检查带来身体不适，手术疼痛及躯体受损，放化疗导致脱发、呕吐、皮肤黏膜损伤等症状，这些都会导致患者恐惧情绪的发生。近年来，止吐治疗不断进步，因而化疗导致的呕吐得以减轻，但恶心症状仍然常见。使患者产生条件化焦虑。焦虑是癌症患者普遍存在的一种不愉快情绪，患者表现为眉头紧锁、唉声叹气、坐立不安、姿势紧张有震颤，生活能力下降或不能正常工作和生活。患者在治疗阶段的一些特殊时间点上也容易焦虑，如开始新的治疗方案、疾病复发或病情加重等。

2. 否认与怀疑　患者刚被确诊为癌症时，常常持否认和怀疑态度。内心拒绝接受身患不治之症的事实，怀疑医院误诊，因而四处寻医，到各大医院反复检查，心存幻想，希望得到不是癌症的诊断。有些患者不愿意面对现实，对疾病采取回避态度。

3. 多疑、易激惹　多疑是消极的自我暗示，患者对周围的一切过分敏感，担心自己不了解病情，认为医生、家人、同事都在有意欺骗；或者害怕被他人嫌弃，怀疑周围的人在议论自己。患者的多疑敏感心理影响其对客观事物的正确判断，严重者出现偏执甚或被害妄想、夸大妄想、疑病妄想。癌症带来生活方式的重大改变，患者对治疗灰心丧气而易激惹，常因小事而激动、发怒、气愤、悲伤、哭泣，如家属未按时间前来探视，饮食不可口都可以引起患者的极大不满，给人以难以相处的感觉，而患者则感到别人在故意疏远他，对周围的人抱敌视态度。

4. 顺从与依赖　随着病情发展、相关症状出现，患者不得已承认自己患癌症的事实，但内心极其痛苦，求生欲望强烈，期望奇迹出现，扭转病情，非常配合医护人员的治疗。同时，出于对疾病的担心，患者在行为上产生退化，特别依赖医护人员和家属，把"生"的希望甚至日常生活护理都放到别人身上，沉浸在患者角色中。如依赖药物和其他治疗方法，要求医护人员给予特殊照顾，自己能做的事也要让家属来做，不愿让家属离开，变得被动、依赖，对医院环境不能很快适应，情感脆弱甚至行为幼稚，生活处处需要别人帮助照顾。家人出于对患者的关心，往往代替患者做很多事，更助长了患者的依赖心理。

5. 自卑与抑郁　主要表现为社交退缩、兴趣下降、无望感、无助感、无价值感、自我评价低，有时产生轻生意念或自杀行为，如拒绝亲友的探视，不愿对他人谈论自己的病情。有些患者对生活失去信心，甚至感到绝望，觉得生存毫无意义，只能拖累亲人，因此不愿意再接受治疗，变得整日郁郁寡欢、沉默寡言、情绪低落、表情呆板、心灰意冷、动作减少、茶饭不思、失眠易醒等。一些文化程度高的患者感到被社会抛弃，社会地位下降，心情闷闷不乐，自觉比不上别人。有些患者由于放化疗引起脱发，一些手术会切除某些器官造成患者体像改变，如颜面部改变、乳房切除、结直肠造瘘均会给患者造成身体创伤，患者对自己的身体或外观不能认同，产生自卑和抑郁的情绪。部分患者由于反复长时间的医治，出现严重的经济负担，患者担心家庭经济问题，终日思绪不断、六神无主、反复自言自语、睡眠差、记忆力下降等。治疗过程中，由于偏离正常的生活轨道，与社会的隔离，对疾病的失控感致使患者产生深深的孤独感和无助感。与无助感相联系，患者往往有自怜和自卑情绪，内心中有无数的冤屈需要发泄，或处于梦样状态，常常回首往事，顾影自怜。

二、癌症患者的心理护理

焦虑、恐惧、抑郁等不良情绪往往对癌症发展有很大的影响，因此，针对不同的心理特征，做好相应的心理护理，缓解患者的不良情绪，提高治疗的效果，改善患者的生活质量就显得尤为重要。临床心理学家认为心理护理可以减轻癌症患者的心理反应，并能直接产生治疗作用，改善机体的免疫功能，从而提高疗效。

（一）建立良好的护患关系，满足患者对疾病信息的需求

在患者的整个治疗过程当中，他们与护士接触时间最长，因此，护士能第一时间全面掌握患者心理状态，及时进行干预。护士对待患者应热情大方、积极主动、态度和蔼亲切，经常与患者交谈，了解患者的心理状况，取得患者的信赖。同时，由相对固定的护理人员来护理同一患者，便于掌握患者的心理状态及性格特点，在疾病治疗的不同阶段及时发现心理变化并及时根据患者的病情进行健康宣教，满足患者心理需求。对疾病真实情况、治疗方案、治疗副作用、疾病预后等信息的不了解或不确定，是导致患者恐惧和焦虑的主要原因之一。国内外大量研究表明，癌症患者对疾病信息的需求最高，一直持续整个治疗过程。他们迫切地想知道关于疾病、治疗及预后的有关信息，大部分人"无论好坏，都想要知道"且"知道得越多越好"。因此，及时向患者反馈他们疾病、治疗及预后等信息，提前开展健康宣教，可以预防或减轻患者对死亡及治疗的恐惧和焦虑。无论是化学治疗、放射治疗，还是手术治疗或生物免疫疗法等，都应将治疗效果、可能出现的不良反应及解决办法告知患者，打消患者的顾虑，强调治疗的前景和希望，给予积极的暗示。

（二）加强患者的心理支持

癌症患者不仅忍受着来自躯体的各种痛苦，还承受着巨大的精神压力。为此，给予无条件的情绪支持尤为重要。仔细观察患者的心理状态，认真倾听患者倾诉，了解患者焦虑的原因，引导患者表达对疾病的认识和感受，同情、理解患者，对疾病错误认知引起的焦虑进行耐心的解释。用"癌症不等于死亡"的观点纠正患者的错误认识，缓解对死亡的恐惧导致的压力。帮助患者分析造成不良情绪的原因，进行开导、安慰，鼓励患者发泄情绪、表达情感，吐出心中不快。护士多运用倾听、共情、解释、鼓励和安慰等心理支持技术，以温和、沉着、带有权威性的语气引导患者，增强其战胜疾病的信心，使患者积极与医护人员密切配合。根据患者的年龄、个性特征、社会地位、文化教育背景等进行针对性的心理疏导。如处于事业开始和上升期的年轻患者，遭到巨大的心理冲击，应鼓励其配合治疗，控制疾病发展，延长生存期，甚至有治愈的希望。而治疗配合度不高的老年患者，多数害怕给子女增加经济负担，成为家庭累赘，认为生存时间不长，忧心忡忡，不愿治疗。对此，应安慰患者，治疗固然会增加经济负担，但子女失去亲人会更痛苦，鼓励患者接受恰当的治疗，提高生命的质量，帮助患者树立战胜疾病的信心。

（三）增强患者战胜疾病的信念

知晓自己患了不治之症，患者生的欲望会降低，而死的欲望会增强。这时，护理人员应唤起患者的希望和求生的信念。当患者萌发希望之后，充分调动患者的主观能动性，鼓励患者进行适当的自我护理，回归正常的社会生活，承担力所能及的事务，鼓励他们敢于驾驭生活，实现自我价值。适当的活动不仅使身体得到直接锻炼，还能使自己从压抑、焦虑、烦恼、苦闷中解脱出来，对心理起到积极的调控作用。鼓励患者积极与已经治愈或情绪乐观、疾病控制较好的患者进行沟通，从多方面获得支持和鼓励。适当通过"抗癌明星"的故事激励患者，帮助其树立坚持治疗的信心和勇气。向患者介绍"癌症俱乐部""癌症协会"等，鼓励患者参与到群体抗癌的良好氛围和环境中，获得积极的心境，坚定与癌症抗争的信念。

（四）解除顾虑

癌症的治疗方法几乎都具有损伤性或伴随不良的反应，使患者遭受躯体和心理的双重痛苦。针对不同治疗方案的患者，引导其使用补偿机制，解除顾虑，帮助患者适应正常的社会生

活。如手术和化疗都是治疗癌症的主要方法，乳腺癌患者乳房被切除造成体像改变，结直肠癌患者经过手术进行肠道造瘘处理，他们的自尊心都会受到严重的打击。在化疗中多数患者会出现恶心、呕吐、头晕、头痛、静脉炎等不良反应，化疗后有的患者会出现脱发，有的患者会因无法承受化疗药物的不良反应欲中断治疗，特别是女患者，担心化疗后头发稀疏或脱光，自尊心受到打击而拒绝化疗。为解除患者顾虑，医护人员应告诉乳腺癌患者可以佩戴假乳或鼓励有条件的患者进行乳房重建，帮助肠道造瘘患者进行排便训练以养成定时排便的习惯，为脱发患者挑选合适的假发等，使患者尽快恢复正常的社会生活，增强其战胜疾病的信心。

（五）提高疼痛阈值

疼痛是晚期癌症患者的主要症状之一。其性质剧烈，呈持续性，患者因无法忍受疼痛的折磨，常依赖注射止痛剂缓解。护士应关心患者，了解其心理需要，耐心解释有关使用止痛剂（如哌替啶）的不良反应，告诉患者长期注射会成瘾，且止痛效果会减弱。遵医嘱，按"三阶梯止痛"方案控制癌痛，止痛的同时口服地西泮、阿米替林、百优解等药物，可起到镇静、改善心情的作用，还可以减少止痛药物的剂量，并能调节患者的精神状态，改善睡眠和提高生活质量。同时，护士应具有同情心，安慰患者，作风严谨稳重，操作熟练敏捷，提高患者的疼痛阈值。癌症患者的疼痛常呈顽固性，会产生自杀念头，应注意执行医疗保护制度，防止意外发生。做好安慰、鼓励工作，让患者做一些力所能及的事，分散注意力，培养有益身心健康的爱好，如书法、绘画、种花、养草、演奏乐器、听音乐。将其注意力转移到兴趣爱好中，一方面可分散患者对疼痛的关注，另一方面可使患者放松身体，活跃身心，保持良好的情绪状态，提高疼痛阈值。

（六）获得强大的社会支持

癌症病情往往最先由患者家属知晓，患者家属是医生和患者之间沟通的桥梁。详细介绍治疗计划、预期疗效、配合的方法，可能出现的并发症及解决的办法，使家属了解治疗过程及可能出现的问题，主动配合医护人员。鼓励家人和亲友探视、陪伴、安慰、关心患者，耐心倾听患者内心的感受，对患者表示理解和支持。促进家庭成员之间关系协调稳定，能使患者获得极大的心理支持。家属和亲友在探视患者时，避免过多将话题围绕在患者的病情上，多交流家庭中的愉快信息，满足患者了解、关心社会的需要。保持原有社会联系，让周围关心患者的人共同参与，帮助安慰、督促患者，消除患者的无用感和被遗弃感，提高患者的自我价值感，使他们增强信心，配合工作，有利于疾病的康复。

（七）运用心理干预技术

动态性做好患者的心理评估，在不同阶段针对性地运用认知行为疗法、正念疗法、音乐疗法、关注和解释疗法、笑声疗法和许愿干预等心理干预技术，减轻或消除患者的不良情绪，提高患者的心理弹性，提高治疗效果。

（八）关注癌症患者家属的心理问题

家人患癌症是生活中的重大变故，癌症患者家属因长期陪护患者、巨额经济负担、人际交往缺乏等，常常承受着巨大的心理压力，导致身心俱疲，生活和工作均受到严重的影响。他们亲眼目睹亲人患病所遭遇的种种痛苦，需要承担照顾患者的责任，同时要兼顾其他成员和自己的工作，有时要面对隐瞒病情的压力，在选择治疗方案权衡利弊时产生强烈的心理冲突，有时还无故受责，在这种状态下，约有30%的亲属出现严重的心理问题，如悲痛、矛盾心理、委屈、忧虑和烦恼。家属的不良情绪会感染患者从而加重患者的心理负担，因此，医护人员应注重与家属交流，同情、理解家属的痛苦，给予安慰和鼓励。

癌症患者的心理护理是整体护理的重要组成部分，护理人员根据癌症患者的具体情况，灵活运用心理学和护理学的知识，调动患者一切内在的潜力增强他们战胜病魔的信心，提高应对能力，积极抗病，对延长生存时间，提高生命质量起到至关重要的作用。随着科技进步和技术手段的日益深化和专业化，癌症患者的心理问题评估和诊断，在此基础上进行心理干预计划制订、实施及效果评价都越来越系统化和专业化，癌症患者将得到更为妥善的心理护理。

 考点提示

患症患者的心理护理。

知识链接

心理因素与癌症

古希腊著名的医学家希波克拉底（Hippocrates）有句名言："了解什么样的人得了病，比了解一个人得了什么病更重要！"西方解剖学和医学鼻祖盖伦（Galen）曾发现，生性活泼的妇女要比情绪抑郁的妇女患乳腺癌的机会少；无独有偶，我国古代医学早就有情志致病论，认为情志不畅、抑郁寡欢状态下的妇女，会因气血淤结、经络瘀涩而产生乳岩（乳腺癌）。国内学者对癌症患者的一项调查表明，76%的癌症患者发病前有明显的精神因素，而一般内科患者只有32%。中国科学院心理研究所提出了心理致癌3个重要因素：①工作和学习上的长期紧张；②工作和家庭中的人际关系不协调；③生活中的重大不幸。

现代医学通过大量的研究发现，严重的精神创伤、错综复杂的心理矛盾、长期的情绪压抑、长期怀有不满情绪和不安全感的人最易罹患癌症。心理学家把具有这类特征的性格称为"癌症人格"。

第七节 传染病患者的心理特点及心理护理

案例9-8

患者，男，15岁，因发热、食欲减退、恶心2周，皮肤黄染1周来诊。患者2周前无明显诱因发热达38℃，感全身不适、乏力、食欲减退。1周前皮肤出现黄染，尿色较黄，无皮肤瘙痒，大便正常。经诊断，为急性黄疸型肝炎。自确诊后，赵某内心压力非常大，晚上常常睡不着，情绪时而低落，总觉得别人用异样的眼光看他，连同学都不怎么来往了。

问题与思考：
1. 分析该患者患病后的心理特点有哪些？
2. 如何对该患者实施心理护理？

传染病具有病程长、难根治等特点，导致患者产生复杂的心理反应。同时，传染病区别于其他疾病的重要临床特点是其具有传染性，为避免疾病的蔓延，传染病患者都要进行隔离治疗。因此，传染病患者在遭遇疾病痛苦的同时，其爱与归属、社会交往等高级需要被限制和剥夺，必然引起患者剧烈的心理变化。传染病患者特殊的心理状态对其求医行为有着极大的影响，可能对患者本人及他人的健康造成不良影响。

一、传染病患者的心理特点

（一）焦虑、恐惧

一旦确诊为传染病，对患者往往带来沉重的打击。对一些烈性传染病或难以治愈的传染病，患者因担心治不好，影响今后的生活，害怕自己的疾病会传染给家人及接触频繁的同事、好友等而显得心事重重，表现出紧张、焦虑和恐惧的心理。为了防止疾病的传播，需要对传染病患者进行适当隔离。有些患者不理解隔离的目的和意义，觉得医护人员害怕、嫌弃他们，亲朋好友也疏远他们，患者可能感到处于一种孤立无援的境地，加重了恐惧心理。

（二）自卑、敏感

由于疾病具有传染性，一旦进入传染病患者角色，便感到自己和周围人之间有了一条鸿沟，行为举止小心谨慎，生怕将疾病传染给他人，加上传染病室对患者实行严格的隔离制度，住院患者的活动范围常常受限，患者也不能经常与家人朋友相见。这让患者产生被嫌弃的自卑感。有些传染病患者害怕受到鄙视和厌恶，不敢理直气壮地说自己患了什么病，如故意把肺结核说成"肺炎"，把肝炎说成"胆道感染"等。患者对自身疾病及周围人的态度变得非常敏感，怀疑他人嫌弃并刻意避开自己。有些患者不敢将病情告知周围的亲人朋友，自己暗中寻求治疗，如艾滋病患者悄悄到医院求医。

（三）愤怒

某些传染性疾病具有病程长、难根治的特点，易导致患者产生急躁与愤怒等心理反应。他们常因病情反复而苦恼，因病情不能迅速好转而烦躁，日夜企盼灵丹妙药。有些患者悔恨自己粗心大意，怨恨别人把疾病传染给自己，恨自己倒霉。甚至有患者迁怒他人，爱发脾气，产生报复心理。

二、传染病患者的心理护理

（一）提供正确的疾病知识

传染病的许多负性心理是由于缺乏正确的疾病知识所致。护士应客观地告知病情，耐心向患者讲解所患疾病的特点、致病源的性质、传染途径、预防措施、及时治疗的重要性，使其认识到传染病并不可怕，只要积极配合治疗是可以治愈的，使患者正确认识自己的疾病，面对现实，积极配合治疗，主动调整情绪，调配膳食营养，增强自身的免疫能力。给患者提供生活中与他人接触和交往的安全范围，打消患者的自卑心理。建议与患者有接触的家人进行必要的检查，以消除患者的忧虑。对探视者加强防护措施，使患者放心。

（二）加强护患之间的沟通与理解

加强护患沟通交流，营造轻松的治疗气氛，帮助患者缓解紧张情绪，让患者理解隔离的内涵，即"隔而不离"。让患者理解医院的很多隔离措施，是为了避免疾病的扩散，并防止传染给别人，是对社会负责任的表现。隔离是必要的，是暂时的，等到疾病治愈即可解除。在护理过程中，护理人员应以身作则，不歧视传染病患者，动作娴熟规范，仪态大方自然，避免使患者感到被刻意回避，以免自己的言行影响患者的情绪及治疗。

（三）保护患者隐私

护理过程中，保护患者的隐私，对患者的信息严格保密，不向无关人员泄露患者疾病信息。给患者提供安全感，让患者安心配合治疗，以免延误治疗的最佳时机。

（四）提高患者的社会支持

传染病患者常有自卑、敏感，害怕被嫌弃的心理。这可能导致患者向亲人隐瞒病情，独自承受巨大的心理压力。因此，应帮助患者寻求社会支持。家人、朋友、同学及社会的接纳对消除传染病患者的心理问题有着极其重要的作用,能帮助患者以坦然的态度面对疾病,使其对战胜疾病充满信心,是临床护理中不可缺少的一部分。医护人员应尊重患者,不歧视对待,正确引导患者家属,消除家属害怕遭到传染的心理,对家属开展传染病知识教育,传授预防传染的方法,使家属充分接纳患者。鼓励患者的亲朋好友和颜悦色地安慰、开导、支持患者,以轻松愉悦的态度,让患者感受到来自亲友的关爱和支持,树立战胜疾病的信心。医护人员应引导患者充分调动来自家人、朋友、医生、护士、病友、社区等多方面的社会支持,来克服困难,渡过难关。对孤独感受性较高或伴有抑郁倾向的患者,医护人员需适当放宽家属、亲友探病的限制,或提供多种探视方式,如视频、电话。

(五)恢复患者的社会适应力

由于传染病的特殊性——传染性,患者产生自卑、悲观等一系列负性消极情绪,患者逐渐封闭自我,产生躲避社会人群,远离家人和朋友等消极退缩行为。护理人员需加强患者社会功能的恢复,在日常护理中除耐心引导、鼓励患者与病友之间的言语交流与相互扶持外,在病情许可的情况下,还需鼓励患者积极参加力所能及的活动,鼓励患者坚持日常锻炼、多做感兴趣的事,如看电视、听广播,关注社会动态,为患者康复后回归社会奠定基础,做好准备。

> 💡 **考点提示**
>
> 传染病患者的心理护理。

第八节 疼痛患者的心理护理

📝 **案例9-9**

第二次世界大战时Beecher曾对重伤士兵进行观察,发现只有三分之一伤员诉说非常疼痛,要求使用吗啡;然而有类似伤势的百姓中,有五分之四的伤者感到非常疼痛,要求注射吗啡。

问题与思考:
1. 为什么重伤士兵和百姓疼痛感觉相差这么大?
2. 影响疼痛的心理因素有哪些?
3. 如何对疼痛患者开展心理护理?

疼痛是许多疾病的常见临床症状,也是人们求医的常见原因之一。疼痛是一种主观感受,常常引起患者心理痛苦,降低患者的生存质量。缓解患者的疼痛,有助于减轻患者心理痛苦,提高生存质量,让患者以积极的状态面对疾病。为了唤起人们对疼痛问题的重视,国际疼痛学会于2004年将每年10月11日定为世界镇痛日,中华医学会疼痛分会将每年的10月11—17日定为"中国镇痛周"。

一、疼痛概述

(一)疼痛的概念

疼痛是组织损伤或潜在组织损伤所引起的不愉快感觉和情感体验。首先,疼痛通常由机体损害而引起。但是,机体受损害并不是引起疼痛的唯一因素,因为疼痛是一种主观体验,它的情感成分和认知成分等心理因素同样重要,这些心理因素对防止或导致功能残缺起着关键的作用。如果疼痛的早期不能进行全面控制，长期的疼痛刺激会引起中枢神经发生病理性重构，急性疼痛可能发展为慢性疼痛，而严重影响患者的工作效率和生活质量，如双脚心理性疼痛导致无法行走。

（二）疼痛反应

1. **心理反应** 主观上感受到的一种难言的及不愉快的体验。同时根据不同情况伴随头晕、恶心、烦躁、焦虑、恐惧、抑郁、失望等。

2. **行为反应** 这是由于疼痛而出现的表情变化，如皱眉、咬牙、咧嘴、痛苦的面容，还有屈曲的躯干或肢体、强直的肌肉等防卫的表现。

3. **生理反应** 疼痛可以引起诸如散瞳，出汗，心跳加强、加快，血压升高，呼吸急促，血糖增高，凝血系统与纤溶系统激活等内脏生理反应。与应激生理反应类似。

不同性质的疼痛刺激所伴随的疼痛情绪反应有很大的差异。例如急危重症患者（突发心绞痛、难产、严重外伤出血等）疼痛的心理反应主要表现为恐惧、紧张；生理反应则以心血管、呼吸变化为主。慢性疼痛患者的心理反应主要表现为抑郁；生理方面的反应则主要是自主神经系统功能紊乱，对消化吸收与代谢功能造成不良影响，致使身体营养状态恶化，影响健康的恢复。另外，由于长期慢性疼痛所造成的消极情绪，还可能引起内分泌紊乱和免疫功能低下。

（三）影响疼痛的心理因素

1. **学习因素** 从某种意义上说，疼痛是通过学习得来的，人对于疼痛的体验往往受幼时父母行为及周围环境的影响。比如，孩子出现了轻微损伤，父母就表现得极为紧张，儿童对疼痛就会非常敏感。反之，父母对子女轻微的外伤淡定从容，则儿童成年后对较大伤害也能忍受。如果子女表现出疼痛行为父母给予高度关注，子女会表现得更加痛苦难忍，而当疼痛行为不被注意时，孩子的疼痛行为就会减少。因此，经常被给予疼痛警告的孩子，成年后对疼痛更敏感和焦虑。

2. **对情境的认知评价** 在同等程度的疼痛刺激下，个体对其情境所赋予的意义和认知评价不同，感受到疼痛的程度也不同。根据Beecher对二战中受重伤士兵的研究，发现同样伤势的重伤士兵与平民相比，要求使用吗啡的士兵只占三分之一，而平民则达到五分之四。Beecher认为，这种疼痛差异与对伤痛的不同理解有关。对于受重伤的战士来说，能从战场上存活已经是幸运，疼痛算不了什么；而对于平民来说，重伤则是一件重大的不幸事故，原有的平静生活被彻底打破，心情沮丧，疼痛感觉更加强烈。

3. **注意力** 当注意力集中在疼痛刺激上，疼痛就会更加强烈，相反，把注意力放到其他事物上，对疼痛的敏感度则会降低，疼痛得到缓解。这是由于人的注意具有选择性和指向性，当出现能吸引个体注意的环境刺激时，个体的心理活动就指向这一刺激，其他的刺激包括伤害性刺激则暂时处于被忽略的地位。例如，运动员在激烈的比赛中，不同程度的碰擦伤，往往注意不到，感觉不到疼痛和不适，但比赛一结束，疼痛就开始出现，有时甚至达到让人无法忍受的地步。

4. **情绪状态** 心理生理学家发现，恐惧、生气、内疚等消极情绪可使患者痛阈降低。情绪不仅可以影响疼痛的强度，有些不良情绪本身还可以引起疼痛，尤其是焦虑和抑郁。如病友病情突然加重，医生护士的紧急抢救，会导致患者感到焦虑不安，疼痛加剧。频繁探视的亲友不经意间流露的沉重表情也会加重患者的忧郁，疼痛感加重。由心理因素导致的疼痛，被称为"心因性疼痛（psychogenic pain）"，它并非由器质性损伤所引起。如不及时处理，消除不良情绪，这种疼痛可能迁延不愈，发展为慢性疼痛。保持乐观的情绪，可使患者疼痛减轻，对疼痛的耐受力更强。

5. **人格特征** 不同人格特征的人，其痛阈也有差异，而且对痛的表达方式或行为反应也不尽相同。自尊心强的人常常表现出较高的疼痛耐受性，具有疑病、抑郁、癔症、紧张、容易焦虑等人格特征的人，对疼痛更敏感。

6. 暗示　暗示对痛觉影响很大，安慰剂止痛是最好的例证。外科手术后的疼痛35%可被安慰剂止痛，而吗啡也只能使75%的手术患者疼痛缓解。Wolbb让患者进行自我暗示，心想"我不感到痛"时，痛阈上升7%～20%。医生如果告诉患者"不用休假，可以正常工作"，则患者的康复过程会加快。

考点提示

影响疼痛的心理因素。

二、疼痛患者的心理护理

（一）减轻心理负担，提高疼痛阈值

建立良好的护患关系，倾听患者的倾诉，鼓励其表达疼痛感受，理解和同情患者的感受，协助患者克服疼痛。向患者解释疼痛的原因及规律性，使患者产生期待，缓解紧张、焦虑情绪，增强疼痛的耐受力。任何能使患者精神愉快、情绪稳定、思想轻松的办法，都可以提高疼痛阈值，增强其耐受力，减轻痛苦。护士要有高度的同情心，特别是对于神经衰弱所致的功能性疼痛，医务人员应给予全面的体格检查，排除器质性病变，绝不能主观认为患者是无病呻吟，即使患者有些敏感或过激也不能置之不理。应重视疼痛与心理的关系，注意患者的心理需要，减轻患者的焦虑、恐惧及抑郁情绪，从而达到减轻病痛的效果。

（二）减少疼痛刺激

医护人员在对患者进行检查、治疗、护理时，动作应轻柔、准确；在进行清创、换敷料、灌肠、导尿、换床单、翻身等护理操作而必须移动患者时，应给以支托、协助，使患者保持舒适体位，减少疼痛刺激。

（三）分散注意力

分散患者对疼痛的注意力，可使其疼痛处于抑制的状态，从而减轻其疼痛的感受强度。了解患者的兴趣爱好，根据实际条件帮助患者投身到感兴趣的事物上，转移对疼痛的注意力可减轻疼痛。在室内放置报纸、杂志、电视机等，把注意力转移到其他事物上，疼痛就会减轻甚至消失。如三国时期华佗为中毒箭的关羽进行"刮骨疗毒"的故事中，关羽就是利用转移注意力的方法缓解手术疼痛。护理人员应尽量多陪伴患者，经常与患者交谈，分散其对疼痛的注意。又如给患者打针时与其边交谈边注射或者为其轻柔地局部按摩，都可分散患者的注意力，减轻注射及疾病所致疼痛具有良好的效果。

（四）利用暗示

消极的暗示可以引发或增加疼痛，而积极的暗示则可以减轻或消除疼痛。因此，采用积极暗示可以使者情绪放松、消除紧张，从而提高其痛阈值，对减轻疼痛或止痛有良好的效果。当患者疼痛剧烈时，暗示患者机体正处在调整状态，疼痛是一种保护性反应，疼痛感是暂时的，可以忍受的，鼓励患者，增强其与病魔作斗争的决心和信心。许多患者要求使用各种止痛药、镇痛剂，这可能导致药量增大和疼痛感受性提高。对此可使用安慰剂替代，如使用生理盐水，并暗示患者使用后疼痛即可慢慢减轻，从而达到理想的效果。

（五）放松训练

引导患者想象自己置身于一个自己喜欢的优美环境，再配上舒缓的音乐，可以起到松弛和减轻疼痛的功效。利用生物反馈疗法，让患者通过学习，做到随意调节自身躯体功能从而调节

情绪、减轻疼痛。此外，还可以采用呼吸控制训练，如深呼吸、叹气式呼吸等进行放松训练。

（六）争取家属配合

当患者发生疼痛时，陪伴的家属往往表现出焦虑不安的情绪，这种情绪会影响到患者，致使患者疼痛加重。所以，医护人员一方面要积极地为患者治疗疾病，减少家属担心；另一方面要对家属进行卫生健康和心理学教育，解释说明患者的病情及治疗方案，避免家属不恰当的情绪对患者产生精神刺激，让他们理解包容患者，鼓励患者面对现实，增强患者战胜疾病的信心，积极主动配合治疗。

（七）良好的治疗环境

温馨的环境能使患者心情舒畅，对于疼痛减轻有很大的好处。首先病房应该保持安静，医护人员进出病房应做到四轻：说话轻、走路轻、操作轻、开关门窗轻，尽可能减少刺激性声响。其次病房应保持良好的通风和光照，温度适宜。同时病房应该保持整齐清洁，室内的色调以偏冷色调为宜，如室内主色调为白色，患者比较容易保持一种平静的心理状态；室内主色调为绿色，患者比较容易产生一种被安抚的感觉；室内主色调为蓝色，患者比较容易减缓紧张的情绪，能产生一定的镇痛作用。避免采用红、橘、黄等暖色为主色调，否则容易情绪波动，痛感明显。因此，良好的环境对于疼痛患者的治疗与护理是不可或缺的。

疼痛与生理因素相关，同时受心理 - 社会因素的影响也很大。疾病本身会导致疼痛，疼痛又会影响患者疾病治疗的信心及患者的生活质量。护理人员应掌握疼痛的心理学规律，在护理过程中要以最大的爱心稳定患者的情绪，以最科学的态度做好疼痛知识的宣教，以专业的知识提供技术指导，最大限度地减轻患者的痛苦，这样才能有效地提高患者的生活质量。

 考点提示

疼痛患者的心理护理。

第九节　临终患者的心理特点及心理护理

临终是指由于疾病和损伤的原因造成人体主要器官功能趋于衰竭，生命活动趋向终结，濒临死亡但尚未死亡。临终是生命旅程的最后一个阶段，不同文化背景下人们对死亡的理解不同。随着人类文明的发展，伦理道德观念的转变，临终关怀已渐渐成为一种社会需要。通过临终关怀，患者的生命质量可以得到显著提升。作为护士，在患者行将达到人生终点之时，了解临终患者的生理、心理反应，实施有效的临终护理，可以提高其临终生命质量，维护其尊严。

临终护理是对已失去治愈希望的、生存时间有限（6 个月或更少）的患者在生命即将结束时所实施的一种积极的综合护理。护士实行从心理、生理、社会等多方面的关怀，尽最大努力减轻患者痛苦，稳定情绪，更好地提高临终患者的生命质量，帮助其安详地走完生命的最后历程。

知识链接

临终关怀

临终关怀是指为那些对治愈性治疗无反应的晚期患者，提供积极照顾，以控制疼痛及有关症状为重点，并关注其心理、社交及精神需要，目的不在于治愈疾病，延长生命，而是强调提高和改善患者和家属的生活质量。主要内容包括：①身体关怀，医护人员对患者的身体健康进行照顾，通过医学治疗减轻患者的病痛，并利用合理的饮食搭配为患者的身体提供能量。②心理关怀，医护人员通过与患者沟通和指导降低患者对病痛和死亡的恐惧感，消解患者焦虑不安的情绪，使其对未来（死后）充满希望与信心。③灵性关怀，引导患者回顾人生，探索人生意义，或利用宗教使患者得到更加圆满的临终关怀。

最早的临终关怀组织出现于12世纪初的部分欧洲基督教医院。20世纪40年代，英国致力于发展现代临终关怀理念。1967年7月，英国西西里·桑德丝博士创立了世界上第一家临终关怀机构。到20世纪70年代末期，美国、澳大利亚、日本、南非等60多个国家和地区相继开展了临终关怀活动。我国临终关怀事业起步于1988年8月，以天津医学院成立的天津临终关怀研究中心为标志，最先主要出现在北京、上海、天津等，目前我国已有超过120家临终关怀机构，辐射至全国各大城市。

一、临终患者的心理特点

临终阶段对患者来讲，是一个充满痛苦、遗憾和恐惧的过程。由于疾病的折磨、对生命的留恋、对人生未完成愿望的遗憾及对死亡的恐惧等，临终患者的心理活动十分复杂。由于个体的人格特征、病情发展、家庭与社会的支持等情况因人而异，临终患者的心理反应也不尽相同。美国医学博士，心理学家库伯勒-罗斯（Kubler-Ross）通过对临终患者的研究，提出了临终患者通常经历的5个心理反应阶段。

（一）否认期

当患者得知自己的疾病无法治愈，即将面临死亡时，常常拒绝相信其真实性，如患者会说："不，这不会是我，不是真的！"这是一种否认的心理防御机制。患者此时拒绝接受事实，认为是医生诊断错误，并抱有侥幸心理，总希望其他医院能否认这个诊断，或希望有治疗的偏方挽救自己；有的患者不但否认自己病情恶化的事实，而且还可能热衷于谈论病愈后的设想和打算；也有患者为了避免家属悲伤，故意表现为乐观和不在乎的神态，以掩饰其内心的极度痛苦。

否认是一种心理防御机制，可以缓解病情恶化带来的沉重心理压力，给患者赢得缓冲的时间去接受糟糕的事实，对患者具有一定的保护作用。大量研究证明，一定程度的否认对缓解心理应激是可取的，也可以说，否认是健康的心理表现。在一项对冠心病并发心肌梗死患者的研究中发现，有明显的否认心理者，死亡率较无否认心理反应者要低。否认期的长短因人而异，大多为期短暂，也有部分患者永久否认，直到死亡。

（二）愤怒期

当明确疾病无药可治后，患者意识到必须面临即将死亡的事实，进入愤怒期，表现为情绪激动，烦躁不安，愤恨嫉妒。患者会产生"为什么是我，你们都好好的"的愤怒反应。有的患者在确诊后，求生的愿望和绝望交织在一起，一反常态，理智减弱，将愤怒的情绪向医护人员、家属和朋友等亲近的人发泄，或对医院的制度、治疗等方面表示不满，这种粗暴无理的行为是愤怒和恐惧的心理达到极致的表现，借此弥补其心理上的不平。患者的愤怒有积极作用也有消极作用。一方面，患者求生欲望强烈，可能积极主动寻求先进有效的治疗方法，延长生存时间；另一方面，患者的愤怒会导致亲人朋友的疏远，社会支持减少。

（三）妥协期

患者经过否认、愤怒期后，逐渐认识到这种行为对身体毫无帮助，于是转而进入妥协期，此时患者的愤怒情绪逐渐消失，表现为安详、平静和友善，对康复仍抱有希望，并积极配合治疗和护理，以此减轻痛苦，延长生命。有些患者期待医学上有重大发现，希望自己能创造奇迹，有些患者还积极参加一些新药的临床试验，期望通过自己的表现来换取生命的延长甚至治愈疾病。有的患者和医生商讨对策来改变现状，并要求生理上给予舒适、周到的护理，精神上希望得到慰藉。有的患者会向医护人员许愿，"如果让我好起来，我一定……"，对医生表现得非常顺从和配合，为了治好疾病不惜一切代价。

（四）抑郁期

当患者自觉身体状况日趋恶化，各种治疗护理措施已无法阻止死亡的进程时，可产生很强烈的失落感和无可奈何，意识到"原来真的是我"，临床上表现为悲伤、退缩、情绪低落、沉默、哭泣等情绪，这是患者放弃战斗的反应。这时候，大多数患者不愿多说话，但又不愿孤独，希望多见些亲戚朋友，得到更多人的同情和关心。有些患者急于安排后事，留下遗嘱。有学者认为，抑郁从某些方面看是不可避免的，是患者从生活中脱离的一种过程，抑郁意味着放弃，不再为生存而挣扎，保存仅有的能量，用一种安全、享受的方式度过余下的时间。

（五）接受期

经过无效的挣扎、努力后，患者不再抱有侥幸心理，接受了患病的事实，变得平静，产生"好吧，既然是我，就去面对吧"的反应。此时，患者会变得被动、顺从、依赖、脆弱，甚至带有幼稚的色彩。这时，患者的爱和归属感增加，希望得到更多亲友的探望，或希望会见某一个人以便安排后事，了却心愿。患者极度疲劳，情感减退，不再叫喊，不再呻吟，会平静地等待死亡。

虽然以上5个阶段是患者临终前的心理变化过程，但5个阶段不一定按顺序发展，不一定互相衔接，有时交错，有时缺如。总之，临终患者心理过程的各个阶段根据不同的个体差异而有所变化。因此，医护人员要细心照料患者，仔细观察，针对临终患者不同的心理表现给予适当护理，以满足临终患者的生理和心理需求，使他们平静、安详地离开人世。

二、临终患者的心理护理

临终期是人生旅途的最后一站，护士应为临终患者提供心理护理，满足患者的心理需要，缓解患者的痛苦症状，提升自我价值，提高生存质量，使患者平静、安详、有尊严地走完人生的最后里程，实现逝者死而无憾，生者问心无愧。

（一）对可告知的临终患者进行病情告知

1. **告知病情前的准备** 对临终患者进行诊断告知，要求护士与患者关系融洽，患者充分信任护士。护士要具有较高的人际沟通能力、敏锐的观察力及判断力，还要有丰富的专科护理知识。在了解患者的病情和治疗计划，征得医生同意，取得家属支持后，选择在患者病情相对稳定，情绪良好时进行。

2. **告知病情的方法** 告知病情的方法有主动告知与被动告知。主动告知是有计划地选择合适的时间、地点、人员与患者交流，气氛应轻松、融洽，根据患者的反应把握告知的节奏。灵活运用语言与非语言技巧，发挥参与人员各自的优势，使患者较好地接受病情。被动告知是护理人员不刻意告知患者，患者已经对自己的病情有了一定的猜测和预感，在患者自己谈论病情时，护士通过语言、表情、手势等沟通交流手段，诱导患者逐渐了解自己的病情，或证实患者对自己病情的猜测。

3. **告知病情后的护理** 告知病情后，要对患者密切关注，防止意外发生。并随时为患者提供必要的帮助，减轻患者痛苦，保持患者舒适，合理安排患者的生活，尊重患者的权利，帮助患者完成心愿。

(二)对不同阶段临终患者的心理护理

大部分患者的临终过程呈渐进性,时间可长可短,护士应根据患者的社会、文化背景,分析患者的心理状态,有针对性地做好心理护理。

1. 否认期的心理护理　对否认期的患者,应提供安静、舒适的环境,对患者给予支持、理解和同情。首先,面对患者的否认应不予反驳,不要强求患者面对现实,态度坦诚地回答患者的询问。教育家属充分尊重患者,顺应其内心需要,使患者获得安宁。其次,耐心倾听患者的诉说,使之消除被遗弃感,缓解其心灵创痛,时刻感受到护士的关怀。根据患者对自己病情的认识程度,因势利导,循循善诱,使患者逐步面对现实。

2. 愤怒期的心理护理　对愤怒期的患者,护士应理解患者发怒是源于害怕和无助,并不是针对某一个人,护士应对患者的愤怒表示同情和理解,让患者充分发泄不良情绪,宣泄情感,不可把患者的攻击怀恨于心,更不能予以反击,对患者的攻击可暂时回避或不予回应。充分理解患者内心的恐惧与绝望,对患者更加真诚和体贴。要疏导发怒的患者,必要时辅以药物,帮助患者平息愤怒情绪。此时,应充分接纳、理解和尊重患者,多陪伴患者,尽量满足患者的心理需求。

3. 妥协期的心理护理　处于妥协期的患者,正在用合作、友好的态度试图推迟死亡期限,力图避开死亡的命运。此时,护士可以利用患者对于生的渴望,引导患者积极配合治疗,提高治疗效果。利用患者友好、配合的态度,护士可以选择恰当的时机与患者进行生命观念、生命意义等问题的讨论,了解患者对于生与死的态度和当前的想法,引导患者注重生命的质量,努力为患者减轻疼痛、缓解症状,必要时配合药物控制,使患者身心感到相对地舒适,创造条件让患者安适地度过生命的最后时光。

4. 抑郁期的心理护理　对抑郁期的患者,护士应当认真评估患者的抑郁情况,给予同情和照顾。抑郁和悲伤对临终患者而言是正常的,护士应允许患者用哭泣的方式宣泄悲哀情绪。引导家属及亲戚朋友增加探望和陪伴,使患者有更多的时间和自己的亲人在一起,但要嘱咐家属在患者面前控制自己的情绪,以免加重患者的悲伤和痛苦。尽量满足患者的需求,帮助他们完成遗愿和未尽事宜,顺利度过抑郁期。注意患者安全,防止自伤、自杀等严重伤害行为的发生。

5. 接受期的心理护理　处于接受期的患者,能够理性地思考即将到来的死亡,对自己的身后之事也能够理性地一一安排。此时,护士给予安静、明亮、单独的环境,不要勉强与患者交谈,不过多打扰患者,加强生活护理,保证患者临终前的生活质量。让家属尽量多陪伴患者,尊重患者的选择,尊重患者的信仰。保证使患者在良好的护理服务和家人的爱中安详、肃穆地告别人间,使患者带着对人间生活的满足走向生命的终点。

考点提示

临终患者的心理反应阶段及心理护理。

(三)为临终患者家属提供心理支持

临终患者家属的心理护理是临终关怀的重要组成部分。从得知诊断到患者死亡,家属要面对亲人的离世,产生强烈的情绪反应。临终患者家属的心理反应一般包括悲伤、委屈、忧虑、烦恼等,护士应给予精神上的支持和安慰,使患者家属尽可能地减少悲伤情绪,珍惜家人最后在一起的时间,注重患者生命最后时光的生命质量,留下温馨美好的回忆,从而得到心理慰藉,减少遗憾。增强家属的参与感,如帮患者按摩,减轻内疚感和无用感;引导家属与患者交流,及时告知患者的病情,如患者虽然昏睡,但可听到说话声,可促进家属与患者的情感联系。患者离世后,允许家属陪伴尸体一段时间,尊重家属的风俗礼仪,容许家属宣泄悲伤情绪，做好哀伤辅导，协助家属接受失去亲人的现实，建立良好的社会支持系统，走出痛苦。

总之，提高临终生命的护理质量，需要全社会的正确认识和共同努力，护士要充分满足患者心理、生理、社会的需要，帮助他们平静地走完人生之路。

知识链接

安宁疗护

"安宁疗护"一词是台湾的"安宁缓和医疗及临终关怀（hospice palliative care）"的代名词。香港称"宁养"，上海称"舒缓疗护"。医学界所提的"姑息治疗"亦即缓和医疗。"安宁疗护"的名称更全面、更温情，涵盖的内容更丰富，应该得到普及。

安宁疗护是指对疾病无法治愈、存活期限不超过3~6个月的临终患者提供以缓解痛苦、提高生命质量为目的的缓和医疗服务以及舒适护理，不再实施增加痛苦的检查和治疗，使患者平静、有尊严地离世。安宁疗护具体内容包含：

1. 帮助临终患者有效地控制疼痛以及病症，并提供舒适护理，降低疾病带来的不适感。
2. 以整个家庭照顾为单位。重视临终患者与其家属身、心、灵的需求。
3. 尊重生命尊严，尊重濒死临终患者的权利。
4. 重视生命品质，使临终患者安宁走完人生最后一程。
5. 关怀计划是由整个团队（包括专科医师、心理师、康复师、药剂师、营养师、护理师、社工、法律顾问等，临终患者以及其家属）共同决定。
6. 可以在任何场所提供服务，包括医院常规病房、重症监护病房、护理院、养老院，以及患者家中。

思政园地

"庖丁解牛"的工匠精神

庄子曰："庖丁为文惠君解牛。手之所触，肩之所倚，足之所履，膝之所踦，砉然向然，奏刀騞然，莫不中音：合于《桑林》之舞，乃中《经首》之会。"我想大家看到这段文字是不是都会惊讶于庖丁那精湛的解牛技艺。

"工匠精神"一词是李克强总理在2016年《政府工作报告》中首次提出的，直到今日仍被传诵，这种职业精神，是指干一行、爱一行、专一行、精一行，务实肯干、坚持不懈、精雕细琢的敬业精神。

"庖丁解牛"的工匠精神体现在以下几个方面：一是了解对象。这是工匠精神中的基本原则之一，即了解你要解决问题的本质。只有深入了解问题的本质，才能找到最合适的解决方案。二是专注细致。这是工匠精神的重要组成部分。只有关注细节，才能做出高质量的作品。三是技巧创新。这是工匠精神中的重要方面。只有通过不断探索和创新，才能不断提升自己的技能和知识。四是追求卓越。这是工匠精神的核心。只有不断追求卓越，才能不断提升自己的技能和品质。"庖丁解牛"故事中所体现的工匠精神，是成为一名优秀职业人所必须具备的基本素质，也是推动行业发展和进步的重要力量。

【学习感悟】

谈谈你对"工匠精神"的理解。如何将其应用到实际学习工作中？

自 测 题

一、选择题

1. 婴幼儿患病住院后最突出的心理反应是
   A. 分离性焦虑 B. 皮肤饥饿 C. 行为异常
   D. 闷闷不乐 E. 忧虑自卑

2. 平时身体健康的青年人,当得知自己患有严重疾病时首先出现的心理反应常是
   A. 悲观和抑郁 B. 急躁和焦虑 C. 震惊和否认
   D. 敏感和多疑 E. 寂寞和孤独

3. 关于手术患者的心理护理,错误的一项是
   A. 及时反馈手术信息 B. 处理术后疼痛等不适
   C. 心理疏导 D. 做好出院心理准备和出院指导
   E. 无论手术情况如何均如实向患者反馈

4. 什么症状容易受学习经验和暗示的影响
   A. 癌症 B. 脑卒中 C. 疼痛
   D. 抑郁症 E. 高血压

5. 患儿,女,2岁,到医院就医时遇见穿白大褂的医护人员就往母亲怀里钻,看见护士手里的针就大哭,其心理反应属于
   A. 恐惧 B. 焦虑 C. 退化
   D. 过分依赖 E. 自卑

6. 患者,男,80岁。住院后自尊心极强,不服老,特别希望医护人员常到病室探望,喜欢和护士讲述年轻时的光荣历史。在对患者的心理护理中,以下哪项措施不利于维护患者的自尊
   A. 对患者的称呼要尊称 B. 不随意打断患者的谈话
   C. 凡事要与患者辩解清楚 D. 保护患者的自尊心
   E. 做事主动征求患者的意见

7. 患者,男,30岁,因无明显诱因出现多饮多食、多尿伴消瘦就医,诊断为"2型糖尿病",患者认为自己身体一直很健康,"不可能得糖尿病"。该患者突出的心理特点是
   A. 患者角色减退 B. 震惊与否认 C. 急躁与焦虑
   D. 敏感多疑 E. 悲观、抑郁

8. 一位原发性高血压患者近日出现心房纤颤,整日以泪洗面,惶惶不可终日。自行将药物加量,出现低血压休克。该患者突出的心理特点是
   A. 患者角色强化 B. 主观感觉异常 C. 悲观、抑郁
   D. 敏感多疑 E. 药物依赖和抗药心理

9. 患者,男,76岁,患高血压、糖尿病、冠心病等多种疾病,因长期身体不适闷闷不乐,像该患者这样慢性病患者由于病程较长、症状固定或反复发作,哪项不会出现
   A. 厌世心理 B. 揣测心理 C. 恐惧多疑
   D. 焦虑心理 E. 期待心理

10. 某患者需要做子宫肌瘤摘除术,术前患者出现了一系列心理反应,对这些心理反应的认识哪项是错误的
    A. 术前的心理反应对手术和术后的恢复必然产生负面影响

B. 术前焦虑水平很高或很低者，预后不佳
C. 术前焦虑水平适中者，术后效果最好
D. 术前所出现的焦虑和恐惧是正常的情绪反应
E. 术前对医生和手术抱有期望是正常的心理反应

11. 患者，男，45岁。当天上午被诊断出肝癌，下列哪项表述提示患者处于否认期
   A. 我身体那么好，难道是因为喝酒喝得太多了吗？
   B. 你看我能吃能睡，癌症患者有这样的吗？再查查吧
   C. 我的孩子还没毕业，我这一病怎么办啊？
   D. 能帮我打听一下哪里治疗癌症的效果特别好吗？
   E. 你们忙去吧，别管我！

12. 某晚期癌症患者近日情绪烦躁，常常无端对护理人员横加指责，抱怨"为什么这种不幸要降临到我的头上"，"老天爷为什么对我这么不公平"。该患者的心理反应期处于
   A. 休克 - 恐惧期　　　B. 否认 - 怀疑期　　　C. 愤怒 - 沮丧期
   D. 接受 - 适应期　　　E. 焦虑 - 抑郁期

（13～14题共用题干）

患者，女，73岁，因患肺癌准备行肺叶切除术。近1周来，护士观察到患者出现激动、易怒、失眠、注意力不集中现象。手术前的晚上，患者出汗、尿频、辗转反侧难以入眠、血压升高。由于生命体征不稳定，不得不改期手术。

13. 该患者的心理反应是
   A. 悲观　　　B. 愤怒　　　C. 绝望
   D. 焦虑　　　E. 烦躁

14. 该患者的心理护理措施不包括
   A. 安排家属、亲友及时探视，引导他们安慰和鼓励患者
   B. 对患者关心的问题耐心给予解答，解除顾虑
   C. 医护人员向患者承诺手术一定成功，尽管放心
   D. 让手术效果良好的患者介绍自己的经验
   E. 医护人员应耐心细致地向患者说明手术的目的、意义、方法和预后

（15～17题共用题干）

患者，女，22岁，职员。因发热、关节疼痛、双侧面颊红斑，诊断为"系统性红斑狼疮"。起初她非常震惊，无法相信，拒绝治疗。经再次确诊后才住院，并恳求医生一定要尽快治好她的病。激素类药物的副作用使患者的容貌、身材发生了变化，爱美的她病情稍一缓解就擅自停药，导致病情反复。

15. 住院期间，其他患者有亲友探视，患者黯然神伤，神情落寞。患者此时的心理特点可能是
   A. 急躁焦虑　　　B. 寂寞孤独　　　C. 抑郁自卑
   D. 悲观失望　　　E. 厌世心理

16. 该患者变得越来越沉默、情绪低落。担心失去工作，害怕病情影响未来生活，感觉前途渺茫。此时她的心理反应是
   A. 悲观失望　　　B. 急躁焦虑　　　C. 自卑与无价值感
   D. 恐惧忧虑　　　E. 敏感多疑

17. 对该患者的心理护理，以下哪项措施不恰当
    A. 实施认知调整和心理疏导
    B. 对患者的不遵医行为进行严厉批评
    C. 协调并促进患友间的相互了解
    D. 丰富患者的精神生活
    E. 满足患者参与活动的需要

（18～21题共用题干）

患者，女，19岁，被沸水烫伤入院，面部、颈部有红斑，胸腹部、双足和双小腿均有水疱，有剧痛。患者入院情绪激动，悲伤哭泣，请求医生优先抢救自己。

18. 对于该患者目前的情况，护士首要的任务是
    A. 迅速抢救危及患者生命的损伤，稳定其情绪
    B. 鼓励安慰，帮助其树立信心
    C. 耐心劝导其接受现实
    D. 增加社会支持
    E. 营造良好环境

19. 此时患者最突出的心理问题是
    A. 焦虑、恐惧
    B. 否认
    C. 愤怒、冲动
    D. 孤独抑郁
    E. 意志减弱

20. 经过急救处理，患者脱离生命危险，但身体皮肤多处受损较为严重，患者常偷偷哭泣，眉头紧皱，言语减少。其最可能的心理反应是
    A. 认知狭窄
    B. 否认
    C. 愤怒、冲动
    D. 孤独抑郁
    E. 意志减弱

21. 针对该患者开展的心理护理措施不包括
    A. 耐心倾听患者对意外打击的不良感受
    B. 不打搅患者，让患者尽可能一个人独处
    C. 充分与患者沟通，详细解释患者病情，强调积极的信息
    D. 鼓励患者可通过整形手术恢复容貌
    E. 加强患者的社会支持

二、简答题

1. 简述不同年龄阶段患儿的心理护理要点？
2. 手术后患者的心理特点及心理护理措施有哪些？
3. 传染病患者的心理特点有哪些？如何实施针对性的心理护理？
4. 病痛的影响因素有哪些？如何实施心理护理？
5. 简述临终患者的心理反应阶段，每个阶段如何实施心理护理？

三、案例分析

1. 患者，女，50岁，1个月前因胃癌进行胃大部分切除术。术后一般情况良好，但患者情绪低落，常常独自流泪，对自己的生存相当悲观，各种兴趣下降，整夜难以入眠，经常出现轻生念头。
   （1）请分析该患者的情绪反应、原因及后果？
   （2）请提出针对性护理措施？
2. 患者，女，62岁，退休干部。体检时发现肺癌后入院治疗。入院后患者情绪一直低落，

经常去找医生咨询:"我的肺癌诊断清楚了吗?会不会弄错了?"当医生明确告知其已经确诊后,患者情绪很不稳定,动不动就对家人或医护人员发脾气,食欲缺乏,夜眠差,甚至不配合治疗。

(1)请列出癌症患者的心理反应分期,并指出该患者心理反应属于哪些分期?

(2)如何对该患者开展心理护理?

3. 患者,女,56岁,高血压、冠心病。长期服用降压药物,血压控制平稳,维持在140~130/96~78 mmHg,近一年来精神差,情绪十分低落,时时叹息,常常伤心流泪,对什么都不感兴趣,感觉生活没有意义,不愿意见人,不多与人交往。近3月来,睡眠不佳,不思饮食,对任何事情都无所谓,总觉得活着没有意思。

(1)该患者心理特点有哪些?

(2)护士如何对其进行心理护理?

(武绛玲　彭海霞　曹建琴　张自珍)

第十章 护理人员职业心理素质及培养

学习目标

1. 说出护理人员职业角色的概念。
2. 列举护理人员应具备的职业心理素质。
3. 解释护理人员的职业特点及影响其心理健康的因素。
4. 能运用合理的培养途径，提高护士职业心理素质；能运用有效方法解决护理人员心理健康问题，促进身心健康。
5. 通过职业心理素质的培养，树立践行使命与职责的初心，培养人文关怀的素养，做个有温度的好护士。

案例 10-1

护士小陈，35 岁，就职于某三甲医院。刚入职的几年，小陈对护理工作怀有很高的热忱，工作认真负责，对待患者态度和蔼，与同事关系融洽，工作之余参加各类培训提升自我，很快成长为科室的业务骨干。近期，由于被一名患者投诉其护理操作技术不佳，小陈备受打击，认为这么辛苦的工作没有意义，对未来的职业发展缺乏信心；工作时注意力难以集中，记忆力不佳；暴躁易怒，情绪不稳定；出现头痛、胸闷等症状，睡眠质量明显下降。

问题与思考：
1. 小陈出现了什么心理问题？
2. 结合案例，谈谈护理人员应该具备哪些职业心理素质？
3. 可以采取哪些策略来维护和促进小陈的心理健康？

第一节 护理人员的职业心理素质

护理工作是健康所系、性命相托的事业，护理人员除了要具有高尚的职业道德、扎实的专业知识、精湛的护理技术外，还必须具有良好的职业心理素质，以满足护理工作的各种角色要求，应对各种复杂的护理环境，做好护理对象的身心康复护理。

一、护理人员的职业角色

护理人员职业角色是指在护理实践过程中，护理人员应具备的职业心理素质和行为模式。护理人员在护理实践活动和医疗执业环境中承担着多种护理职业角色，不同的角色为护理对象提供不同的服务。

护理人员职业角色可包括：

1. **照顾提供者** 当患者无法自行满足基本需要时，由护理人员提供各种护理照顾，以满足患者呼吸、饮食、排泄、休息、活动、个人卫生及心理、社会的需要。这是护理人员最基本、最重要的角色。

2. 计划制订者　护理人员运用专业的知识和技能，通过对患者信息的收集和分析，找出其健康问题，制订全面、系统、切实可行的护理计划，促进患者尽快康复。

3. 协调者　护理人员的协调者角色主要体现在与医疗相关人员进行沟通协调，确保诊断、治疗和护理工作顺利进行；同时与患者及家属进行协调沟通，使患者获得最适宜的整体医护照顾。

4. 健康教育者　护理人员的教育者角色包括两个方面：一是在医院、家庭和社区等各种场所，护理人员进行着形式多元、有针对性的健康宣传教育活动；二是对实习护生和新进护理人员的教育培养，帮助他们熟悉护理工作领域，发展其护理专长，这也满足了护理事业延续和发展的需要。

5. 护理研究者　护理人员需积极开展护理研究工作，发展护理新技术，分析护理对象隐藏的健康新问题，并将研究结果推广应用，指导改进护理工作，提高护理质量，推动护理专业水平的发展。

6. 护理管理者　护理人员对日常护理工作所涉及的要素进行科学合理的计划、组织、指挥、控制，以提高工作效率，开展优质服务。另外，护理管理人员还需要与医院的其他管理人员共同完成对医院的管理。

以上护理人员职业角色适用于任何实践场所，在实际工作中护理人员的多种角色常常是相互重叠、相互关联的。

知识链接

蓬勃发展的"互联网＋护理服务"

护理服务是"健康中国"建设的重要内容，与人民群众的健康权益和生命安全密切相关。2023年6月，国家卫生健康委员会发布了《关于印发进一步改善护理服务行动计划（2023—2025年）的通知》，提出要"拓展护理领域，促进护理服务贴近社会"，其中一个重要的措施是要扩大"互联网＋护理服务"，明确要支持有条件的医疗机构依法合规积极开展"互联网＋护理服务"，为出院患者、生命终末期患者或居家行动不便老年人等提供专业、便捷的上门护理服务。

我国的"互联网＋护理服务"自2019年起先在北京、天津、上海、江苏、浙江、广东六个省市进行试点开展，目前已基本覆盖我国所有省市，呈现出如火如荼的发展趋势。当前，"互联网＋护理服务"医疗机构数量和上门护理服务项目数量不断增加，与家庭医生签约、家庭病床、延续性护理等服务有机结合，切实实现了满足人民群众多元化护理服务需求，持续提升了患者的就医体验，使得人民群众获得感、幸福感、安全感进一步增强。

二、护理人员应具备的职业心理素质

护理人员职业心理素质是指护理人员从事护理工作时的综合心理能力的表现及稳定的心理特征。它是做好护理工作的心理基础，也是护理人员获得工作成就的主要因素之一。要成为一名优秀的护理人员，除了具有全面扎实的基础护理理论知识及熟练的临床操作技术外，还必须具有良好的心理素质。

1. 良好的认知能力

（1）敏锐的观察力：在临床护理中，具备敏锐的观察力是非常重要的。护理人员通过对患者及时、仔细、准确和全面地观察，获取患者信息，发现和预测病情的变化，掌握患者的心理状况，了解患者的需要，并采取相应的措施，以提高医疗护理的效果。

（2）良好的注意力：首先是注意的稳定性好，因为护理工作头绪多，紧急、意外或突发事件常有发生，护理人员不能被其他无关信息影响而分心，以防差错、事故的发生。其次，注意范围要广，做到"眼观六路、耳听八方"，对自己繁杂的工作内容能做到心中有数。最后还要做好注意的分配，才能对患者边处置边观察、边交流边思考，做好整体护理。

（3）准确的记忆力：护理工作内容繁多且复杂，有很多项目需要数量化，如肌内注射，发药，测量体温、脉搏、呼吸、血压等。每个患者都有不同的治疗方案和需要，护理人员既要记住患者的疾病发展过程，还要记住患者所用药物的名称、剂量、配伍禁忌等，否则一旦相互混淆，可能造成不堪设想的后果。准确的记忆力是顺利完成护理任务的重要条件，护理人员要有准确的记忆力才能胜任本职工作。

（4）独立的思维能力：护理工作对象是各不相同的患者，每个患者的疾病又时刻处于动态的变化之中，护理人员如果机械地执行医生开具的医嘱，缺乏思维的独立性，就会在盲目执行中出现差错或事故。在护理工作中，护理人员应具有独立思维的能力，在患者病情的变化中发现问题，并能采取恰当的护理措施解决实际问题。

2. 积极稳定的情绪 护理人员的情绪对患者及家属具有直接的感染作用。护理人员和蔼可亲的态度、热情饱满的情绪，不仅能调节治疗环境气氛，还能改变患者不良的心境，唤起患者战胜疾病的勇气，增强安全感。因此，护理人员要提高调节控制自己情绪的能力，凡事能冷静处理、理智应对，保持愉快而稳定的情绪，心平气和地对待不同的患者。这是护士职业心理素质的要求，同时也是护理人员保持心理健康的重要内容。

3. 较强的意志力 患者在接受治疗、检查、护理的过程中的安全，需要有完善、科学、系统的制度作为保障，因此护理人员在遵守护理操作规范过程中的自制性和坚韧性，是有效完成护理工作的要求。与此同时，护理工作中经常会出现突发应激事件，在高负荷、高风险、高强度的工作状态中，要求护理人员要具备较强的意志力，沉着、果断地应对各种突发情况。

4. 出色的沟通能力 这是护理人员能否胜任护理人员职业角色的主要素质之一。护理人员接触的患者性格各异，需要因人而异采取相应的沟通方式，才能与患者建立良好的关系，有助于医疗护理计划的顺利执行，促进患者身心健康；护理人员与患者家属的沟通顺畅，就能更深入地了解患者情况，并可发挥家属的积极性；护理人员与医生良好沟通，就能在医疗护理过程中配合默契，得心应手。护理人员只有具备了出色的沟通能力，才能协调好各种复杂的人际关系，因势利导地把患者引入有利于其康复的良好人际氛围。

 考点提示

护理人员应具备的职业心理素质。

三、护理人员职业心理素质的培养

护理人员职业心理素质不仅关乎护理人才培养队伍的质量，也关乎患者健康乃至人类健康事业的质量，因此，护理人员要在教育、生活、工作实践中逐渐培养和发展良好职业心理素质。

(一)树立职业理想,强化职业价值观

职业理想是个人对未来职业的向往和追求,树立职业理想是培养优良的心理素质的思想基础。因此,无论是学校对护理专业学生进行专业思想教育还是医院对护理人员进行思想道德教育,都应该注意重视职业理想教育。要教育广大护理专业学生或护理人员树立正确的人生观,并立志为护理事业奉献自己的力量,有了坚定的思想基础,才能在平凡的工作岗位上做出不平凡的事业。

正确的护理职业价值观是护理人员坚守护理岗位、竭诚为患者服务的前提,它是护理人员职业心理素质优化的重点。研究发现,护理教育者和护理课程设置被认为是影响护理职业价值观形成的重要因素,因此要把护理职业价值观教育贯穿于具体课程中,学生将学习到的人类尊严、利他主义、责任感等护理职业价值观应用于护理实践,有利于激发工作热情,提高护理质量。

(二)优化职业态度,培养职业兴趣

护理人员职业态度就是护理人员对护理职业的看法和情感,以及决定自己职业行为倾向的心理状态。职业态度是现代护理人才素质的重要成分,护理院校可通过学习职业榜样、举行授帽仪式、宣读医学誓词等富有仪式感的职业教育活动,促进护理专业学生职业情感领域发生积极转化,对护理人员形成良好职业态度有直接的导向作用。

职业兴趣是个体力求了解某种职业或进行某种职业活动的心理倾向。职业兴趣是护理人员坚守本职的重要因素,对于提升其职业认同感、强化护理队伍的稳定性、促进护理事业持续发展有积极作用。因此,各护理院校可通过开展系列职业教育特色课程、增加护理实践教学、组织护理志愿服务活动等方式,培养护理学生的职业兴趣,这对未来构建高质量的护理团队有重要意义。

(三)加强专业知识学习,提升人文素养

专业知识是护理人员顺利开展护理工作的保障。当前人民生活水平不断提高,医学知识日新月异,对于护理人员的专业化水平也提出了更高的要求。因此护理人员在系统掌握基础护理知识、遵守护理操作规范的同时,还需要不断深入了解相关领域的前沿信息,不断用多学科的知识充实自身,掌握扎实的专业基本理论、知识和技能。

人文知识作为非技术性知识对护理人员的技术性操作也有着极大的影响,是优化护理人员心理素质不可缺少的部分。为了培养优良的心理素质,护理人员必须学习有关人文学科的理论知识,如心理学、护理礼仪与人际交往、社会学、伦理学、护理美学等有关知识,以完善自己的知识结构,陶冶情操,更好地培养良好的心理素质。

(四)重视护理实践,强化职业行为

护理人员对专业知识、操作技能的掌握情况是通过护理实践来检验,护理人员的心理素质也只有在实践中才体现出来。因此,护理人员和护理专业学生应积极参与实践,按照各项临床操作技能规程,自觉进行职业行为的强化练习。只有掌握较全面的理论知识,娴熟的临床操作技能,才能树立起自信心,遇到任何临床实际的情况,都能保持沉着、冷静的心理状态,确保护理任务的完成。

正确的职业角色行为对护理人员职业心理素质的培养,有着积极的反馈作用。护理院校应创设良好的护理情景氛围,如仿真模拟教学、职业仪表训练、情绪控制练习、环境适应性培训等模拟教学,反复地通过模拟化角色扮演,逐步矫正护理专业学生与职业行为不相符的日常习惯,强化较适宜的职业行为,培养专业能力强、临床思维好、心理素质高的未来护理人才队伍。

（五）提高管理效能，重视身心健康

护理人员心理素质的高低直接影响其护理的质量，通过严格规范而又人性化的管理将能有效提高护理管理质量，提升护理人员幸福感。医院管理者应重视护理工作，给予护理工作人力、物力、财力的支持；对不同能力、年资、学历的护理人员进行分层次安排使用，使护理人员能在适合的岗位上充分发挥所长；建立弹性排班制度和护理人员科室间流动机制，合理安排护理人员的数量和工作量，以应对护理人员工作量超负荷的现象。

医院管理者应重视维护护理人员的身心健康，明确护理人员的工作压力对护理质量产生的不利影响，消除引起护理人员工作压力的不利因素或压力源，想方设法减轻护理人员的工作强度和心理压力，提高护理人员心理素质，从而提高整体护理质量和水平，促进护理事业的健康发展。

第二节　护理人员的心理健康

护理人员是人类身心健康的维护者，在具备丰富专业知识和技能的同时，还必须具有健康的心理。而护理人员在临床工作中承受的心理压力，直接影响着护理人员的心理健康。因此，维护和调节护理人员的身心健康，是护理心理学理论的重要组成部分，也是需要护理教育者、管理者和每一位护理人员，乃至整个社会共同努力来解决的重要课题。它不仅关系着护理人员自身的身心健康、护理专业人才的培养质量、整体护理的实施效果，而且与人类的健康事业密切相关。

一、护理人员的工作特点与心理特征

（一）充满应激源的工作环境导致的负性情绪

护理人员长期工作在充满了应激源的环境中，包括事关人命的特殊工作性质，拥挤的医院环境，急危重症的紧急抢救，饱受痛苦的患者和家属，生离死别的场面，各种疾病及有害的致病因子，如细菌、病毒、核放射的威胁，乃至具有高风险性的职业暴露，都是护理人员所面对的复杂工作环境，常会引起护理人员的负性情绪和身心疲劳。

（二）长期超负荷的工作状态造成的心理紧张

以患者为中心的护理模式使护理工作从单纯执行医嘱转到为患者提供生理、心理、社会和文化的全面照顾，这种全身心的整体护理是复杂并具有创造性的工作，需要护理人员付出更多的体力和精力。尤其是急诊科、重症监护室、心脑血管病房等，呈现出工作量大、节奏快、紧迫感强的特点，容易造成护理人员心理高度紧张。

（三）复杂的人际环境引起的人际冲突

护理人员始终处于复杂的人际关系中，首先是护患冲突，护理人员每天要面对各类患者和家属，有时在面对患者的责难时，也必须保持平和冷静，理解并帮助其解决问题，从而压抑了自身感受，久而久之容易产生挫败感。其次是医护人际关系问题，当管理者及医生的高期望值与自身的行为之间存在差异时，管理者的批评和医生的不满意都会使护理人员感到不被接纳，降低了其归属感，从而引起医护之间的矛盾，处理不好甚至会陷入人际冲突的困境。

（四）昼夜颠倒的生活节律导致的睡眠障碍

护理工作的性质和内容决定了其"三班倒"的工作制，昼夜作息的变化，扰乱了护理人员自身生物钟和正常的生活规律，使得睡眠障碍成为护理人员的高发问题。同时，由于工作特殊性形成昼夜颠倒的生活节律，也对护理人员生理及心理功能、家庭生活和社交活动都带来一定的不良影响，处理不当甚至引发心理矛盾、家庭矛盾。

（五）社会认可度不足产生的失落感

在医学领域，医生和护理人员是相互合作的关系，但是客观上，护理人员的社会地位低于医生，医生的劳动普遍受到社会的尊重和承认，而护理人员却只被认为是医生的助手，其辛勤的付出常常得不到应有的尊重与公平的认可，容易让护理人员感到职业的前景暗淡、自身价值得不到体现，感受不到工作的成就感，产生失落感。

（六）高压助人的工作引发的工作倦怠

工作倦怠（job burnout）是指个体长期处于工作压力状态下所出现的一种负性的、个体化的认知与情感反应，包括情感耗竭、去人格化和个人成就感丧失3个方面的内容。工作倦怠的高发群体具有这样一些职业特征：助人、高期望、压力大、挑战性强。护理人员职业是神圣的助人职业，同时又是高风险的。它担负着救死扶伤的光荣使命，稍有疏忽，就会造成不可挽回的损失，使得工作倦怠在护理人员的身上表现得更加明显。主要表现为身体疲劳、情绪低落、工作热情下降、对患者态度淡漠、护理质量下降、要求离开护理行业等。

知识链接

当前世界护理状况

2020年是国际护士和助产士年，世界卫生组织发布了《2020年世界护理状况：投资发展教育、就业和领导力》的报告。这份报告由191个国家提供信息，对护理人员从业状况、人力资源分布、教育程度、男女比例、未来发展策略等内容进行了全球化的比较。

1. 从业状况　护理是卫生部门内最大的职业群体，约占卫生专业人员的59%，全球护理从业人员约有2790万人，其中专业护士达到1930万人。

2. 人力资源分布　根据估计，2018年全球护士短缺达到590万，为了在2030年前解决所有国家的护士短缺问题，护士毕业生总数平均每年需要增加8%。护理人员89%的缺口集中在低收入和中低收入国家，中高收入和高收入国家的护理人员年龄结构较老，过度依赖国际招聘，护理人员的国际流动正在增加。

3. 教育程度　全球护理教育的期限大多为三年或四年，但是各国在护士的最低教育年限和培训水平方面仍存在相当大的差异。

4. 男女比例　大约90%的护理人员是女性，但很少有卫生领域的领导职位由护士或妇女担任。不同地区的女性护理人员占比有一定差异性，在西太平洋地区，女性护理人员的比例达到95%，在非洲地区，女性护理人员的比例为76%。

5. 未来发展　各国应投资加速护理教育的发展、创造更多新的护理岗位、加强护士的领导力发展等。

二、影响护理人员心理健康的因素

（一）社会与环境因素

1. 工作压力较大　工作压力是工作环境的要求与人的反应能力之间的不平衡知觉所致。高强度的工作压力会使护理人员产生工作疲惫感，而持续的工作疲惫感不仅会影响护理质量，还会给护理人员的心身健康带来损害。

（1）工作性质特殊：护理人员在工作中经常面临各种危急、突发及多变的情况，对于患者的生命和健康承担着重大的责任，同时医疗护理工作所担风险大，要时刻警惕防止医疗事故和护理纠纷的发生。护理工作的紧急、繁重带来的疲惫感，以及专业发展、知识更新带来的紧迫感，必然影响护理人员的职业心态和身心健康。

（2）工作负荷过重：人们对医疗卫生服务的需求日益增长，护士需要具备多学科的知识，付出更多的时间精力，才能更好地满足患者的需求，但是当前我国乃至全球范围内的护理人员数量仍显不足，而身心整体护理的模式对护理工作提出了更高的要求，也带来了更繁重的工作内容，长期超负荷的紧张工作，使护理人员脑力和体力超出自身的承受能力，易导致情绪波动及不良心理状态。

（3）工作环境紧张：临床护理工作经常遇到突发状况的威胁，患者病情变化快，护理人员必须及时发现，并迅速做出反应，处于一个高度紧张的工作环境中。同时护士工作的环境具有职业暴露的高风险性，如锐器伤、病毒感染、皮肤黏膜污染，在工作中稍有不慎就会造成自身的感染，也使得护理人员的心理紧张进一步加剧，工作压力增加。

（4）生活规律改变：由于护理工作需要实行24小时轮班制，频繁的昼夜倒班会大大扰乱护理人员的生物钟和生活规律，容易引起睡眠障碍、精神不安等症状，导致护理质量下降，而护理人员的精神状况不佳又容易引发护理差错事故，对护理人员形成较大心理压力。

2. 人际关系复杂　护理工作要求护理人员每天面对形形色色的患者和家属，患者由于受到疾病的折磨，可能会对护理人员态度不佳，使护理人员的心理受到伤害，严重者甚至会威胁护理人员的人身安全。同时，护理人员还要与医生、医技人员、其他护理人员进行配合，如果护理人员之间、医护之间关系处理不好，就会影响护理工作的开展，严重者会引发冲突矛盾。人际适应不良的护理人员，容易陷入人际冲突的泥沼，危及身心健康。

3. 社会支持不足　护理人员的社会支持不足，体现在：一是大社会环境下的社会支持系统不够完善。近年来对医护人员的正面报道常见报端，但是当前的自媒体时代，仍有部分人在未进行深入调查了解的基础上，发表有失偏颇的言论，以致大众对医护人员存在误解，激化医患、护患矛盾。二是个人的支持系统不够充分。个人完整的支持系统包括亲人、朋友、同学、同事等。由于临床护理工作的特殊性，需要护士付出大量的时间和精力，常常影响其家庭生活和社交活动，导致护士的职业角色和其他角色出现冲突和矛盾，造成护理人员社会支持的不足。

（二）护士个人因素

1. 职业认同感不足　长期以来，医疗临床工作中存在着"医尊护卑"的观念和偏见，护士处于较为弱势的地位。而由于护理人员的收入和学历普遍低于医生，部分护理人员也会在工作中出现自我否定的现象。同时，护理人员期待中的"白衣天使"形象在日常工作中有时候却被认为是"高级保姆"，导致护理人员认为自己的工作价值和社会价值没有得到充分的认可，又进一步影响了其对职业的认知。

2. 自身应对能力不足　护理工作充满了挑战性，而护理人员在校学习期间，对于临床工作所要面临的压力没有充分的认识，对压力的应对技巧未能充分掌握，因此当出现应激事件时常感到无所适从。在临床护理工作中，如果护理人员自身不能正确认识护理工作的特殊性，对面临的困境和压力不能采取诸如积极寻找解决问题的办法、适当的倾诉、调用社会支持力量等积极有效的应对措施，则将在长期的临床护理中，出现持续而强烈的应激反应，大大影响其身心健康。

3. 工作倦怠的消极影响　大量结果表明，工作倦怠不仅损害个体的身体健康，也给个体的心理健康带来不良的影响。工作倦怠者常感觉身体能量已耗竭，出现失眠、头痛、背痛、肠胃不适等症状；导致一些不良生活方式，如滥用药物、酗酒、过度抽烟；智力水平下降，注意力难以集中，思维灵活性差，工作变得机械化且效率低下；对工作减少精力的投入，消极怠工，个人成就感降低，自我效能感下降；情感资源就像干涸了一样，无法关怀他人，以一种消极的、否定的、麻木不仁的态度和冷漠的情绪去对待自己周围的人，人际关系恶化。护理人员作为服务于人群的职业群体，容易出现职业倦怠，在工作中逐渐出现自卑、漠然、厌恶工作、冷淡等表现，导致工作效率下降，缺勤和离职的倾向增加。

 考点提示

影响护理人员心理健康的因素。

三、护理人员心理健康的维护

护理人员群体中存在的心理健康问题将直接影响护理质量和患者康复，限制护理人员工作的主动性和积极性的发挥。只有身心健康的护理人员，才有充沛的精力从事繁重而艰巨的护理工作，才有耐心细致地为患者提供优质的整体护理。因此，加强护理人员的心理卫生工作，提高护理人员的心理健康水平，不仅是做好护理工作的重要条件，也是提高医疗质量的重要因素。

（一）个体心理健康的维护

1. **树立健康的职业心态**　认知行为理论认为，决定个体行为与反应的是个体对事物的认知。因此，提升护理人员对职业的认同感，树立起健康的职业心态，是实现高质量护理的前提。护理人员只有发自内心地热爱护理事业，爱护并尊重自己的工作对象，视解除患者痛苦为己任，对所工作的领域产生浓厚的兴趣，才能愉快积极地工作，并激发出不断探索研究、迎难而上、精益求精的动力。

2. **保持和谐的人际关系**　和谐的人际关系是保持个体身心健康的重要条件，护理人员在复杂的人际关系中，保持良好的护患关系，有利于护理工作的开展，也有利于患者的身心健康；保持良好的医护关系，有利于工作上的配合默契，实现高质量的护理。因此，护理人员要善于处理各种人际关系，以尊敬、信任、友爱、宽容等积极的态度对待患者和同事，营造一个自然和谐、积极向上的工作环境，从而保持心理平衡与健康。

3. **提高情绪调控能力**　医院中充满了喜怒哀乐的情绪变化，其中消极情绪又占据了主导，护理人员每天身处其中难免受到影响。因此，护理人员应掌握调节情绪的方法和技巧，如注意力转移法、放松训练法、积极自我暗示法、寻求社会支持，通过不断地练习，逐渐提高自身的情绪调控能力，保持乐观、愉悦的心境，有助于护理人员的身心健康，同时能在工作中用积极情绪感染和影响患者，帮助患者尽快康复。

4. **提高心理弹性**　心理弹性是一种重要心理特质，它是人们在面对压力挫折时，能迅速恢复且灵活适应的能力。换言之，心理弹性是人们面对心理压力时的"缓冲机制"。研究表明，心理弹性越高的护士，自身应对能力越好，其往往能对工作保持积极的态度，拥有更高的工作满意度。因此，护理人员可以通过创造积极的氛围、组织集体休闲活动、加强新老护士交流、促进同行经验分享等方式，增强护理人员的支持性资源，提高护士心理弹性水平。

5. **改善睡眠质量**　人的一生大约有1/3时间是在睡眠中度过的，睡眠可以使大脑和身体得到休息、休整和恢复，有助于人们日常的工作和学习。护理人员由于"三班倒"的昼夜作息变化所导致的睡眠障碍，可以通过以下方式改善：一是形成良好的睡眠习惯，包括创造安静适宜的睡眠条件，睡前喝热牛奶、用热水洗脚、使用放松技术等促进睡眠，避免睡前观看紧张刺激的影视作品，把床当做睡眠的专用场所，不在床上从事与睡眠无关的事，只有困时才上床等方式；二是通过认知行为疗法、正念疗法、团体心理干预等方法，纠正护理人员失眠后的不良认知行为，形成对睡眠的合理认知和期待，从而减轻焦虑、改善睡眠；三是积极寻求专业机构的帮助，在需要的情况下，护理人员可以根据医嘱，科学地选取药物种类及剂量，采取安全的用药方案来缓解睡眠问题。

6. 学会休闲和运动　休闲娱乐是减压的方式之一，护理人员可以合理安排自己的休息时间，积极参加娱乐休闲活动，让自己工作之余的生活能过得丰富而愉快。而体育锻炼活动对个体身心有很大益处，不仅能提升个人的身体素质，还能够缓解不良情绪。护理人员可以通过找到自己喜欢的运动方式，和同伴相约一起选择固定的休息时间进行体育锻炼，不仅能有效达到减压的目的，同时也能增强对生活的掌控感，提升个人应对能力。

 考点提示

护理人员个体心理健康的维护措施。

（二）护理管理者对护理人员心理健康的维护

1. 满足护理人员的职业心理需求　由于个体差异的存在，护理人员个体的职业心理需求千差万别，会形成多层面、多方位和多样化的局面。要认同并较好地掌握护理人员个体职业心理的主导需求，利用各种方式努力优化和提高，优先满足并因势利导，以利于个体保持良好的职业心态，维护其身心健康。

2. 帮助护理人员制订职业规划　职业规划是个人职业成长、发展的系统性方案，对于个体坚定职业目标，坚持职业发展道路，提升职业认同感有很大的作用。因此，护理管理者可根据组织的发展方向，结合护理人员自身条件，帮助护理人员制订合理的职业发展规划，使其逐步实现良好有序的自我发展。与此同时，组织也可以通过完善工作评价体系和激励体系，在工作报酬、职称晋升、职位提拔、培训进修等方面，鼓励护理人员不断提升发展，进一步感受到自我价值，改善职业心理健康。

3. 营造人性化的工作环境　护理管理者应推行以人为本的管理方法，改善工作条件，如营造宽松愉悦的工作氛围，构建团结互助的工作团队，使护理人员在轻松的气氛中工作交流，保持良好的身心状态。此外，组织可以通过设置休闲运动区、自助就餐区、职工临时托育中心等便利设施，切实解决护理人员的难题，改善工作环境，提升幸福感。

4. 提高护理人员的心理调适能力　①为护理人员建立心理健康档案，以了解护理人员的身心健康状况，作为对护理人员实施心理调适的依据；②举办心理学及健康教育方面的讲座和培训，使护理人员重视自身的身心健康，掌握自我调节的知识和方法，增强自身抵御外界不良因素的能力，提高心理健康水平；③设置心理咨询机构，对有需要的个体，采取个人、小组、团体等形式，定期咨询、训练，系统性改善心理健康；④对突发事件等引发的应激性心理问题进行及时干预，给予护士有效的心理压力疏导，切实维护心理健康。

5. 加强护理人员的社会支持　社会支持不但能给应激状态下的个体提供保护，而且对维持良好的情绪体验具有重要意义。利用社会支持鼓励护理人员正确面对工作中的问题，以积极乐观的心态去适应职业角色。同时，应充分利用新闻媒体宣传护理工作的重要性，以改善社会对护理工作的理解与认同，提高护理人员的社会地位。

思政园地

勇于担当的当代"南丁格尔"——杜丽群

杜丽群，现任广西壮族自治区南宁市第四人民医院艾滋病科护士长，她敢为人先，视患如亲，先后荣获白求恩奖章、全国五一劳动奖章、"中国好人"、第45届南丁格尔奖、全国"最美医生"等荣誉称号，成为广西医学护理界典范。

2002年，南宁市第四人民医院作为治疗传染病的专科医院，决定筹备开设艾滋病科。当时，由于对艾滋病缺乏认识和了解，很多护士心怀恐惧，杜丽群率先主动报名参加艾滋病相关知识培训，并到区外艾滋病专科医院进修学习，学成归来后主动参与到病区的区域划分、物品分配、人员培训、制订计划、编制常规护理制度以及消毒隔离规范手册等筹备工作中，为医院成功开设艾滋病科做出了积极贡献。从初期接触艾滋病护理工作的恐惧，到最终选择全身心投入到这份事业中，杜丽群勇于担当，无怨无悔。在杜丽群眼中，患者是"不小心犯了错"的朋友，她说："如果连医生护士都不敢照顾患者，患者就真的被抛弃了。我不愿看到艾滋病患者成为世界的弃儿。"迄今，杜丽群参与指导护理艾滋病患者逾1万多人次、艾滋病抗病毒药物治疗患者超过5千人。

【学习感悟】
1. 从杜丽群的身上，你看到了哪些良好的职业心理素质？
2. 谈谈你对"南丁格尔精神"的理解。

自 测 题

一、选择题

1. 护理人员最基本、最重要的角色是
   A. 照顾提供者　　　B. 计划制订者　　　C. 协调者
   D. 健康教育者　　　E. 护理研究者

2. 护理人员应具备的职业心理素质包括
   A. 良好认知能力　　B. 积极稳定的情绪　C. 良好意志品质
   D. 出色的沟通能力　E. 以上都是

3. 护理人员应力求做到"眼观六路，耳听八方"，对繁杂的工作内容做到心中有数。它体现的是护理人员职业心理素质的
   A. 敏锐的观察力　　B. 良好的注意力　　C. 良好的人际关系
   D. 准确的记忆力　　E. 独立的思维能力

4. 内科护士小田，在护理一位糖尿病患者时，一边为患者注射胰岛素，一边讲解患者出院后注射胰岛素的方法。此时，护理人员扮演的角色是
   A. 协同者　　　　　B. 咨询者　　　　　C. 研究者
   D. 代言者　　　　　E. 教育者

5. 患儿，2岁，因从床上坠地后哭闹不止而来就诊。医生诊察后，给予安神镇静药即结束。在旁的护士小王发现医生在询问病史中，其母谈及患儿呕吐过一次，查体时发现患儿左臂功能有点改变。便让其母稍坐片刻，对患儿进行密切观察。不一会患儿再次呕吐，左臂功能明显障碍，随即建议患者到脑外科检查，最终做了切除脑血肿手术，使患儿转危为安。该案例体现了护理人员职业心理素质的哪些方面
   A. 积极稳定的情绪　B. 适宜的气质类型　C. 匹配的性格特征
   D. 良好的认知能力　E. 坚强的意志品质

（6～8题共用题干）

护士小张在执行医嘱时，错把8床李某的餐前胰岛素给7床的王某注射了，至王某来护士站询问后才发现错误，小张立即报告值班医生，并向护士长、科主任汇报。后经过严密观察病情，两位患者的病情稳定，未造成不良影响。但小张自本次事件被批评后，一直觉得压力巨大，每次执行医嘱都要反复多次核对，每次上班都觉得很焦虑，生怕再次出错。

6. 该案例中体现了护士应该具备的职业心理素质包括
   A. 良好认知能力　　　　B. 积极稳定的情绪　　　　C. 良好意志品质
   D. 出色的沟通能力　　　E. 独立的思维能力
7. 该案例体现了护理人员（　　）的工作特点
   A. 充满应激源的工作环境导致的负性情绪
   B. 复杂的人际环境引起的人际冲突
   C. 昼夜颠倒的生活节律带来的睡眠障碍
   D. 社会认可度不足产生的失落感
   E. 高压助人的工作引发的工作倦怠
8. 按照小张目前的状态，其最应该采取以下哪一项措施改善自身心理健康
   A. 树立健康的职业心态　　B. 保持和谐的人际关系　　C. 提高独立思维能力
   D. 提高心理弹性　　　　　E. 改善睡眠质量

二、简答题

1. 如何培养护理人员的职业心理素质？
2. 护理院校可通过哪些方式强化护理专业学生的职业行为？
3. 护理人员心理健康影响因素有哪些？
4. 护理人员如何做好自我心理保健？

三、案例分析

李丹做护士有10年了，最近不知为什么对一直热爱的护理工作产生了一种莫名其妙的讨厌，本来对患者很耐心热情的她变得有点冷漠了，几天前还因为一点小事与患者吵了起来。在护士站里，原本爱说爱笑的她变得不主动跟同事聊天了，每天做完患者的护理就呆坐在办公桌前，希望谁都不要来打扰自己。

1. 根据案例，李丹出现了什么心理健康问题？有哪些表现？
2. 如何改善李丹的心理健康状况？

（李鸿展）

附表

附表一　90项症状自评量表（SCL-90）

指导语：以下表格中列出了有些人可能有的症状或问题，请仔细阅读每一条，然后根据该句话与您自己的实际情况相符合的程度（最近一个星期或现在），在对应的数字处打"√"。其中"没有"选1，"很轻"选2，"中度"选3，"偏重"选4，"严重"选5。

题目	没有	很轻	中度	偏重	严重
1. 头疼	1	2	3	4	5
2. 神经过敏，心中不踏实	1	2	3	4	5
3. 头脑中有不必要的想法或字句盘旋	1	2	3	4	5
4. 头昏或昏倒	1	2	3	4	5
5. 对异性的兴趣减退	1	2	3	4	5
6. 对旁人责备求全	1	2	3	4	5
7. 感到别人能控制你的思想	1	2	3	4	5
8. 责怪别人制造麻烦	1	2	3	4	5
9. 忘记性大	1	2	3	4	5
10. 担心自己的衣饰整齐及仪态的端正	1	2	3	4	5
11. 容易烦恼和激动	1	2	3	4	5
12. 胸痛	1	2	3	4	5
13. 害怕空旷的场所或街道	1	2	3	4	5
14. 感到自己的精力下降，活动减慢	1	2	3	4	5
15. 想结束自己的生命	1	2	3	4	5
16. 听到旁人听不到的声音	1	2	3	4	5
17. 发抖	1	2	3	4	5
18. 感到大多数人都不可信任	1	2	3	4	5
19. 胃口不好	1	2	3	4	5
20. 容易哭泣	1	2	3	4	5
21. 同异性相处时感到害羞不自在	1	2	3	4	5
22. 感到受骗，中了圈套或有人想抓你	1	2	3	4	5
23. 无缘无故地突然感到害怕	1	2	3	4	5
24. 自己不能控制地大发脾气	1	2	3	4	5

续表

题目	没有	很轻	中度	偏重	严重
25. 怕单独出门	1	2	3	4	5
26. 经常责怪自己	1	2	3	4	5
27. 腰痛	1	2	3	4	5
28. 感到难以完成任务	1	2	3	4	5
29. 感到孤独	1	2	3	4	5
30. 感到苦闷	1	2	3	4	5
31. 过分担忧	1	2	3	4	5
32. 对事物不感兴趣	1	2	3	4	5
33. 感到害怕	1	2	3	4	5
34. 感情容易受到伤害	1	2	3	4	5
35. 旁人能知道你的私下想法	1	2	3	4	5
36. 感到别人不理解你，不同情你	1	2	3	4	5
37. 感到人们对你不友好，不喜欢你	1	2	3	4	5
38. 做事必须做得很慢以保证做得正确	1	2	3	4	5
39. 心跳得很厉害	1	2	3	4	5
40. 恶心或胃部不舒服	1	2	3	4	5
41. 感到比不上他人	1	2	3	4	5
42. 肌肉酸痛	1	2	3	4	5
43. 感到有人在监视你，谈论你	1	2	3	4	5
44. 难以入睡	1	2	3	4	5
45. 做事必须反复检查	1	2	3	4	5
46. 难以做出决定	1	2	3	4	5
47. 怕乘电车、公共汽车、地铁或火车	1	2	3	4	5
48. 呼吸有困难	1	2	3	4	5
49. 一阵阵发冷或发热	1	2	3	4	5
50. 因为感到害怕而避开某些东西，场合或活动	1	2	3	4	5
51. 脑子变空了	1	2	3	4	5
52. 身体发麻或刺痛	1	2	3	4	5
53. 喉咙有梗塞感	1	2	3	4	5
54. 感到对前途没有希望	1	2	3	4	5

续表

题目	没有	很轻	中度	偏重	严重
55. 不能集中注意力	1	2	3	4	5
56. 感到身体的某一部分较弱、无力	1	2	3	4	5
57. 感到紧张或容易紧张	1	2	3	4	5
58. 感到手或脚发沉	1	2	3	4	5
59. 想到有关死亡的事	1	2	3	4	5
60. 吃得太多	1	2	3	4	5
61. 当别人看着你或谈论你时感到不自在	1	2	3	4	5
62. 有一些不属于你自己的想法	1	2	3	4	5
63. 有想打人或伤害他人的冲动	1	2	3	4	5
64. 醒得太早	1	2	3	4	5
65. 必须反复洗手、点数目或触摸某些东西	1	2	3	4	5
66. 睡得不稳不深	1	2	3	4	5
67. 有想摔坏或破坏东西的冲动	1	2	3	4	5
68. 有一些别人没有的想法或念头	1	2	3	4	5
69. 感到对别人神经过敏	1	2	3	4	5
70. 在商店或电影院等人多的地方感到不自在	1	2	3	4	5
71. 感到任何事情都很难做	1	2	3	4	5
72. 一阵阵恐惧或惊恐	1	2	3	4	5
73. 感到在公共场合吃东西很不舒服	1	2	3	4	5
74. 经常与人争论	1	2	3	4	5
75. 单独一人时神经很紧张	1	2	3	4	5
76. 别人对你的成绩没有作出恰当的评价	1	2	3	4	5
77. 即使和别人在一起也感到孤单	1	2	3	4	5
78. 感到坐立不安心神不宁	1	2	3	4	5
79. 感到自己没有什么价值	1	2	3	4	5
80. 感到熟悉的东西变成陌生或不像是真的	1	2	3	4	5
81. 大叫或摔东西	1	2	3	4	5
82. 害怕会在公共场合昏倒	1	2	3	4	5
83. 感到别人想占你的便宜	1	2	3	4	5
84. 为一些有关"性"的想法而很苦恼	1	2	3	4	5

续表

题目	没有	很轻	中度	偏重	严重
85. 认为应该因为自己的过错而受到惩罚	1	2	3	4	5
86. 感到要赶快把事情做完	1	2	3	4	5
87. 感到自己的身体有严重问题	1	2	3	4	5
88. 从未感到和其他人很亲近	1	2	3	4	5
89. 感到自己有罪	1	2	3	4	5
90. 感到自己的脑子有毛病	1	2	3	4	5

附表二 焦虑自评量表（SAS）

指导语：以下表格中列出了有些人可能有的症状或问题，请仔细阅读每一条，然后根据该句话与您自己的实际情况相符合的程度（最近一个星期或现在），在对应的数字处打"√"。其中"无/偶尔有"选1，"有时有"选2，"经常有"选3，"总是如此"选4。

序号	题目	无/偶尔有	有时有	经常有	总是如此
1.	我觉得比平常容易紧张和着急	1	2	3	4
2.	我无缘无故地感到害怕	1	2	3	4
3.	我容易心里烦乱或觉得惊恐	1	2	3	4
4.	我觉得我可能将要发疯	1	2	3	4
5.	我觉得一切都很好，也不会发生什么不幸	1	2	3	4
6.	我手脚发抖、打颤	1	2	3	4
7.	我因为头痛、颈痛和背痛而苦恼	1	2	3	4
8.	我感觉容易衰弱和疲乏	1	2	3	4
9.	我觉得心平气和，并且容易安静坐着	1	2	3	4
10.	我觉得心跳很快	1	2	3	4
11.	我因为一阵阵头晕而苦恼	1	2	3	4
12.	我有晕倒发作或觉得要晕倒似的	1	2	3	4
13.	我呼气、吸气都感到很容易	1	2	3	4
14.	我手脚麻木和刺痛	1	2	3	4
15.	我因为胃痛和消化不良而苦恼	1	2	3	4
16.	我常常要小便	1	2	3	4
17.	我的手常常是干燥、温暖的	1	2	3	4
18.	我脸红发热	1	2	3	4
19.	我容易入睡并且一夜睡得很好	1	2	3	4
20.	我做噩梦	1	2	3	4

附表三 抑郁自评量表（SDS）

指导语：以下表格中列出了有些人可能有的症状或问题，请仔细阅读每一条，然后根据该句话与您自己的实际情况相符合的程度（最近一个星期或现在），在对应的数字处打"√"。其中"无/偶尔有"选1，"有时有"选2，"经常有"选3，"总是如此"选4。

序号	题目	无/偶尔有	有时有	经常有	总是如此
1.	我感到情绪沮丧，郁闷	1	2	3	4
2.	我感到早晨心情最好	1	2	3	4
3.	我要哭或想哭	1	2	3	4
4.	我夜间睡眠不好	1	2	3	4
5.	我吃饭像平时一样多	1	2	3	4
6.	我的性功能正常	1	2	3	4
7.	我感到体重减轻	1	2	3	4
8.	我为便秘烦恼	1	2	3	4
9.	我的心跳比平时快	1	2	3	4
10.	我无故感到疲劳	1	2	3	4
11.	我的头脑像往常一样清楚	1	2	3	4
12.	我做事情像平时一样不感到困难	1	2	3	4
13.	我坐卧不安，难以保持平静	1	2	3	4
14.	我对未来感到有希望	1	2	3	4
15.	我比平时更容易激怒	1	2	3	4
16.	我觉得决定什么事很容易	1	2	3	4
17.	我感到自己是有用的和不可缺少的	1	2	3	4
18.	我的生活很有意义	1	2	3	4
19.	假若我死了别人会过得更好	1	2	3	4
20.	我仍旧喜爱自己平时喜爱的东西	1	2	3	4

附表四 生活事件量表

指导语：下面是每个人都有可能遇到的一些日常生活事件，究竟是好事还是坏事，可根据个人情况自行判断。这些事件可能对个人有精神上的影响（体验为紧张、压力、兴奋或苦恼等），影响的轻重程度是各不相同的，影响持续的时间也不一样。请根据自己的情况，实事求是地回答下列问题，填表不记姓名，完全保密，请在最适合的答案上打"√"。

生活事件名称	事件发生的时间				性质		精神影响程度				持续影响时间				备注
	未发生	一年前	一年内	长期性	好事	坏事	轻度	中度	重度	极重度	三个月内	半年内	一年内	一年以上	
举例：房屋拆迁															
家庭有关问题															
1. 恋爱或订婚															
2. 恋爱失败、破裂															
3. 结婚															
4. 自己（爱人）怀孕															
5. 自己（爱人）流产															
6. 家庭增添新成员															
7. 与爱人、父母不和															
8. 夫妻感情不好															
9. 夫妻分居（因不和）															
10. 性生活不满意或独身															
11. 夫妻两地分居（工作需要）															
12. 配偶一方有外遇															
13. 夫妻重归于好															
14. 超指标生育															
15. 本人（爱人）做绝育手术															
16. 配偶死亡															
17. 离婚															
18. 子女升学（就业）失败															
19. 子女管教困难															
20. 子女长期离家															
21. 父母不和															

续表

生活事件名称	事件发生的时间				性质		精神影响程度				持续影响时间				备注
	未发生	一年前	一年内	长期性	好事	坏事	轻度	中度	重度	极重度	三个月内	半年内	一年内	一年以上	
22. 家庭经济困难															
23. 欠债500元以上															
24. 经济情况显著改善															
25. 家庭成员重病或重伤															
26. 家庭成员死亡															
27. 本人重病或重伤															
28. 住房紧张															
工作学习中的问题															
29. 待业、无业															
30. 开始就业															
31. 高考失败															
32. 扣发奖金或罚款															
33. 突出的个人成就															
34. 晋升、提级															
35. 对现职工作不满意															
36. 工作学习中压力大（如成绩不好）															
37. 与上级关系紧张															
38. 与同事、邻居不和															
39. 第一次远走他乡															
40. 生活规律重大变动（饮食睡眠规律改变）															
41. 本人退休离休或未安排具体工作															
社交与其他问题															
42. 好友重病或重伤															
43. 好友死亡															
44. 被人误会、错怪、诬告、议论															

续表

生活事件名称	事件发生的时间				性质		精神影响程度				持续影响时间				备注
	未发生	一年前	一年内	长期性	好事	坏事	轻度	中度	重度	极重度	三个月内	半年内	一年内	一年以上	
45. 介入民事法律纠纷															
46. 被拘留、受审															
47. 失窃、财产损失															
48. 意外惊吓、发生事故、自然灾害															
如果你还经历过其他的生活事件，请依次填写															
49															
50															

附表五　A型行为类型评定量表

指导语：请根据您的情况回答下列问题，凡是符合您情况的就在"是"字打"√"，凡是不符合您的情况的就在"否"字打"√"。每个问题必须回答，答案无所谓对与不对，好与不好。请尽快回答，不要在每个问题上思考太多，回答时不需要考虑"应该怎样"，只要回答您平时"是怎样"就可以了。

	是	否
1. 我常常力图说服别人同意我的观点	☐	☐
2. 即使没有什么要紧事，我走路也很快	☐	☐
3. 我经常感到应该做的事情很多，有压力	☐	☐
4. 即使是决定了的事别人也很容易使我改变主意	☐	☐
5. 我常常因为一些事大发脾气或和人争吵	☐	☐
6. 遇到买东西排长队时，我宁愿不买	☐	☐
7. 有些工作我根本安排不下，只是临时挤时间去做	☐	☐
8. 我上班或赴约会时，从来不迟到	☐	☐
9. 当我正在做事，谁要是打扰我，不管有意无意，我都非常恼火	☐	☐
10. 我总看不惯那些慢条斯理、不紧不慢的人	☐	☐
11. 有时我简直忙得透不过气来，因为该做的事情太多了	☐	☐
12. 即使跟别人合作，我也总想单独完成一些更重要的部分	☐	☐
13. 有时我真想骂人	☐	☐
14. 我做事喜欢慢慢来，而且总是思前想后	☐	☐
15. 排队买东西，要是有人加塞，我就忍不住指责他或出来干涉	☐	☐
16. 我觉得自己是一个无忧无虑、逍遥自在的人	☐	☐
17. 有时连我自己都觉得，我所操心的事远远超过我应该操心的范围	☐	☐
18. 无论做什么事，即使比别人差，我也无所谓	☐	☐
19. 我总不能像有些人那样，做事不紧不慢	☐	☐
20. 我从来没想过要按照自己的想法办事	☐	☐
21. 我在做事的时候总是感觉到压力	☐	☐
22. 在公园里赏花、观鱼等，我总是先看完，等着同来的人	☐	☐
23. 对别人的缺点和毛病，我常常不能宽容	☐	☐
24. 在我所认识的人里，个个我都喜欢	☐	☐

续表

	是	否
25. 听到别人发表不正确见解，我总想立即纠正他	□	□
26. 无论做什么事，我都比别人快一些	□	□
27. 当别人对我无礼时，我会立即以牙还牙	□	□
28. 我觉得我有能力把一切事情办好	□	□
29. 聊天时，我也总是急于说出自己的想法，甚至打断别人的话	□	□
30. 人们认为我是一个相当安静、沉着的人	□	□
31. 我觉得世界上值得我信任的人实在不多	□	□
32. 对未来我有许多想法，并总想一下子都能实现	□	□
33. 有时我也会说人家的闲话	□	□
34. 尽管时间很宽裕，我吃饭也快	□	□
35. 听人讲话或报告时我常替讲话人着急，我想还不如我来讲哩	□	□
36. 即使有人冤枉了我，我也能够忍受	□	□
37. 我有时会把今天该做的事拖到明天去做	□	□
38. 人们认为我是一个干脆、利落、高效率的人	□	□
39. 有人对我或我的工作吹毛求疵时，很容易挫伤我的积极性	□	□
40. 我常常感到时间晚了，可一看表还早呢	□	□
41. 我觉得我是一个非常敏感的人	□	□
42. 我做事总是匆匆忙忙的，力图用最少的时间办尽量多的事情	□	□
43. 如果犯有错误，我每次全都愿意承认	□	□
44. 坐公共汽车时，我总觉得司机开车太慢	□	□
45. 无论做什么事，即使看着别人做不好我也不想拿来替他做	□	□
46. 我常常为工作没做完，一天又过去而忧虑	□	□
47. 很多事情如果由我来负责，情况要比现在好得多	□	□
48. 有时我会想到一些坏得说不出口的事	□	□
49. 即使受工作能力和水平很差的人所领导，我也无所谓	□	□
50. 必须等待什么的时候，我总是心急如焚，"像热锅上的蚂蚁"	□	□
51. 当事情不顺利时我就想放弃，因为我觉得自己能力不够	□	□
52. 假如我可以不买票白看电影，而且不会被发现，我可能会这样做	□	□
53. 别人托我办的事，只要答应了，我从不拖延	□	□
54. 人们认为我做事很有耐性，干什么都不会着急	□	□

续表

	是	否
55. 约会或乘车、船，我从不迟到，如果对方耽误了，我就恼火	□	□
56. 我每天看电影，不然心里就不舒服	□	□
57. 许多事本来可以大家分担，可我喜欢一个人去干	□	□
58. 我觉得别人对我的话理解太慢，甚至理解不了我的意思似的	□	□
59. 人家说我是个厉害的暴性子的人	□	□
60. 我常常比较容易看到别人的缺点而不容易看到别人的优点	□	□

附表六　护士用住院患者观察量表

指导语：请根据患者近3天（或1周）的情况，对以下30项题目进行评分。"无"记0分，"有时是或有时有"记1分，"较常发生"记2分，"经常发生"记3分，"几乎总是如此"记4分。

项目	无	有时是或有时有	较常发生	经常发生	几乎总是如此
1. 肮脏	0	1	2	3	4
2. 不耐烦	0	1	2	3	4
3. 哭泣	0	1	2	3	4
4. 对周围活动兴趣	0	1	2	3	4
5. 不督促就一直坐	0	1	2	3	4
6. 容易生气	0	1	2	3	4
7. 听到不存在的声音	0	1	2	3	4
8. 衣着保持整洁	0	1	2	3	4
9. 对人友好	0	1	2	3	4
10. 不如意便心烦	0	1	2	3	4
11. 拒绝做日常事务	0	1	2	3	4
12. 易激动发牢骚	0	1	2	3	4
13. 忘记事情	0	1	2	3	4
14. 问而不答	0	1	2	3	4
15. 对好笑的事发笑	0	1	2	3	4
16. 进食狼藉	0	1	2	3	4
17. 与人攀谈	0	1	2	3	4
18. 自觉抑郁沮丧	0	1	2	3	4
19. 谈论个人爱好	0	1	2	3	4
20. 看到不存在的东西	0	1	2	3	4
21. 提醒后才做事	0	1	2	3	4
22. 不督促便一直睡着	0	1	2	3	4
23. 自觉一无是处	0	1	2	3	4
24. 不太遵守医院规则	0	1	2	3	4
25. 难以完成简单任务	0	1	2	3	4
26. 自言自语	0	1	2	3	4

续表

项目	无	有时是或有时有	较常发生	经常发生	几乎总是如此
27. 行动缓慢	0	1	2	3	4
28. 无故发笑	0	1	2	3	4
29. 容易冒火	0	1	2	3	4
30. 保持自身整洁	0	1	2	3	4

参考文献

[1] 蓝琼丽. 护理心理学. 北京：北京大学医学出版社，2019.
[2] 杨艳杰，曹枫林. 护理心理学. 5版. 北京：人民卫生出版社，2022.
[3] 彭聃龄. 普通心理学. 5版. 北京：北京师范大学出版社，2019.
[4] 林崇德. 发展心理学. 3版. 北京：人民教育出版社，2018.
[5] 郑开梅. 大学生心理健康教育. 2版. 北京：中国医药科技出版社，2019.
[6] 孙萍，崔秀娟. 护理心理学基础. 2版. 北京：人民卫生出版社，2020.
[7] 刘婕. 护理心理学基础. 北京：中国医药科技出版社，2018.
[8] 孙萍，初晓艺. 护理心理学基础. 北京：中国医药科技出版社，2022.
[9] 何凤云，李玉霞. 护理心理学基础. 2版. 北京：中国医药科技出版社，2022.
[10] 周英. 护理心理学. 北京：中国协和医科大学出版社，2013.
[11] 史宝欣. 护理心理学. 3版. 北京：人民卫生出版社，2018.
[12] 李妍，护理心理学. 北京：人民卫生出版社，2011.
[13] 王凤荣. 护理心理学. 北京：北京大学医学出版社，2013.

中英文专业词汇索引

16 种人格因素问卷(Sixteen Personality Factors Questionnaire, 16PF) 90

90 项症状自评量表(Symptom Check-List-90, SCL-90) 92

A

艾森克人格问卷(Eysenck Personality Questionnaire, EPQ) 89

安宁缓和医疗及临终关怀(hospice palliative care) 184

暗示疗法(suggestion therapy) 132

B

保持(retention) 22

比奈-西蒙智力量表(Binet-Simon Scale of Intelligence, B-S 量表) 87

表情(emotional expression) 26

C

差别感觉阈限(differential threshold) 17

差别感受性(differential sensitivity) 17

产后心绪不良(maternity blues, MB) 166

产后抑郁症(postpartum depression, PPD) 166

常模(norm) 85

超觉静坐(transcendental meditation, TM 法) 125

冲击疗法(implosive therapy) 126

D

代币法(token economy) 127

电话咨询(telephone counseling) 118

调查法(survey method) 3

动机(motivation) 32

F

发展咨询(developmental counseling) 117

放松疗法(relaxation therapy) 124

分离性焦虑(separation anxiety) 150

G

感觉(sensation) 17

感觉阈限(sensory threshold) 17

感受性(sensitivity) 17

个案法(case method) 4

个体咨询(individual counseling) 117

工作倦怠(job burnout) 194

观察法(observational method) 3

H

护理心理学(nursing psychology) 1

护士用住院患者观察量表(Nurses' Observation Scale for Inpatient Evaluation, NOSIE) 94

患者(patient) 137

患者角色(patient role) 138

J

记忆(memory) 21

家庭疗法(family therapy) 133

健康咨询(health counseling) 117

渐进式肌肉放松(progressive muscle relaxation) 124

焦虑(anxiety) 108

焦虑自评量表(Self-rating Anxiety Scale, SAS) 93

精神分析疗法(psychoanalytic therapy) 131

精神困扰(spiritual distress) 108

静默法(meditation, M 法) 125

绝对感觉阈限(absolute threshold) 17

绝对感受性(absolute sensitivity) 17

K

恐惧(fear) 108

L

联结学习（connecting learning） 123
罗夏墨迹测验（Rorschach Inkblot Test，RIT） 91

M

门诊咨询（outpatient counseling） 117
明尼苏达多相人格调查表（Minnesota Multiphasic Personality Inventory，MMPI） 86

N

内省法（introspective method） 3
能力（ability） 33

Q

气质（temperament） 35
强化疗法（reinforcement therapy） 127
情感（affection） 26
情绪（emotion） 26
情绪指向应对（emotion focused coping） 63

R

人本主义疗法（humanistic therapy） 130
人格（personality） 14，30
认知过程（cognitive process） 16
认知疗法（cognitive therapy） 128

S

森田疗法（Morita therapy） 132
社会再适应评定量表（Social Readjustment Rating Scale，SRRS） 61
生活变化单位（life change units，LCU） 61
生活事件量表（Life Event Scale，LES） 93
生命周期（life cycle） 42
生物反馈疗法（biofeedback therapy） 128
识记（memorization） 22
实验法（experimental method） 4
术前焦虑（preoperative anxiety） 158
思维（thinking） 24
斯坦福-比奈智力量表（Stanford-Binet Intelligence Scale，S-B量表） 87
松弛反应（relaxation response） 125

T

调节障碍（impaired adjustment） 106
投射测验（projective test） 91
团体咨询（group counseling） 117

W

网络咨询（network counseling） 118
危机干预（crisis intervention） 145
韦克斯勒成人智力量表（Wechsler Adult Intelligence Scale，WAIS） 87
韦克斯勒儿童智力量表（Wechsler Intelligence Scale for Children，WISC） 87
韦克斯勒幼儿智力量表（Wechsler Preschool and Primary Scale of Intelligence，WPPSI） 87
问题指向应对（problem focused coping） 63
无效性否认（ineffective denial） 106

X

系统脱敏疗法（systematic desensitization therapy） 125
现场咨询（on-site counseling） 118
想象（imagination） 25
消退法（extinction） 128
效度（validity） 86
心理测验法（psychological test method） 4
心理发展（mental development） 43
心理防御机制（mental defensive mechanism） 66
心理过程（mental process） 14
心理护理（mental nursing） 98
心理健康（mental health） 45
心理评估（psychological assessment） 80
心理危机（mental crisis） 144
心理卫生（mental hygiene） 45
心理现象（mental phenomenon） 14
心理治疗（psychotherapy） 120
心理咨询（psychological counseling） 116
心身反应（psychosomatic reaction） 70
心身疾病（psychosomatic disease） 70
行为疗法（behavior therapy） 123
行为塑造法（behavior shaping） 127
行为退化（behavior degradation） 151
信度（reliability） 86

信函咨询（letter counseling） 118
性格（character） 36
需要（need） 31

应激源（stressors） 61
语言沟通障碍（impaired verbal communication） 106
预感性悲哀（anticipatory grieving） 107

Y

厌恶疗法（aversion therapy） 127
一般适应综合征（general adaptation syndrome，GAS） 60
医学模式（medical model） 5
医学咨询（medical counseling） 117
遗忘（forgetting） 22
抑郁自评量表（Self-rating Depression Scale，SDS） 93
意识障碍（conscious disturbance） 159
意志（will） 28
音乐疗法（music therapy） 133
应对（coping） 66

Z

再现（reappearance） 22
照顾者角色障碍（caregiver role strain） 107
支持性心理治疗（supportive psychotherapy） 121
知觉（perception） 18
智力测验（intelligence test） 86
智商（intelligence quotient，IQ） 86
主题统觉测验（thematic apperception test，TAT） 91
注意（attention） 20
专栏咨询（column counseling） 118
自我形象紊乱（body image disturbance） 107
自我意识（self-consciousness） 38
自主训练法（autogenic training） 125